【中医珍本文库影印点校】珍藏版

《医案摘奇》四卷。按照各科病证分门类归，计辑录内、外、妇、儿各科常见病证验案一百四十九则，分为八十余病证大类；其间，另附有傅氏医论十四则，经方验方十三首。书中诸案，发明内科证治为主，尤以各科危重险症拯治为其着力之处；案例分析侧重于审证求因，贯穿医理和融会经旨，犹若层层剥茧，丝丝入扣。

《雪雅堂医案》采辑张氏于光绪甲午年（公元1894年）至癸卯年（公元1903年）在鲁、沪等行医的诊籍八百余案。以内科为主，兼收妇、儿、外、五官等科。

医案摘奇 雪雅堂医案 合集

（清）傅松元 （清）张士骧 著

山西出版传媒集团 山西科学技术出版社

图书在版编目（CIP）数据

医案摘奇·雪雅堂医案合集 /（清）傅松元，（清）张士骧著 .— 太原：山西科学技术出版社，2010.10（2021.8 重印）

（中医珍本文库影印点校：珍藏版）

ISBN 978-7-5377-3784-5

Ⅰ.①医… Ⅱ.①傅…②张… Ⅲ.①医案—汇编—中国—清代 Ⅳ.①R249.49

中国版本图书馆 CIP 数据核字 (2010) 第 188029 号

校注者：

吴海新　赵书旺　胡双元　张福春　张香萍　李小燕　李建军

崔　平　聂华瑞　李林华　刘小萌　刘　厚　刘国民　贾成要

常士成

医案摘奇·雪雅堂医案合集

出 版 人	阎文凯
著 者	（清）傅松元　（清）张士骧
责任编辑	杨兴华
封面设计	吕雁军
出版发行	山西出版传媒集团·山西科学技术出版社
	地址：太原市建设南路 21 号　邮编　030012
编辑部电话	0351-4922078
发行部电话	0351-4922121
经 销	各地新华书店
印 刷	山东海印德印刷有限公司
开 本	880mm × 1194mm　1/32
印 张	13.375
字 数	328 千字
版 次	2010 年 10 月第 1 版
印 次	2021 年 8 月山东第 2 次印刷
书 号	ISBN 978-7-5377-3784-5
定 价	46.80 元

总目录

医案摘奇

雪雅堂医案

医案摘奇

（清）傅松元 著

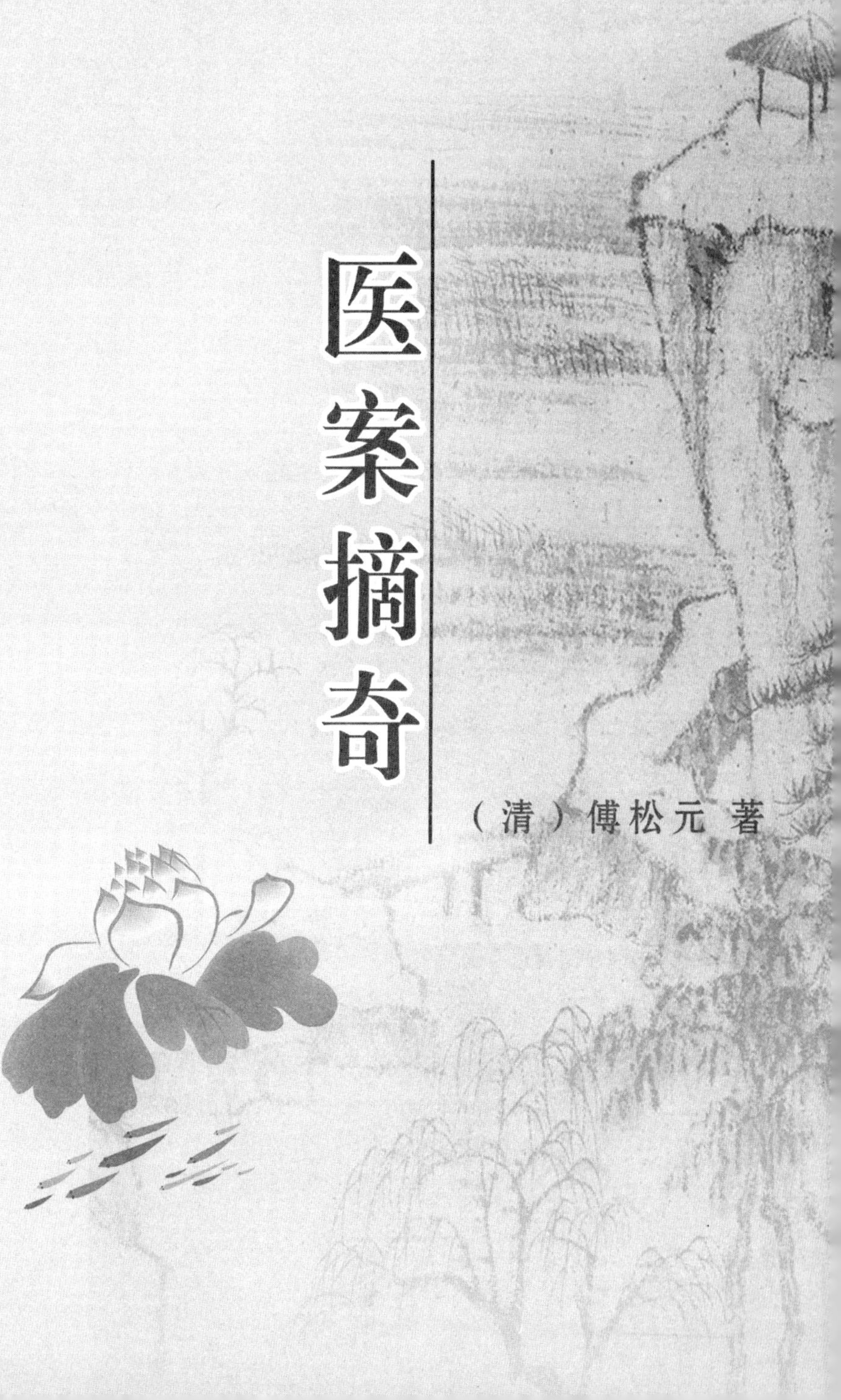

薛序

刘河傅君雍言，医名藉甚，癸亥秋，以勘症遇诸病家，得遂瞻韩之愿，与其议方，动中窾要，益深钦佩，因相契焉。迨季冬，傅君出其尊人耐寒先生手著《医案摘奇》四卷见示，其间记事翔实，辨析精详，所定方药，警策处如老吏断狱，缜密处如天衣无缝，用古言而不泥于古，运用存乎一心，故能所施而无不效。且实事求是，不计毁誉，尤非庸众所能望其项背。近海昌王氏医案而后，几如凤毛麟角，今读此案，又不啻吉光片羽，其嘉惠来学，岂浅鲜哉，而傅君雍言，承家学之渊源，蜚声沪渎，非耐寒先生之流泽孔长孰能与于斯，爰乐为之序。

薛序

劉河傅君雍言。醫名藉甚。癸亥秋。以勘症遇諸病家。得遂瞻韓之願與其議方。動中窾要。益深欽佩。因相契焉。迨季冬。傅君出其尊人耐寒先生手著醫案摘奇四卷見示。其間記事翔實。辨析精詳。所定方藥。警策處如老吏斷獄。縝密處如天衣無縫。用古方而不泥於古。運用存乎一心。故能所施而無不效。且實事求是。不計毀譽。尤非庸衆所能望其項背。晚近海昌王氏醫案而後。幾如鳳毛麟角。今讀此案。又不啻吉光片羽。其嘉惠來學。豈淺鮮哉。而傅君雍言。承家學之淵源。蜚聲滬瀆。非耐寒先生之流澤孔長。孰能與於斯。爰樂爲之序。

民國十三年歲在甲子元旦後學武進薛逸山拜譔

民国十三年岁在甲子元旦后学武进薛逸山拜譔

张序

夫医之有案前，惟散见于史集，至丹溪虽有专书，亦皆弟子之纪录，而新都江氏汇辑名医类案尚称巨帙，自后名流各有所继述。惜金砂相灿，逮及有清薛叶诸家立案，以轻清灵动为旨，时人趋之渐降，等于风云月露，弃置先哲之经方，遽失圣贤之典，则良可概也。吾友傅雍言君为娄东刘河镇之望族，世绍活人之术九页，相传驰誉迩遐，博览群书，得心应手，自避兵沪上时，相过从非，特钦仰其医学之渊深，且重其处世之诚恪也。出其尊甫耐寒先生所留医案诵读数回，不独旨趣宏卓，立说精详，而分门别类，皆据经而处方，发明应验之奇，确实为近世之匠宗。编成《医案摘

張序

夫醫之有案前惟散見於史集至丹溪雖有專書亦皆弟子之紀錄而新都江氏彙輯名醫類案尚稱巨帙自後名流各有所繼述惜金砂相爍逮及有清薛葉諸家立案以輕清靈動爲旨時人趨之漸降等於風雲月露棄置先哲之經方遽失聖賢之典則良可概也吾友　傅雍言君爲婁東劉河鎮之望族世紹活人之術九葉相傳馳譽邇遐博覽羣書得心應手自避兵滬上時相過從非特欽仰其醫學之淵深且重其處世之誠恪也出其　尊甫耐寒先生所留醫案誦讀數迴不獨旨趣宏卓立説精詳而分門別類皆據經而處方發明應驗之奇確實爲近世之匠宗編成醫案摘

奇四卷付梓以廣其傳永先人之手澤爲後學之導師合於聖經
通乎時尚及物之仁承先之志於斯備矣爲敘數言以誌景佩云
爾時在
庚午芒種節杏蓀張淦識於春申杏華廬

奇》四卷，付梓以广其传永先人之手泽，为后学之导师，合于圣经，通乎时尚，及物之仁承先之志，于斯备矣，为叙数言，以志景佩云尔时在。

庚午芒种节杏荪张淦识于春申杏华庐

自叙

医之有案，历序治病之道也，病何由而生，其因多矣、杂矣。有六气之感，有七情之伤，有胎教之损，有年老之衰，有饥饿、力竭、少睡、触秽而得者；有饱妖、燠暖、贪淫好胜而得者。总之，病者不平也，医以平其病，使其平也。凡医病当探其原，切其因，辩其惑，考其证，而医之设或不效，必更参而详之。再不效，惟告辞以让贤能，切勿见病之稍重者，书一通套之方，昧诿不治，辞之是死，亦杀之也。故凡病之重危者，能救其命，即或残废，亦可不计。其次重者务保其不变，而生之，至轻浅之疾亦必使其速愈耳。缘今时之医少实学，无热心，但以奉顺敷衍阿病家之所好，取傍人之不驳书，平稳之方疏

自敘

醫之有案歷序治病之道也病何由而生其因多矣雜矣有六氣之感有七情之傷有胎教之損有年老之衰有飢餓力竭少睡觸穢而得者有飽飫燠煖貪淫好勝而得者總之病者不平也醫以平其病使其平也凡醫病當探其原切其因辯其惑攷其證而醫之設或不效必更參而詳之再不效惟告辭以讓賢能切勿見病之稍重者書一通套之方昧諉不治辭之是死亦殺之也故凡病之重危者能救其命卽或殘廢亦可不計其次重者務保其不變而生之至輕淺之疾亦必使其速愈耳緣今時之醫少實學無熱心但以奉順敷衍阿病家之所好取傍人之不駁書平穩之方疏

輕淡之藥儘病之生差而我方總不差也是以不論風勞鼓膈只南北沙參天麥冬青陳皮冬瓜皮子雲茯苓神生熟薏米生熟穀芽杏仁半夏生地丹皮花粉石斛杭菊川貝連翹白芍橘絡鉤藤蔞皮猩絳桑葉牛蒡清水豆卷澤瀉車前通艸竹葉砂仁豆蔻佩蘭佛手蛤殼石决燈草荷葉紅綠梅代代花等數十味和平之藥欲求重病能愈者殆隴西之游越人之射耳余雖招尤貫怨實出於八世家學讀書時之本志也爰不揣譾陋錄此數案以待正於我道賢達倘有熱心者酌而用之是亦患病者之幸甚云爾

宣統己酉之春太倉傅松元耐寒氏再稿時年六十四歲

轻淡之药，尽病之生差，而我方总不差也。是以不论风劳、鼓膈，只南北沙参、天麦冬、青陈皮、冬瓜皮子、云茯、苓神、生熟薏米、生熟谷芽、杏仁、半夏、生地、丹皮、花粉、石斛、杭菊、川贝、连翘、白芍、橘络、钩藤、蒌皮、猩绛、桑叶、牛蒡、清水豆卷、泽泻、车前、通草、竹叶、砂仁、豆蔻、佩兰、佛手、蛤壳、石决、灯草、荷叶、红绿梅、代代花等数十味和平之药。欲求重病能愈者，殆陇西之游越人之射耳。余虽招尤贯怨，实出于八世家学读书时之本志也，爰不揣谫陋，录此数案，以待正于我道贤达倘有热心者酌而用之，是亦患病者之幸甚，云尔。

宣统己酉之春太仓傅松元耐寒氏再稿时年六十四岁

医案摘奇目录

卷之一

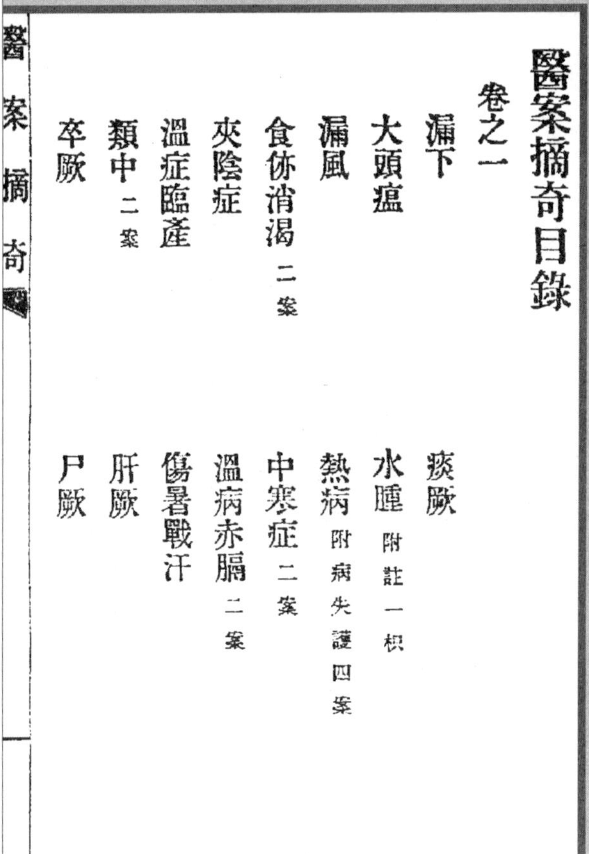

醫案摘奇目錄

卷之一

漏下
痰厥
大頭瘟
水腫附註一枳
漏風
熱病附病失護四案
食㑊消渴二案
中寒症二案
夾陰症
溫病赤膈二案
溫症臨產
傷暑戰汗
類中二案
肝厥
卒厥
尸厥

醫案摘奇

卷之二

卷之二

卷之三

卷之三

卷之四

卷之四

医案摘奇卷之一

太仓傅松元耐寒父著
长男制　然雍言校

漏　下

余初习医时，偶赴表姊丈陈桂堂续胶喜筵，见帘内一妇人，面色如金黄，乃询桂堂，此妇为贵府何人，似有大病，何以不为医治。桂堂云：此我二姊也，嫁湖州唐氏，其病绝奇，恐非人力所能施治。余知其有隐怪也，以言餂之。始曰：病已三月余，白昼明了如常人，入夜即昏瞀，而带下赤白，近来更甚，日将落即神昏，日光绝则带频下而不自知，至黎明心渐清楚，身尚不能动，东方白，手足方能举，

醫案摘奇卷之一

太倉傅松元耐寒父著　長男制　然雍言校

漏下

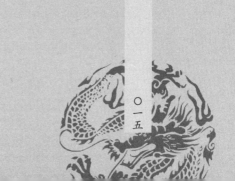

余初習醫時偶赴表姊丈陳桂堂續膠喜筵見簾內一婦人面色如金黃乃詢桂堂此婦爲貴府何人似有大病何以不爲醫治桂堂云此我二姊也嫁湖州唐氏其病絕奇恐非人力所能施治余知其有隱怪也以言餂之始曰病已三月餘白晝明了如常人入夜即昏瞀而帶下赤白近來更甚日將落即神昏日光絕則帶頻下而不自知至黎明心漸淸楚身尚不能動東方白手足方能舉

日出乃起。如無病矣。故臥床常墊大灰褥以滲之。君現習醫學。曾聞有此奇症乎。余曰有。莫問病名。先試醫法可乎。答曰可。遂爲疏生脈散一方。三味各重二錢。加桂圓肉十枚。暮飲其湯晨服其滓。十劑後再商別治。後五日遇桂堂。謂五劑而病已大愈。是否須再服五劑。但方中用五味子至二錢之多。酸味實難下咽。肆中爲我分三次用之。然已酸極矣。余曰。病者。不平也。醫者。平其不平而已。今病已平。當然改轍。遂囑日服高麗參三錢。十日而病根悉除。蓋其病晝明而夜昏。是陽氣之衰殘。赤沃漏下。是病名也。婦人屬陰體。有邪魅之憑。采其陰中之陽精。陽神無主。故昏。陽氣無制。故亂。精血之陽不守。故漏。緣夢與鬼交之故。與男子夢遺同。是以大劑

日出乃起，如无病矣。故卧床常垫大灰褥以渗之，君现习医学，曾闻有此奇症乎？余曰：有莫问病名，先试医法可乎？答曰：可。遂为疏生脉散一方，三味各重二钱，加桂圆肉十枚，暮饮其汤，晨服其滓，十剂后再商别治。后五日遇桂堂，谓五剂而病已大愈，是否须再服五剂，但方中用五味子至二钱之多，酸味实难下咽，肆中为我分三次用之，然已酸极矣。余曰：病者，不平也，医者，平其不平而已。今病已平，当然改辙，遂嘱日服高丽参三钱，十日而病根悉除。盖其病昼明而夜昏，是阳气之衰残，赤沃漏下，是病名也。妇人属阴体，有邪魅之凭，采其阴中之阳精，阳神无主，故昏；阳气无制，故乱；精血之阳不守，故漏。缘梦与鬼交之故，与男子梦遗同，是以大剂

酸甘法滋敛之，更以独参扶其阳而育其阴，故能有效。后见方书，五味子只用三分，是初学之误，但此症必遵古方，恐无如是之速效也。

痰厥

同治六年之秋，余二十二岁，正攻医术，时本城钱厚甫表叔，适娶九曲沈怀翁之女，结婚之翌日，沈少君至钱宅会亲，其夕大设喜筵，宾朋满座，余亦预焉。讵意席未举箸，沈宅急足来报云，老太太卒然跌仆，不省人事，速请小主人回，于是全堂大惊，沈少君含泪欲行。厚甫曰：不妨，此间有名医在，驰往诊治，保无虞也。余正四顾孰为名医，忽厚甫与沈少君力邀余往诊，并以四人与余，飞驰而

酸甘法滋斂之更以獨參扶其陽而育其陰故能有效後見方書五味子祇用三分是初學之悞但此症必遵古方恐無如是之速效也

痰厥

同治六年之秋余二十二歲正攻醫術時本城錢厚甫表叔適娶九曲沈懷翁之女結婚之翌日沈少君至錢宅會親其夕大設喜筵賓朋滿座余亦預焉詎意席未舉箸沈宅急足來報云老太太卒然跌仆不省人事速請小主人回于是全堂大驚沈少君含淚欲行厚甫曰不妨此間有名醫在馳往診治保無虞也余正四顧孰爲名醫忽厚甫與沈少君力邀余往診並以四人與余飛馳而

去。瞬息之間。已入沈宅中庭。沈太翁趨輿前躬迎。導至房中。見病者面赤目閉。噤口握拳。喉中有痰聲。脈弦急而遲滑。衆問可救否。余曰。諒可治也。急用黃連、枳實、天竺黃、石菖蒲、陳胆星、半夏、鬱金、厚朴、翹仁一劑。加竹瀝、下牛黃清心丸。囑其徐徐灌入。如二鼓可以服畢。則四鼓可望開口。口開即無事矣。乃乘輿仍返錢宅。羣詢沈太君病况。余曰。怒火載痰。蒙閉清竅。證勢雖重。余以清泄滌其痰。四更後可望開口矣。衆皆稱善。少頃席散。余留錢宅。與錢左齋、錢元甫、黃伯厚、三表兄同室臥。三人均謂余所斷沈太君病。殊乏轉變餘地。萬一不幸。未免有損名譽。余乃怦然心動。躊躇不寐。黎明聞叩門聲甚急。聆得沈太君果於四更時清醒開口。並邀早餐

去，瞬息之间，已入沈宅中庭。沈太翁趋舆前躬迎，导至房中。见病者面赤目闭，噤口握拳，喉中有痰声，脉弦急而迟滑。众问可救否？余曰：谅可治也。急用黄连、枳实、天竺黄、石菖蒲、陈胆星、半夏、郁金、厚朴、翘仁一剂，加竹沥，下牛黄清心丸，嘱其徐徐灌入，如二鼓可以服毕，则四鼓可望开口，口开即无事矣。乃乘舆仍返钱宅，群询沈太君病况。余曰：怒火载痰，蒙闭清窍，证势虽重，余以清泄涤其痰，四更后可望开口矣。众皆称善。少顷席散，余留钱宅，与钱左斋、钱元甫、黄伯厚、三表兄同室卧。三人均谓余所断沈太君病，殊乏转变余地，万一不幸，未免有损名誉。余乃怦然心动，踌躇不寐。黎明闻叩门声甚急，聆得沈太君果于四更时清醒开口，并邀早餐

后往覆诊。始悉前方有效，从此得寐，觉来日已过午。待去转方，而病已若失矣。（席设田家桥钱氏宗祠）。

大头瘟

同治七年三月，余年二十三岁。友人沈云章，嘱余至渠乡定期设诊。余从其请，甫至之日，即有开茶肆之龚某谓余曰：西村有沈妪年六十八，面生一疔，外科某先生连诊两次，第一日开三刀，第二日开四十刀，昨以辞谢不治，今且待毙，此间诸人，意欲恳先生一尽义务，可邀俯允否？余曰：可。旋一人曰：今日先生初期，未曾开诊，恐去而沈妪已死，奈何？曰：无妨。昔余先曾祖在田公初至刘河，即愈一已死之奴，设今遽去，或未死也。遂与众俱往，至则亲朋数十

後往覆診•始悉前方有效•從此得寐•覺來日已過午•待去轉方•而病已若失矣（席設田家橋錢氏宗祠）

大頭瘟

同治七年三月•余年二十三歲•友人沈雲章•囑余至渠鄉定期設診•余從其請•甫至之日•卽有開茶肆之龔某謂余曰•西村有沈嫗年六十八•面生一疔•外科某先生連診兩次•第一日開三刀•第二日開四十刀•昨已辭謝不治•今且待斃•此間諸人•意欲懇先生一盡義務•可邀俯允否•余曰可•旋一人曰•今日先生初期•未曾開診•恐去而沈嫗已死•奈何•曰無妨•昔余先曾祖在田公初至劉河•卽愈一已死之奴•設今遽去•或未死也•遂與衆俱往•至則親朋數十

人悉爲之料理後事察其病則頭大如斗又敷末藥幾乎五官不辨診其脈浮而細數捫其膚燥而灼熱問諸旁人則云七日不食身熱無汗昏不知人又問前醫云何曰據稱疔瘡走黄昨進犀角地黄湯一劑費錢一千七百文服之而無效症既不治故爲之預備後事也余曰盍再費數十文藥資爲之一治何如衆曰苟能挽救雖千錢亦不惜況數十文乎余遂投以普濟消毒飲去升麻柴胡連翹甘草加荊芥防風蟬蛻等味告以服後身得汗而面起泡者便有轉機並囑洗去敷藥翌晨果有人來馳報云汗出泡起症勢已鬆先生眞神手也請往覆診於是改小其制囑連服兩劑並在面上刺泡去水而以染坊之靛青水敷之又三日霍然愈矣

人，悉为之料理后事。察其病，则头大如斗，又敷末药，几乎五官不辨，诊其脉，浮而细数，扪其肤，燥而灼热。问诸旁人，则云七日不食，身热无汗，昏不知人。又问前医云何？曰：据称疔疮走黄，昨进犀角地黄汤一剂，费钱一千七百文，服之而无效，症既不治，故为之预备后事也。余曰：盍再费数十文药资，为之一治何如？众曰：苟能挽救，虽千钱亦不惜，况数十文乎。余遂投以普济消毒饮，去升麻、柴胡、连翘、甘草，加荆芥、防风、蝉蜕等味，告以服后身得汗，而面起泡者，便有转机，并嘱洗去敷药。翌晨果有人来驰报云，汗出泡起，症热已松，先生真神手也，请往覆诊。于是改小其制，嘱连服两剂，并在面上刺泡去水，而以染坊之靛青水敷之。又三日，霍然愈矣。

水肿

邻人冯在邦妇，胎前子肿甚大，产后肿益甚，卧床人如大字式，一足在内，一足在外，一被不能覆二足。询其故，阴门如五升斗，时产后八日，大方脉女科五六辈，老医皆束手无法，独周易堂尚未辞绝，然服其方亦不效，而喘促之状欲绝。余初学医，日三四往诊，脉形气色，皆无败证，每思一方，诸医皆用过，然殊不应。乃考方书至二更后，神倦合目，室中别无人，忽闻云文蛤散，不知声从何来，既而解衣就寝。才合目，又闻呼文蛤散。余奇其声，惊而起，伏思此方出于《金匮》，乃披衣起检查。《金匮》云：渴不喜饮，文蛤散主之。惟思此方与水肿不合，更与产后水肿无关，乃熄灯安卧，卧未几，突闻大

水腫

鄰人馮在邦婦。胎前子腫甚大。産後腫益甚。臥床人如大字式。一足在內一足在外。一被不能覆二足。詢其故陰門如五升斗。時産後八日。大方脈女科五六輩。老醫皆束手無法。獨周易堂尚未辭絕。然服其方亦不效。而喘促之狀欲絕。余初學醫。日三四往診。脈形氣色。皆無敗證。每思一方。諸醫皆用過。然殊不應。乃攷方書至二更後。神倦合目。室中別無人。忽聞云文蛤散。不知聲從何來。既而解衣就寢。纔合目。又聞呼文蛤散。余奇其聲。驚而起。伏思此方出於金匱。乃披衣起檢查。金匱云。渴不喜飲。文蛤散主之。惟思此方與水腫不合。更與産後水腫無關。乃熄燈安臥。臥未幾。突聞大

聲言端的（太倉土音到底）文蛤散。余遂大醒。再三忖度。忽聞撾門聲甚急。即披衣拖履下樓。至門啓關。馮在邦在焉。則云病勢極危。求賜一方。望勿却。余即書文蛤散三錢。淡薑湯調和分三服。頻頻徐進。余不過聊爲塞責。不意天纔明。在邦報云。已大效矣。余詢其故。在邦云三更第一服。四更第二服。聞腥即作噁。遂欲瀉。扶而上桶。竟大瀉如注。少頃、欲起、又瀉。至天明已瀉至四十下。現在腫已十去七。但第三服腥穢之氣不能近口。奈何。余思文蛤是蛤殼耳。何至腥穢如是。乃再往診。腫果退。改用四君子、合五皮飲、加附、桂、車前等。調治半月而愈。後至採芝堂藥店。談及文蛤。一李叟（南京人）云文蛤有二種。一蛤殼之邊有紋者。一五倍子又名川文蛤是也。

声言端的（太仓土音到底）文蛤散，余遂大醒。再三忖度，忽闻挝门声甚急，即披衣拖履下楼，至门启并关，冯在邦在焉，则云病势极危，求赐一方，望勿却。余即书文蛤散三钱，淡姜汤调和分三服，频频徐进，余不过聊为塞责。不意天才明，在邦报云：已大效矣。余询其故，在邦云三更第一服，四更第二服，闻腥即作恶，遂欲泻，扶而上桶，竟大泻如注，少顷，欲起，又泻，至天明已泻至四十下。现在肿已十去七，但第三服，腥秽之气不能近口，奈何？余思文蛤是蛤壳耳，何至腥秽如是，乃再往诊。肿果退，改用四君子，合五皮饮，加附、桂、车前等，调治半月而愈。后至采芝堂药店，谈及文蛤，一李叟（南京人）云：文蛤有二种：一蛤壳之边有纹者；一五倍子，又名川文蛤是也。

余问前夜半，向宝号买文蛤散三钱者，宝号以何物与之。李叟曰：我亲手为共煅研川文蛤三钱付之。余曰奇矣，余之所书文蛤散，是蜃炭也，君所发者，为五倍子，所以腥秽之气，难入人口，奇哉！奇哉！李叟目瞪口呆。余曰无他，此非误而杀人，乃误而救人，君有功矣。为述往事释其疑，后每以此事告人，及遇蒋子蓝世叔。子蓝云：此令先祖之传方也。家大父存时，曾患酒臌，服药无效，至苏松各处，求诸名医，亦复无功。回刘后，小溲点滴不通者已二日，我家伯曰鸿者棋国手也，与令先祖振声公为棋友，亦道友，尝同研治臌之术。鸿伯曰：溲涓滴不通，恐无法矣。令先祖曰：法则有之，恐君未必信，乃疏生脉散一方，云取何意？曰：凡治臌之方，必向下攻，攻之

余問前夜半向寶號買文蛤散三錢者寶號以何物與之李叟曰我親手爲其煅研川文蛤三錢付之余曰奇矣余之所書文蛤散是蜃炭也君所發者爲五倍子所以腥穢之氣難入人口奇哉奇哉李叟目瞪口呆余曰無他此非誤而殺人乃誤而救人君有功矣爲述往事釋其疑後每以此事告人及遇蔣子藍世叔子藍云此令先祖之傳方也家大父存時曾患酒臌服藥無效至蘇松各處求諸名醫亦復無功回劉後小溲點滴不通者已二日我家伯曰鴻者碁國手也與令先祖振聲公爲碁友亦道友嘗同研治臌之術鴻伯曰溲涓滴不通恐無法矣令先祖曰法則有之恐君未必信乃疏生脈散一方云取何意曰凡治臌之方必向下攻攻之

既極。猶碓粉之不能上泛。瘀垢之濁。凝於膀胱下口。欲出而無路可通。且如羽禽無肺者則無溺。故溺與肺攸關。肺布葉舉。則通調水道。下輸膀胱。今膀胱閉塞。宜舉肺葉而展布之。必欲用五味子之酸。以酸可收提也。遂試之。果漸通。通後溺果黑而濁。棄溺於坑。積垢至半。今五倍子之澁與五味子之酸同。豈非令先祖之妙法乎。雖然酒積之爲害如此。可縱飲耶。

漏風。

鹽城陸必之之夫人。年五十許。夏月邀余診病。坐綿帳內。身服夾衣。頭包縐紗。惡風殊甚。手不能一出帳。切其脈緩。而自汗舌白。余用桂枝法。以白芍四倍於桂枝。並加紫蘇防風。服後未得消息。隔

既极，犹碓粉之不能上泛，瘀垢之浊，凝于膀胱下口，欲出而无路可通，且如羽禽无肺者则无溺，故溺与肺攸关，肺布叶举，则通调水道，下输膀胱。今膀胱闭塞，宜举肺叶而展布之，必欲用五味子之酸，以酸可收提也，遂试之，果渐通。通后溺果黑而浊，弃溺于坑，积垢至半。今五倍子之涩，与五味子之酸同，岂非令先祖之妙法乎？虽然酒积之为害如此，可纵饮耶。

漏风

盐城陆必之之夫人，年五十许，夏月邀余诊病。坐绵帐内，身服夹衣，头包绉纱，恶风殊甚，手不能一出帐。切其脉缓，而自汗舌白。余用桂枝法，以白芍四倍于桂枝，并加紫苏、防风，服后未得消息。隔

六年，忽邀余再诊，证候脉色如前。时当夏月，仍着绵衣坐帐中，并谓六年来旅居山东，易医数十人，服药近二百剂，迄今未见效。余问其喜饮酒否？答云：向嗜酒，然自病后，已六载不饮矣。其媳在旁曰：我婆婆向饮必醉，醉喜当风，或且露卧，是以风邪受之深也。余恍然忆及《内经》，所谓饮酒中风，名曰漏风之症，治以术泽鹿衔汤之法，但未知是否适宜，姑试用台术、泽泻、鹿衔草、茯苓、防风炭各三钱，嘱服三剂。迨秋间，忽遇之于其乡戚处，拱手谢曰：老妇人六年之病，服先生三剂药而愈，真名医也。余受其虚誉，无任悚惕，嘻！古方之灵验如此，医者可不读书乎？

热 症

六年。忽邀余再診。證候脈色如前。時當夏月。仍着綿衣坐帳中。並謂六年來旅居山東。易醫數十人。服藥近二百劑。迄未見效。余問其喜飲酒否。答云向嗜酒。然自病後。已六載不飲矣。其媳在旁曰我婆婆向飲必醉。醉喜當風。或且露卧。是以風邪受之深也。余恍然憶及內經。所謂飲酒中風。名曰漏風之症。治以朮澤鹿啣湯之法。但未知是否適宜。姑試用台朮、澤瀉、鹿啣草、茯苓、防風炭各三錢。囑服三劑。迨秋間。忽遇之於其鄉戚處。拱手謝曰。老婦人六年之病。服先生三劑藥而愈。眞名醫也。余受其虛譽。無任悚惕。嘻。古方之靈驗如此。醫者可不讀書乎。

熱症

西北鄉朱茂昌之母年五十餘邀余診病余於午後往入其宅闃然無人問其鄰則曰病者已不救家人悉上市爲辦後事矣余曰姑入室視之遂與鄰人同入內見朱嫗仰臥於床目閉口開而喘身灼熱脈數疾唇焦舌黑且乾余曰病危耳未死也若此無人看護再一二時即不死亦無救矣然處方取藥離市復遠待其往返亦必遲誤不救正尋思間適憶進宅時見有提籃者與人閒談詢知爲鄉間豆腐店人急囑其往索石膏一塊居然得四兩許又囑其速採竹心一百二十支將石膏搥碎和竹心用水二大碗濃煎澄涼頻飲之飲畢加水再煑再服待其知覺漸清扶其側臥必有汗出病可減也鄰人均如教明日其子茂昌馳來謝曰家母服湯

西北乡朱茂昌之母，年五十余，邀余诊病。余于午后往入其宅，阒然无人，问其邻。则曰病者不救，家人悉上市为办后事矣。余曰：姑入室视之。遂与邻人同入内，见朱妪仰卧于床，目闭口开而喘，身灼热，脉数疾，唇焦舌黑且干。余曰：病危耳，未死也，若此无人看护，再一二时，即不死，亦无救矣。然处方取药，离市复远，待其往返，亦必迟误不救。正寻思间，适忆进宅时，见有提篮者与人闲谈，询知为乡间豆腐店人。急嘱其往索石膏一块，居然得四两许。又嘱其速采竹心一百二十支，将石膏搥碎，和竹心，用水二大碗，浓煎，澄凉频饮之。饮毕加水，再煮再服。待其知觉渐清，扶其侧卧，必有汗出，病可减也。邻人均如教。明日其子茂昌驰来谢曰：家母服汤三碗后，得大汗身凉而愈。若非先生至而服药速，则不救矣。乃知病家之失人侍奉而致死者，可胜道哉。

病中调护失宜

有病之人，医药固为重要，而调护尤不可失误，否则虽有良医妙药，亦无能为力。兹述余之所遇者如后，愿病家留意焉。姜某者，东塘湾乡人也，在上海充箩担头目，为人勤俭谨慎，在沪多年，微有积蓄，遂于本乡稍置田宅，不幸妻子皆亡，孑然一身，得病回家，掩户待毙。戚鄰因其长厚，多往照拂，并邀余往诊。入其室，见其满身乌毛，大诧。细为询视，始知素有蛇皮风，患温症又已十余日，不洗不沐，成此怪状。扪其身，壮热无汗，见其扬手掷足，神昏呓语，舌灰

三碗後。得大汗身涼而愈。若非先生至而服藥速。則不救矣。乃知病家之失人侍奉而致死者。可勝道哉。

病中調護失宜

有病之人。醫藥固爲重要。而調護尤不可失誤。否則雖有良醫妙藥。亦無能爲力。茲述余之所遇者如後。願病家留意焉。姜某者。東塘灣鄉人也。在上海充籮担頭目。爲人勤儉謹愼。在滬多年。微有積蓄。遂於本鄉稍置田宅。不幸妻子皆亡。孑然一身。得病回家。掩戶待斃。戚鄰因其長厚。多往照拂。並邀余往診。入其室。見其滿身烏毛。大詫。細爲詢視。始知素有蛇皮風。患溫症又已十餘日。不洗不沐。成此怪狀。捫其身。壯熱無汗。見其揚手擲足。神昏譫語。舌灰

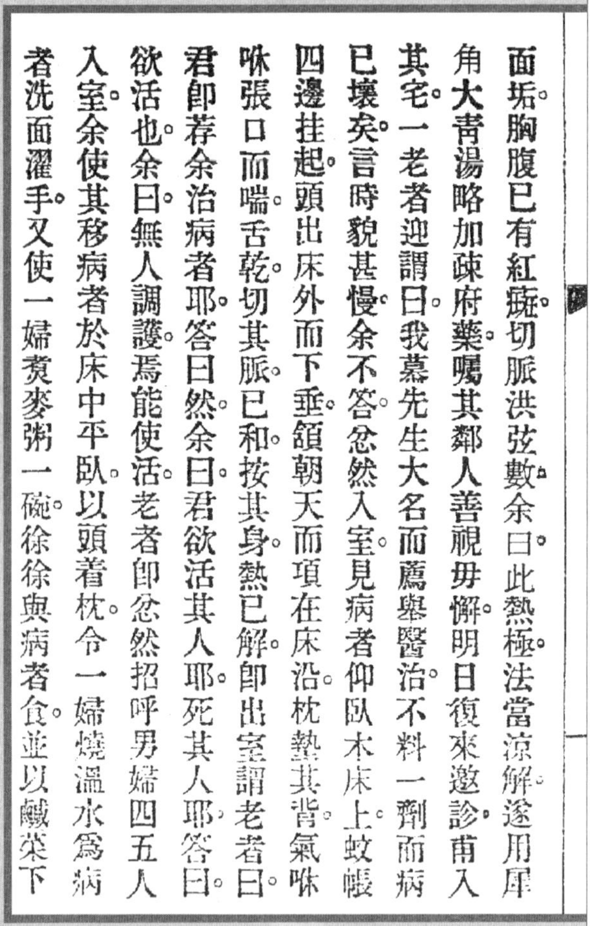
面垢。胸腹已有紅瘢。切脈洪弦數。余曰此熱極。法當涼解。遂用犀角大青湯略加疎府藥。囑其鄰人善視毋懈。明日復來邀診甫入其宅。一老者迎謂曰我慕先生大名而薦舉醫治。不料一劑而病已壞矣。言時貌甚慢。余不答。忿然入室見病者仰臥木床上蚊帳四邊挂起。頭出床外而下垂。頷朝天而項在床沿。枕墊其背。氣咻咻張口而喘。舌乾。切其脈。已和。按其身熱已解。即出室謂老者曰。君即荐余治病者耶。答曰然。余曰。君欲活其人耶。死其人耶。答曰。欲活也。余曰無人調護。焉能使活。老者即忿然招呼男婦四五人入室。余使其移病者於床中平臥以頭着枕。令一婦燒溫水爲病者洗面濯手。又使一婦煑麥粥一碗。徐徐與病者食。並以鹹菜下

面垢，胸腹已有红瘢，切脉洪弦数。余曰：此热极，法当凉解。遂用犀角大青汤略加疏府药，嘱其邻人善视毋懈。明日复来邀诊，甫入其宅，一老者迎谓曰：我慕先生大名而荐举医治，不料一剂而病已坏矣，言时貌其慢。余不答，忿然入室，见病者仰卧木床上，蚊帐四边挂起，头出床外而下垂，颔朝天而项在床沿，枕垫其背，气咻咻张口而喘，舌干。切其脉，已和，按其身，热已解，即出室谓老者曰：君即荐余治病者耶？答曰然。余曰：君欲活其人耶？死其人耶？答曰：欲活也。余曰：无人调护，焉能使活？老者即忿然招呼男妇四五人入室。余使其移病者于床中平卧，以头着枕；令一妇烧温水为病者洗面濯手；又使一妇煮麦粥一碗，徐徐与病者食，并以咸菜下

之。卽出謂老者曰。幸不辱命。若余遲至一時。則姜某眞死矣。不知調護以致如此。萬一不幸將以我爲殺人耶。少頃。一婦人出曰。粥盡一碗矣。老者呆立不語。於是鄰衆皆云。先生毋怒。皆吾等鄉人識淺所致老者遂亦極意道歉。卽爲立善後方而去。

顧壽祺。農家之小康者。操勞素甚。又喜爲鄰近戚友籌畫調度。在八月初旬。忽患傷寒症。身熱無汗。合目則多言。醫藥罔效至第七日。邀余診治。見其赤體露臥。灼熱無汗。心煩不食。脈浮緊而聲甚低。曰先生爲我去熱。余曰。去熱須得汗。秋涼露臥。汗何能出。乃謂其左右曰。屋小人多。病者不能靜養。且勞心之人而患伏暑傷寒症。必難安寐而多煩言。宜於服藥後爲之蓋夾被。使得汗。並使其

之。即出谓老者曰：幸不辱命，若余迟至一时，则姜某真死矣。不知调护以致如此，万一不幸，将以我为杀人耶。少顷，一妇人出曰：粥尽一碗矣。老者呆立不语，于是邻众皆云：先生毋怒，皆吾等乡人识浅所致。老者遂亦极意道歉，即为立善后方而去。

顾寿祺，农家之小康者，操劳素甚，又喜为邻近戚友筹画调度，在八月初旬，忽患伤寒症，身热无汗。合目则多言，医药罔效。至第七日，邀余诊治。见其赤体露卧，灼热无汗，心烦不食，脉浮紧而声甚低，曰：先生为我去热。余曰：去热须得汗，秋凉露卧，汗何能出。乃谓其左右曰：屋小人多，病者不能静养，且劳心之人而患伏暑伤寒症，必难安寐而多烦言，宜于服药后为之盖夹被，使得汗，并使其

合目安睡。屏退諸人。使其靜而能寐。遂爲疏大青龍湯。以百勞水煎服。藥下汗立至。左右見其汗。遂亟爲去被。見其合目喃喃。又亟狂呼使醒。於是汗不徹而神不甯。次日覆診。脈轉弦數。脇布紅斑。余曰惜乎汗少。今表寒未除。伏熱內張。宜宣泄伏邪。必再有瘖見。問其昨睡如何。左右曰。因見合目。卽妄言。故未敢任其安睡也。余曰。安睡爲病者最要事。卽有合目喃言。亦得甯養心神。豈可擾之使醒。且羣衆集於病室。既使空氣惡濁。又使病者難於靜睡。必須速改。遂爲疏第二方。用葛根、牛蒡、連翹、丹皮、鮮生地、熟石膏、知母、膽星等藥。第三日覆診。病者仍未寐無汗。赤體無被。以四人左右持其手足。一婦捧其頭而叫使清醒。余大怒曰。爾等非伴病也。直

合目安睡。屏退诸人，使其静而能寐。遂为疏大青龙汤。以百劳水煎服，药下汗立至。左右见其汗，遂亟为去被，见其合目喃喃，又亟狂呼使醒，于是汗不彻而神不宁。次日覆诊，脉转弦数，胁布红斑。余曰惜乎汗少，今表寒未除，伏热内张，宜宣泄伏邪，必再有瘖见。问其昨睡如何？左右曰：因见合目即妄言，故未敢任其安睡也。余曰：安睡为病者最要事，即有合目喃言，亦得宁养心神，岂可扰之使醒，且群众集于病室，既使空气恶浊，又使病者难于静睡，必须速改。遂为疏第二方：用葛根、牛蒡、连翘、丹皮、鲜生地、熟石膏、知母、胆星等药。第三日覆诊，病者仍未寐无汗，赤体无被，以四人左右持其手足，一妇捧其头而叫使清醒。余大怒曰：尔等非伴病也？直

扰病而增病耳，今病非狂走，何以捉手捉脚，又非卒厥，何以频频唤醒，且白痞已见，正宜以被盖体，使得汗而透足，又宜使之静睡以养神，如此胡扰，安望病退？切嘱后，遂以前方去葛、蒡，加鲜斛、羚角，一剂，而白痦大透。又去羚角，改用洋参、麦冬、青蒿、穞豆、连翘等药，望其食进寐安，明晨再议。不意明日来请，未刻至宅前，辞曰：死矣。余忿然而入曰：不该死而死，余欲见死者一面，遂持其脉曰：未死也。侍者曰：数日间死去数十次矣，先生何以不用凉药，而使其频频死也，幸我昨夜与雪水一杯，故至今还有微息。余因畅喻之曰：平素心力俱劳者，得病后藏气必亏，但既有外感之邪，必须先从汗解，取汗之道，除伏天外，必无赤身之理，得汗之后，渐渐食谷

擾病而增病耳。今病非狂走。何以捉手捉脚。又非卒厥。何以頻頻喚醒。且白痦已見。正宜以被蓋體。使得汗而透足。又宜使之靜睡以養神。如此胡擾。安望病退。切囑後。遂以前方去葛、蒡、加鮮斛、羚角、一劑而白痦大透。又去羚角。改用洋參、麥冬、青蒿、穭豆、連翹、等藥。望其食進寐安。明晨再議。不意明日來請。未刻至宅前。辭曰死矣。余忿然而入曰。不該死而死。余欲見死者一面。遂持其脈曰未死也。侍者曰。數日間死去數十次矣。先生何以不用涼藥。而使其頻頻死也。幸我昨夜與雪水一杯。故至今還有微息。余因暢喻之曰。平素心力俱勞者。得病後藏氣必虧。但既有外感之邪。必須先從汗解。取汗之道。除伏天外。必無赤身之理。得汗之後。漸漸食穀

安睡以養其內自可向愈今爾等既須醫生治病而又不從醫生
之教服藥則一二匙即止調護則四十人之多囑蓋被出汗而勿
蓋囑使其靜睡而故擾之應食而不與之食當白痦透發之時而
沃以雪水使閉於內如此胡纏不死何待彼等遂曰憑爾先生妙
手今夕必不過矣余即書眞西牛黃一分用荷花露調服曰服後
而今夜死藥資我出今夜不死爾自還錢余遂去明日又來延診
曰眞未死也余視其病如前白痦不發仍未予食即此告辭曰再
不與食不必再來邀矣又三日聞病者竟死但因余之一番發揮
近方人皆知其不善調護所致也
周大勳晚年得一子名好官年十七歲五月初旬患病六日闔家

安睡，以养其内，自可向愈。今尔等既须医生治病，而又不从医生之教，服药则一二匙即止，调护则四十人之多，嘱盖被出汗而勿盖。嘱使其静睡而故扰之，应食而不与之食，当白痦透发之时而沃以雪水。使闭于内，如此胡缠，不死何待。彼等遂曰：凭尔先生妙手，今夕必不过矣。余即书真西牛黄一分，用荷花露调服，曰：服后而今夜死，药资我出，今夜不死，尔自还钱，余遂去。明日又来延诊，曰：真未死也。余视其病如前。白痦不发，仍未予食，即此告辞，曰再不与食，不必再来邀矣。又三日，闻病者竟死。但因余之一悉发挥，近方人皆知其不善调护所致也。

周大勋晚年得一子，名好官，年十七岁，五月初旬，患病六日，阖家慌乱，邀余诊。见其裸卧席上，据云昨服犀角地黄汤，灼热不减，恐其发痧也。余切其脉，浮细而紧，即告曰：此伤寒症也，寒束于外，营分之热，不能外散，故身发热，清阳之气，不能外卫，故表恶寒，所以此症首宜发散以解表。使营热从汗而散，则发热退，清阳得以流通，则恶寒去，急宜盖被使温，断无冻凉之理。遂问病者曰：有恶寒时乎？答云：忽有忽无。遂嘱令下垫褥而上覆被。少间，病者云：此时又恶寒矣。余为用葛根汤加鲜石斛，用百劳水煎服，告以服后必得汗，若汗出而身热未退者，再服二煎，汗出热解，切勿再服。明晨，周宅来云昨服药片刻，汗即至，此时汗还未止，速请再诊。余即往，询知未服二煎。诊之，脉已和而热已解，盖病愈矣。为书养胃调理

慌亂。邀余診。見其裸臥席上。據云昨服犀角地黃湯。灼熱不減。恐其發痧也。余切其脈浮細而緊。即告曰此傷寒症也寒束於外。營分之熱。不能外散。故身發熱清陽之氣。不能外衛。故表惡寒。所以此症首宜發散以解表。使營熱從汗而散則發熱退清陽得以流通。則惡寒去。急宜蓋被使溫。斷無凍涼之理。遂問病者曰有惡寒時乎答云忽有忽無。遂囑令下墊褥而上覆被。少間。病者云此時又惡寒矣余爲用葛根湯加鮮石斛。用百勞水煎服。告以服後必得汗。若汗出而身熱未退者。再服二煎。汗出熱解。切勿再服。明晨。周宅來云昨服藥片刻。汗即至此時汗還未止。速請再診。余即往。詢知未服二煎。診之。脈已和而熱已解。蓋病愈矣爲書養胃調理

方而安。
親翁周趾祥有病邀診。時方二月中旬。見其壅棉被二層。内著重裘。語聲渾重。尺膚略熱。脈弱汗微。余曰不過表受熱耳無大病也。翁謂昨晚臥即不安。自四更至今煩躁更甚幾至昏不知人。余曰今春陽大升。勢將雷雨。余已衣夾矣。君即稍畏寒。亦多至薄棉已足。以春暖之時。著嚴寒之具。非釀病耶。遂爲書生脈散。加生芪、花粉、丹皮、青蒿子。並囑其速撤被裘而安。此乃失之過溫。未能得中而致病者也。

食㑊消渴

王岐山之母。與余先祖母爲八拜交。年七十八。邀余診。脈緩弱。體

方而安。

亲翁周趾祥有病邀诊，时方二月中旬，见其壅绵被二层，内著重裘，语声浑重，尺肤略热，脉弱汗数。余曰：不过表受热耳，无大病也。翁谓昨晚卧即不安，自四更至今，烦躁更甚，几至昏不知人。余曰：今春阳大升，热将雷雨，余已衣夹矣，君即稍畏寒，亦多至薄棉已足，以春暖之时，著严寒之具，非酿病耶？遂为书生脉数，加生芪、花粉、丹皮、青蒿子，并嘱其速撤被裘而安，此乃失之过温，未能得中而致病者也。

食㑊消渴

王岐山之母，与余先祖母为八拜交，年七十八，邀余诊。脉缓弱，体

丰硕，声洪亮，问何所苦？答云：胃不知饥，殊觉不快，自知形虽盛而气不足，时值夏令，暑湿盛行，顷谈之际，见其连食黑枣数枚，且食且言云：前月罗子明适在刘河，请伊诊治，罗谓我中虚且寒，寒从虚生，服药数剂，脘即知饥。再请罗诊，谓寒虽去而虚未复，遂用补益之品，使我胃气健而虚可除也。今罗回璜泾，故请转一方。余曰：今尚无病，惟现当暑湿，宜少食甜物，胃自可强，为之用霍梗、稨豆、茯苓、泽泻、陈皮、川斛、佩兰、通草，嘱服二剂。后至中秋，又来邀诊，脉弦滑，两关甚急，形大减，色萎黄。王母云：夏月服所开方二剂后，不见如何效果，适罗子明又至刘河，请伊再治。伊用温补之方，胃脘知饥，从此三日一转方，两月以来，常食自蒸之高丽参、桂元、黑枣

豐碩。聲洪亮。問何所苦。答云胃不知飢。殊覺不快。自知形雖盛而氣不足。時值夏令暑溼盛行。頃談之際。見其連食黑棗數枚。且食且言云。前月羅子明適在劉河。請伊診治。羅謂我中虛且寒。寒從虛生。服藥數劑。脘即知飢。再請羅診。謂寒雖去而虛未復。遂用補益之品。使我胃氣健而虛可除也。今羅回璜涇。故請轉一方。余曰。今尚無病。惟現當暑溼。宜少食甜物。胃自可强。爲之用霍梗、稨豆、茯苓、澤瀉、陳皮、川斛、佩蘭、通草。囑服二劑。後至中秋。又來邀診。脈弦滑。兩關甚急。形大減。色萎黃。王母云。夏月服所開方二劑後。不見如何效果。適羅子明又至劉河。請伊再治。伊用溫補之方。胃脘知飢。從此三日一轉方。兩月以來。常食自蒸之高麗參、桂元、黑棗

外。即黨參、熟地。足有三斤。胃氣甚健。惟虛未除、而形反瘦。諒老死之有日也。余問其日食幾何。云非十五六餐不可。每餐一碗。余曰此食㑊病也。爲之立方。先書風化硝炒枳實。王母本識字而略知醫者。見余寫枳實。即搖手云枳實是尅伐之藥。我不宜服。余曰。治病須攻補兼施若但補不攻恐補之無益於虛。由是第二味即寫白朮。以下約舉數味。不補不瀉但消痰清火而已。服二劑無益亦無害。以後仍請子明服溫補之藥至九月底復邀余治見其益加面黃形瘦。問其近日如何。答云。待死耳。虛不復。肉漸脫而加寒熱。於今六日矣。余問近來食飲如何。其媳答云晝夜二十四次。每次一碗。且桂元、黑棗、高麗參、啖不絕口。食入不爲少。何以形反大瘦。

外，即党参、熟地，足有三斤，胃气甚健，惟虚未除，而形反瘦，谅老死之有日也。余问其日食几何？云非十五六餐不可，每餐一碗。余曰：此食㑊病也。为之立方，先书风化硝炒枳实。王母本识字而略知医者，见余写枳实，即摇手云：枳实是克伐之药，我不宜服。余曰：治病须攻补兼施，若但补不攻，恐补之无益于虚。由是第二味即写白术，以下约举数味，不补不泻，但消痰清火而已。服二剂，无益亦无害。以后仍请子明，服温补之药。至九月底，复邀余治。见其益加面黄形瘦，问其近日如何？答云：待死耳，虚不复，肉渐脱，而加寒热，于今六日矣。余问近来食饮如何？其媳答云：昼夜二十四次，每次一碗，且桂元、黑枣、高丽参，啖不绝口，食入不为少，何以形反大瘦。

余曰。食㑊病也。又謂之食消。而今須先治寒熱。待其外邪出而再補。卽參棗亦須不食可乎。王母問寒熱可治否。余曰可。乃爲其立小柴胡湯。加川連、枳實、尖梹、焦菔子方。服三劑。王母云藥旣不補。而又除參棗。我之虛弱奈何。余指菔子而告曰。此野於术之果。三錢能抵潞黨參三兩。請無慮。三日後再診。問昨日食幾何。答云一十四頓。王母曰。醫如羅子明。尙不識野於术之果。何能治病耶。又問寒熱如何。云止矣。余曰。今日雖停。防其後日復發。照前方去柴胡。加化州橘紅一錢五分。又三劑。第三次復診。王母笑曰。大相公有令祖風。眞不愧名醫之後。今我病愈矣。日食不過五六頓。參棗亦不思喫。自覺精神康健。診其脈。緩弱而尙帶滑。乃曰病去八九。

余曰：食㑊病也，又谓之食消，而今须先治寒热，待其外邪出而再补，即参枣亦须不食，可乎？王母问寒热可治否？余曰：可！乃为其立小柴胡汤，加川连、枳实、尖槟、焦菔子方，服三剂。王母云：药既不补，而又除参枣，我之虚弱奈何？余指菔子而告曰：此野于术之果，三钱能抵潞党参三两，请无虑。三日后再诊，问昨日食几何？答云一十四顿。王母曰：医如罗子明，尚不识野于术之果，何能治病耶？又问寒热如何？云：止矣。余曰：今日虽停，防其后日复发。照前方去柴胡，加化州橘红一钱五分，又三剂。第三次复诊，王母笑曰：大相公有令祖风，真不愧名医之后，今我病愈矣，日食不过五六顿，参枣亦不思吃，自觉精神康健。诊其脉，缓弱而尚带滑。乃曰：病去八九，尙未痊也。今日可陳明病原。太姨母初夏暑溼傷中相火泛溢不知飢而尙能食。羅先生以爲虛寒。用附、桂、益智、藿香、辛香開氣等藥。故寒邪去溼阻退也。繼用補胃壯火等藥。而太姨母希望胃健虛復。好食補餌。致痰與火。聚與胸口。變爲饍雜。故食必十五六餐食雖多而體反不健。余之用風化硝炒枳實者。爲此故也。因太姨母不肯服消導之藥。故第二味即寫白朮。以下惟淸火消痰數味而已。此二劑雖不效。亦無害。後來仍請羅治。羅見余之不補不瀉祇消痰淸火。所以羅進以溫補重劑。久久遂致一日二十四餐。病成食㑊。食㑊者。善食易飢。中消之症也。若病不變寒熱。羅亦不告辭。恐將至口不離食而後已。乃相與大笑。王母復責余云爾用枳

尚未痊也，今日可陈明病原。太姨母初夏暑湿伤中，相火泛溢不知饥而尚能食，罗先生以为虚寒，用附、桂、益智、霍香、辛香开气等药，故寒邪去，湿阻退也。继用补胃壮火等药，而太姨母希望胃健虚复，好食补饵，致痰与火，聚与胸口，变为饙杂，故食必十五六餐，食虽多而体反不健。余之用风化硝炒枳实者，为此故也，因太姨母不肯服消导之药，故第二味即写白术，以下惟清火消痰数味而已，此二剂虽不效，亦无害。后来仍请罗治，罗见余之不补不泻，只消痰清火，所以罗进以温补重剂，久久，遂致一日二十四餐，病成食㑊，食㑊者，善食易饥，中消之症也。若病不变寒热，罗亦不告辞，恐将至中不离食而后已，乃相与大笑。王母复责余云：尔用枳

實時。何不明以告我。余曰。當時太姨母視子明如神。我之不明言。所謂疎不間親。新不間舊。即前者之寒熱。本非客邪。所以寒不甚而熱亦不甚。我若不云客邪。太姨母安肯停補。其寒熱乃火鬱耳。經云。熱深則厥深。厥即惡寒是也。王母又云。既不外邪。何用柴胡。余曰。此火是相火。由肝膽而生也。柴胡調達肝膽。肝膽屬木。所謂木鬱則達之。然柴胡只用四分。取其引經以調達。菔子亦非於朮之果。即蘿蔔之子。專消食痰者。所以重用三錢。今共服一兩八錢。半夏、陳皮、厚朴、枳實、風化硝各兩許。尖檳亦一兩八錢。惟黃連只三錢。今病已十去八九。再用小劑清火化痰。三服可止。而食㑊之病竟痊。

实时，何不明以告我。余曰：当时太姨母视子明如神，我之不明言，所谓疏不间亲，新不间旧，即前者之寒热，本非客邪，所以寒不甚而热亦不甚，我若不云客邪，太姨母安肯停补，其寒热乃火郁耳。经云：热深则厥深，厥即恶寒是也。王母又云：既不外邪，何用柴胡。余曰：此火是相火，由肝胆而生也，柴胡调达肝胆，肝胆属木，所谓木郁则达之。然柴胡只用四分，取其引经以调达，菔子亦非于术之果，即萝葡之子，专消食痰者，所以重用三钱，今共服一两八钱。半夏、陈皮、厚朴、枳实、风化硝各两许，尖槟亦一两八钱，惟黄连只三钱。今病已十去八九，再用小剂清火化痰，三服可止，而食㑊之病竟痊。

余因心煩火盛。屢患消渴。飲水日須十斤。溲溺如膏。雖穀食如常。而兩月之間。瘦至出骨。每以西牛黃止之。

中寒症

張姓婦年近不惑。六月下旬。忽患腹痛。按之。冷如冰。堅如石。舌青如水牛。脈沉細而緊。問其何以受寒至此。答云。適因經至身污。用井水洗濯所致。其鄰人云。此婦孀居。近有外好。慾後經來而冷浴。遂至於是。余曰。此即直中三陰之寒症也。乃以附子、肉桂、炮姜、吳萸、肉果、桃仁、五靈脂、穿山甲、木香、香附、蘇木爲方。得大下黑物半桶。臍上已柔煖。臍下仍冷硬。再以前方去附子。加元胡索投之。又下黑瘀甚多。於是腹輭痛平。

余因心烦火盛，屡患消渴，饮水日须十斤，溲溺如膏，虽谷食如常，而两月之间，瘦至出骨，每以西牛黄止之。

中寒症

张性妇年近不惑，六月下旬，忽患腹痛，按之，冷如冰，坚如石，舌青如水牛，脉沉细而紧，问其何以受寒至此。答云：适因经至身污，用井水洗濯所至。其邻人云：此妇孀居，近有外好，欲后经来而冷浴，遂至于是。余曰：此即直中三阴之寒症也。乃以附子、肉桂、炮姜、吴萸、肉果、桃仁、五灵脂、穿山甲、木香、苏木为方，得大下黑物半桶，脐上已柔暖，脐下仍冷硬，再以前方，去附子，加元胡索投之，又下黑瘀甚多，于是腹软痛平。

表侄毛鸿孙，夏月行房之后，开窗露卧，倦睡不醒，适雷雨大至而受凉，醒后腹大痛。似兰表兄驰促余诊，遂亟投附片、肉桂、炮姜、肉果、韭根、鼠屎、槟榔、沉香、木香等药，痛不止。继又投川乌、没药、乳香、吴萸、延胡、枳实等药，仍无效。延至七日，溲短便结，腹痛胀而坚，六脉沉、弦、抟急，余苦无法，即代邀陶子麟君共商，陶固一时名医也，而所定之方，较余所用者，尚轻一半。余曰：病急药轻，安能应手，今大便七八日不行，通则不痛。意欲猛剂攻下，而未敢遂行，故质之高明，以决可否耳。陶君曰：将用何法？余持备急丸五分，示之，曰：何如？陶遂抚掌曰：妙极矣！似兰问曰：此热药耶？凉药耶？余曰：大热药也，非此不能通，服后今夜必下二十遍，请毋恐，时正未刻，余即索汤，

表姪毛鴻孫。夏月行房之後。開窗露臥。倦睡不醒。適雷雨大至而受涼。醒後腹大痛。似蘭表兄馳促余診。遂亟投附片、肉桂、炮薑、肉果、韭根、鼠屎、梹榔、沉香、木香等藥。痛不止。繼又投川烏、沒藥、乳香、吳萸、延胡、枳實等藥。仍無效。延至七日。溲短便結。腹痛脹而堅。六脈沉弦搏急。余苦無法。即代邀陶子麟君共商。陶固一時名醫也。而所定之方。較余所用者。尚輕一半。余曰。病急藥輕。安能應手。今大便七日不行。通則不痛。意欲猛劑攻下。而未敢遽行。故質之高明。以決可否耳。陶君曰。將用何法。余持備急丸五分示之。曰。何如。陶遂撫掌曰。妙極矣。似蘭問曰。此熱藥耶。涼藥耶。余曰。大熱藥也。非此不能通。服後今夜必下二十遍。請毋恐。時正未刻。余即索湯

視其呑丸而去。並囑於上燈時防其大瀉。衆皆散。余甫返宅。即有人飛報鴻孫已登便桶。作瀉不能起。冷汗如雨。務請速往。余思此時藥性未至。已瀉得如是之速。若藥力達時。難免正氣不支。而成下脫。遂即飛馳而往。直登其樓。見鴻孫尚在桶上。冷汗淋漓。問其下幾遍矣。答云未也。問何以不起。答云糞在肛門。迸結不得出也。余曰時尚未至。豈可如此。即召兩人。一挾其腋。一抱其股。用力提起。抽去便桶。眠之於床。拭其汗。粘手矣。余乃下樓小憩。謂其家人曰。此因病者意望速下。努力迸迫。以致直腸下墜。大便不能外達。氣不相續。危險孰甚。幸余居近。得慶無事。今姑少待片刻。視其藥力何如。有頃。聞樓上人聲粟六。繼即來報曰。大下矣。余乃安。似蘭

视其吞丸而去，并嘱于上灯时防其大泻，众皆散。余甫返宅，即有人飞报鸿孙已登便桶，作泻不能起，冷汗如雨，务请速往。余思此时药性未至，已泻得如是之速，若药力达时，难免正气不支，而成下脱。遂即飞驰而往，直登其楼，见鸿孙尚在桶上，冷汗淋漓。问其下几遍矣？答云：未也。问何以不起？答云：粪在肛门，迸结不得出也。余曰：时尚未至，岂可如此，即召两人，一挟其腋，一抱其股，用力提起，抽去便桶，眠之于床，拭其汗，粘手矣。余乃下楼小憩，谓其家人曰：此因病者意望速下，努力迸迫，以致直肠下坠，大便不能外达，气不相续，危险孰甚，幸余居近，得庆无事。今姑少待片刻，视其药力何如？有顷，闻楼上人声粟六，继即来报曰：大下矣，余乃安。似兰

曰：此番之泻，必有多次，决无妨也。余遂归。明晨往复诊，据云昨自初昏至四鼓，共下十八次，即痛定而睡安。比至天明，醒而知饥，进糯米粥一大碗，遂又连泻六次，似不可不止矣。余按其脉缓大，问所饮之粥温耶？热耶？家人云：沸热也。余曰：是矣，适见桌上有凉茶半盏，即持与饮之。曰：饮此可不泻矣。似兰曰：今方欲止泻，岂可饮凉茶。余曰：昨丸以巴豆为主，含热毒之性，服后连下一十八遍，腹中之阴寒垢秽已除，然巴豆之性，尚留肠胃间，因得食粥之热，而余威又炽，故与凉茶以解之，瞬息可止矣。未几，鸿孙遂复原。

夹阴症

陆姓，浦东人，秋月病身热如火，腹痛自汗，舌白渴不欲饮，脉弦紧，

曰。此番之瀉。必有多次。決無妨也。余遂歸。明晨往復診。據云昨自初昏至四鼓。共下十八次。即痛定而睡安。比至天明。醒而知飢。進糯米粥一大椀。遂又連瀉六次。似不可不止矣。余按其脈緩大。問所飲之粥溫耶。熱耶。家人云沸熱也。余曰是矣。適見桌上有涼茶半盞。即持與飲之。曰飲此可不瀉矣。似蘭曰今方欲止瀉。豈可飲涼茶。余曰昨丸以巴豆爲主。含熱毒之性。服後連下一十八遍。腹中之陰寒垢穢已除。然巴豆之性。尚留腸胃間。因得食粥之熱。而餘威又熾。故與涼茶以解之。瞬息可止矣。未幾。鴻孫遂復原。

夾陰症

陸姓。浦東人。秋月病身熱如火。腹痛自汗。舌白渴不欲飲。脈弦緊

兩尺細。問病幾日。答云六日。不食不寐。痛至不能安臥。服藥四劑皆不效。余因觀其方。前醫用蘇、藿、朴、蒿、炮姜、木香、烏藥、靑皮、枳殼、香附、白蔻、佛手等藥。余謂曰。爾之病當自知。身熱如火者。外傷寒也。腹痛如刀刮。臍傍啄啄動者行房後中寒也。服藥自口進。若先去上焦之熱。則下焦之痛更甚。痛如不止。性命危矣。蓋治此必用大溫辛熱之味。以去下焦之寒。惟寒既去。而上焦之熱必更甚。幸渴不欲飲。上焦之津液未涸。尚可以大溫一劑止其痛。但痛止後。必用大涼之藥。非我方之自相矛盾。因必須如此。故先告之。乃爲其開川烏、肉桂、吳萸、炮姜、桃仁、延胡、乳香、木香、韭根白、兩頭尖一方。水椀半。煎至七分。冷水浸涼服之。服後痛止即停。未盡止。可二

两尺细，问病几日？答云：六日，不食不寐，痛至不能安卧，服药四剂皆不效。余因观其方，前医用苏、霍、朴、蒿、泡姜、木香、乌药、青皮、枳壳、香附、白蔻、佛手等药。余谓曰：尔之病当自知，身热如火者，外伤寒也。腹痛如刀刮，脐傍啄啄动者行房后中寒也。服药自口进，若先去上焦之热，则下焦之痛更甚，痛如不止，性命危矣。盖治此必用大温辛热之味，以去下焦之寒，惟寒即去，而上焦之热必更甚，幸渴不欲饮，上焦之津液未涸，尚可以大温一剂止其痛。但痛止后，必用大凉之药，非我方之自相矛盾，因必须如此，故先告之。乃为其开川乌、肉桂、吴萸、炮姜、桃仁、延胡、乳香、木香、韭根白、两头尖一方，水碗半，煎至七分，冷水浸凉服之。服后痛止即停，未尽止，可二

煎再服，明日痛果止，而胸胁红瘢密布，大热口干，乃改进犀角地黄汤，去赤芍，加黄连、连翘、鲜斛、花粉、银花，一剂汗出身凉，后复进以养胃理虚，旬日而愈。

温病为膈

浦河迷者，老农也，温病六七日，灼热无汗，神昏气粗，脉洪数，颈项膺背，红肿皮坚，此赤膈也。幸未沸至当胸，急令砭去恶血数百针，服以犀角地黄，合凉膈散，解毒两剂，神清赤退后，复以温症凉解调理而愈。

顾风歧者，乡图董也，以事冗心烦，兼感时邪，始则神倦食减，乍寒乍热，延八九乡医诊治罔效，乃荐余诊。见其颈红如丹疹，尺肤不

煎再服。明日痛果止。而胸脇紅瘢密布。大熱口乾。乃改進犀角地黃湯。去赤芍、加黃連、連翹、鮮斛、花粉、銀花。一劑汗出身凉。後復進以養胃理虛。旬日而愈。

溫病赤膈

浦河迷者。老農也。溫病六七日。灼熱無汗。神昏氣粗。脈洪數。頸項膺背。紅腫皮堅。此赤膈也。幸未沸至當胸。急令砭去惡血數百鍼。服以犀角地黃。合涼膈散解毒兩劑。神清赤退。後復以溫症涼解調理而愈。

顧鳳歧者。鄉圖董也。以事冗心煩。兼感時邪。始則神倦食減。乍寒乍熱。延八九鄉醫診治罔效。乃薦余診。見其頸紅如丹痧。尺膚不

甚熱•而脈弦數頗急•舌苔糙燥•使其解衣•視膺乳脇腋肩膊背項•赤腫如頑癬•皮膚麻木不仁•問其紅腫幾日•答云自覺約已四五日•余曰險矣•此赤隔之重症•幸未至心胸•急令砭去惡血•惡血者•紫色之毒血也•邊際約二百鍼•乃進以黃連解毒湯•調入西牛黃一分•明日砭處紅已退•腫亦已消•惟未砭處•仍木腫不仁•遂令再砭百五十鍼•照前方加板藍根、銀花、辰砂、麥冬•仍入西牛黃一分•而赤退腫消身凉•自覺神靜•蓋赤膈之爲病•是熱毒壅瘀於皮膚分肉之間•不砭則毒不散•不散則毒隨營分歸於心•醫家不可忽也•

溫症臨產

甚热，而脉弦数颇急，舌苔糙燥。使其解衣，视膺乳、胁腋、肩膊、背项，赤肿如顽癣，皮肤麻木不仁。问其红肿几日？答云：自觉约已四五日。余曰：险矣！此赤隔之重症，幸未至心胸，急令砭去恶血，恶血者，紫色之毒血也，边际约二百针，乃进以黄连解毒汤，调入西牛黄一分。明日砭处红已退，肿亦已消，惟未砭处，仍木肿不仁，遂令再砭百五十针，照前方加板蓝根、银花、辰砂、麦冬，仍入西牛黄一分，而赤退肿消身凉，自觉神静。盖赤膈之为病，是热毒壅瘀于皮肤分肉之间，不砭则毒不散，不散则毒随营分归于心，医家不可忽也。

温病临产

光绪二年三月，胞弟全家患温症，弟妇金氏临产，产后，热入血室，红斑满布，恶露不行，人中吊上，舌缩干红，不省人事者二日，死证俱见，黄昏发厥。我父与女科郑志刚皆束手。余曰：试为治，乃进黄龙汤，加五灵脂、桃仁各三钱，煎送至宝丹一丸，至四更，下儿枕如拳大，五更又下如杯大者二枚，及产后四日，视不识人，忽曰：天何不亮？切其脉，热已解，恶象渐退。余喜曰：回生矣。又调理半月余，而占勿药。盖黄龙汤之人参，与五灵脂相反，余正取其相反而成功也。

伤暑战汗

汪逊泉者，余之亲家也，年方壮，因暑受寒，身热无汗者旬日，请周

光緒二年三月。胞弟全家患溫症。弟婦金氏臨產。產後熱入血室。紅斑滿布。惡露不行。人中弔上。舌縮乾紅。不省人事者二日。死證俱見。黃昏發厥。我父與女科鄭志剛皆束手。余曰。試爲治。乃進黃龍湯加五靈脂、桃仁各三錢。煎送至寶丹一丸。至四更。下兒枕如拳大。五更又下如盃大者二枚。及產後四日。視不識人。忽曰。天何不亮。切其脈。熱已解。惡象漸退。余喜曰。回生矣。又調理半月餘。而占勿藥。蓋黃龍湯之人參與五靈脂相反。余正取其相反而成功也。

傷暑戰汗

汪遜泉者。余之親家也。年方壯。因暑受寒。身熱無汗者旬日。請周

易堂先生治之。用升、葛、石膏。涼解宣汗法。服藥一時許。適陶子麟之兄子堅至。診其脈浮。而心煩汗多。乃治以安神歛汗止煩法。用生棗仁至八錢之多。服之。汗頻止。煩稍退。至黃昏。復煩甚熱甚。其家再用周易堂之方藥二煎與服。服後戰慄大汗。席上如積水。而加氣喘。形如脫。舉家惶恐。及夜半。汪親長盲人德叔。摸索而來。請我父親診。余隨侍往。至則合家慌亂。堂上列雙炬如迎神狀。衆皆僕僕起拜。病房中屋小人多。燈火六七。病人仰臥。汗出如浴。喘息不能言語。床內一人掌燈。床沿一人持燭。帳鈎上雙列燈籠。亦熒熒然。病者喘促不堪。我父診其脈。復使余診。余曰無妨也。此汗須待天明乃可止。我父不信。再診三診。余亦從之。我父問余如何治

易堂先生治之，用升、葛、石膏，凉解宣汗法，服药一时许。适陶子麟之兄子坚至，诊其脉浮，而心烦汗多，乃治以安神敛汗止烦法，用生枣仁至八钱之多，服之，汗频止，烦稍退，至黄昏，复烦甚热甚。其家再用周易堂之方药二煎与服，服后战慄大汗，席上如积水，而加气喘，形如脱，举家惶恐。及夜半，汪亲长盲人德叔，摸索而来，请我父亲诊，余随侍往。至则合家慌乱，堂上列双炬如迎神状，众皆仆仆起拜，病房中屋小人多，灯火六七，病人仰卧，汗出如浴，喘息不能言语，床内一人掌灯，床沿一人持烛，帐钩上双列灯笼，亦荧荧然。病者喘促不堪，我父诊其脉，复使余诊，余曰无防也，此汗须待天明乃中止。我父不信，再诊三诊，余亦从之。我父问余如何治

法？余曰：此时不能进药，补敛则留邪难去，清泄则阳亡就脱。若进以轻淡之方，又徒乱正气，可不药也。其家必欲立方，余曰无须，有一法，望从之。众曰诺。乃使其房中灭火六，留一灯，移之远，侍病者皆退，留其二，静听，如呼吸调匀，则无事矣。或询其故？余曰：今伏天暑甚，人众火明，气候尤热，热逼汗，汗多亡阳，理势然也，再三嘱之而去。途中，我父谓余曰：此脱汗也，鼻煤起矣，何以生？余曰：此非煤，是开关散之黑，手抹可去，脉已柔和，理不应死。明晨德叔送谢仪来，且曰今已平复矣。

类中

酒肆主人，王志刚者，体绝肥，不嗜茶，惟略饮酒，向无痰嗽，年六旬，

法。余曰此時不能進藥。補歛則留邪難去。清泄則陽亡就脫。若進以輕淡之方。又徒亂正氣。可不藥也。其家必欲立方。余曰無須。有一法。望從之。衆曰諾。乃使其房中滅火六。留一燈。移之遠。侍病者皆退。留其二。靜聽。如呼吸調勻。則無事矣。或詢其故。余曰今伏天暑甚。人衆火明。氣候尤熱。熱逼汗。汗多亡陽。理勢然也。再三囑之而去。途中我父謂余曰。此脫汗也。鼻煤起矣。何以生。余曰此非煤。是開關散之黑。手抹可去。脈已柔和。理不應死。明晨德叔送謝儀來。且曰今已平復矣。

類中

酒肆主人王志剛者。體絕肥。不嗜茶。惟略飲酒。向無痰嗽。年六旬。

猝然痰湧神昏身強不語口目牽掣四肢不動邀余診治切其脈濇余曰此猝中也恐藥不應先與瓜蒂散三錢開水調服乃入口不嚥以雞翅毛攪其咽使通藥始下未幾胸部頭部作伸仰狀遂嘔出藥水與痰椀許右手足漸能伸縮而左半身不動如故口目仍動乃開一方以附片桂枝礞石胆星菖蒲枳實半夏陳皮茯神蝎尾加竹瀝一杯進之二服舌轉能言食進稀粥大便亦通惟口眼歪斜左半身仍不遂也改用前方去星枳菖蝎加參耆獨活姜黃又二劑症如前其時初夏也體肥者素畏熱余見其已赤膊乃用灸法先肩井肩髃曲池中渚各三壯灸後使其着衣仰臥再灸客主人地倉各三壯再使其側臥灸環跳足三里犢鼻各五壯明

猝然痰涌神昏，身强不语，口目牵掣，四肢不动，邀余诊治。切其脉涩。余曰：此猝中也，恐药不应，先与瓜蒂散三钱，开水调服，乃入口不咽，以鸡翅毛搅其咽使通，药始下。未几胸部、头部，作伸仰状，遂呕出药水与痰碗许，右手足渐能伸缩，而左半身不动如故，口目仍动。乃开一方，以附片、桂枝、礞石、胆星、菖蒲、枳实、半夏、陈皮、茯神、蝎尾，加竹沥一杯进之。二服，舌转能言，食进稀粥，大便亦通，惟口眼歪斜，左半身仍不遂也。改用前方，去星、枳、菖、蝎，加参、者、独活、姜黄，又二剂，症如前。其时初夏也，体肥者素胃热，余见其已赤膊，乃用灸法，先肩井、肩髃、曲池、中渚各三壮，灸后，使其着衣仰卧。再灸客主人、地仓各三壮，再使其侧卧，灸环跳、足三里、犊鼻各五壮。明

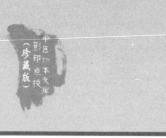

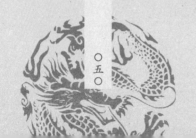

日左手足已微动，口眼渐正，照前法灸三日，竟周身活动如常，服药不过十余剂而大愈。后其人寿至八十余。

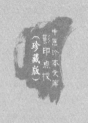

北乡圃人孙鹤亭，年五十余，一日出卖菜，中道而瘫，邻人舁之回家，邀余治。见其僵卧，不识人，不言语，脉左缓滑，右涩细，此类中也。虽治之，恐成偏枯，为书桂枝、附子、礞石、蝎尾、南星、半夏、菖蒲、枳实、辰神、竹沥一方，并令日服回天再造丸。明日，知其右手足不能动，言语含糊，转侧须人，余以太乙针先灸左肩井、肩髃，各三壮，后再灸右肩井，肩髃，方去菖、星、枳，加人参、天麻、独活、姜黄、牛膝、竹沥，又五剂，计服再造丸五圆。半月后，手足自遂，言动如前矣。

肝 厥

日左手足已微動·口眼漸正·照前法灸三日·竟周身活動如常·服藥不過十餘劑而大愈後其人壽至八十餘·

北鄉圃人孫鶴亭年五十餘·一日出賣菜·中道而癱·鄰人舁之回家·邀余治·見其僵臥·不識人·不言語·脈左緩滑·右濇細·此類中也·雖治之·恐成偏枯·爲書桂枝、附子、礞石、蝎尾、南星、半夏、菖蒲、枳實、辰神、竹瀝一方·并令日服回天再造丸·明日·知其右手足不能動·言語含糊·轉側須人·余以太乙鍼先灸左肩井肩髃各三壯·後再灸右肩井肩髃·方去菖、星、枳·加人參、天麻、獨活、姜黄、牛膝、竹瀝·又五劑·計服再造丸五圓·半月後·手足自遂·言動如前矣·

肝厥

王永吉之媳子和之婦也在河邊木牌上洗衣回家面色青白猝然口噤不語目閉神昏四肢強直兩手握拳即來請我父親診余隨侍同往至切其脈肢清脈伏我父曰藥恐不受取鍼爲其刺先頰車人中曲池合谷皆不知痛旣而再刺中衝隱白毛際亦無所覺父親擬囊鍼而行時日正午余問其家病者晨用點心否答曰未也乃曰彼因枵腹洗衣中虛竭力洗衣起岸時卒遇風邪風氣通於肝肝氣犯中中虛不勝其擾至於卒然暈厥經云厥則氣復返則生不返則死令取鮮石菖蒲洗打煎成半椀用抱龍丸一粒研細調灌口旣閉乃用火刀開其齒遂橫以筯取藥灌之及午後其家有人來云轉氣而甦矣請再賜一方余告以速與粥食並疏

王永吉之媳，子和之妇也，在河边木牌上，洗衣回家，面色青白，猝然口噤不语，目闭神昏，四肢强直，两手握拳，即来请我父亲诊。余随侍同往。至切其脉，肢清脉伏，我父曰：药恐不受。取针为其刺，先颊车、人中、曲池、合谷，皆不知痛，既而再中冲、隐白、毛际，亦无所觉。父亲拟囊针而行，时日正午。余问其家，病者晨用点心否？答曰：未也。乃曰：彼因枵腹洗衣，中虚竭力，洗衣起岸时，卒遇风邪，风气通于肝，肝气犯中，中虚不胜其扰，至于卒然晕厥。经云：厥则气复返则生，不返则死。令取鲜石菖蒲洗打，煎成半碗，用抱龙丸一粒，研细调灌，口既闭，乃用火刀开其齿，遂横以筋，取药灌之。及午后其家有人来云：转气而苏矣，请再赐一方。余告以速与粥食，并疏

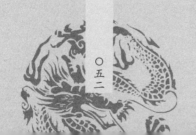

四君子加制首乌一方，服两剂，病若失。

卒 厥

张世嫂徐氏，年近六旬，形瘦则耐劳，忽然神昏，周身脉络跳动，如中暑卒倒状，邀余诊。问其家人，因何而起？答以顷间雷雨，即患此症。殆俗所谓闷痧也。余思痧气，则无此滑泽之肤；中暑，则无寒热之象；类中，则无痰声壅塞之候；风痉，则无筋骨牵强之状；厥症，则无脉强跳动之徵，此症由惊吓而风动，神散而昏迷。盖闻雷声一震，受惊而得之。因思经云，雷气通于心，惊则神魂失守，心主脉，故周身跳动，此神魂失守之症也。乃书龙齿、枣仁、远志、胆星、辰神、麦冬、磁石一方，应手而愈。

四君子加製首烏一方。服兩劑。病若失。

卒厥

張世嫂徐氏。年近六旬。形瘦而耐勞。忽然神昏。周身脈絡跳動。如中暑卒倒狀。邀余診。問其家人。因何而起。答以頃間雷雨。即患此症。殆俗所謂悶痧也。余思痧氣。則無此滑澤之膚。中暑。則無寒熱之象。類中。則無痰聲壅塞之候。風痙。則無筋骨牽強之狀。厥症。則無脈絡跳動之徵。此症由驚嚇而風動。神散而昏迷。蓋聞雷聲一震。受驚而得之。因思經云雷氣通於心。驚則神魂失守。心主脈。故周身跳動。此神魂失守之症也。乃書龍齒、棗仁、遠志、膽星、辰神、麥冬、磁石一方。應手而愈。

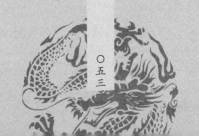

尸厥

王淮浦者。海門營協鎮之文案也。在署辦事後。忽然僵臥如尸。氣息僅屬。時太倉四鄉諸醫。以茜涇張爲最有名。連診三日。終以不受湯飲。無法着手。但囑其家辦後事而已。適王彤伯與姚湧泉二畫師前往問候而出。與余途中相遇。二君詳言淮浦病狀。不食不便。不識不動者四日矣。但有一綫氣耳。張君謂不能受藥。故有法難施。余笑曰。恐彼無法。故不能治耳。二君即云。兄若有法。務求往診。余曰。協署素不出入。淮浦又非相識。未便貿然前往也。正立談間。又逢親家周趾祥。訪淮浦病而出。王姚二君遂以前語告之。趾祥曰。此易耳。即趨返協署。與宋幹臣于習之二君。持協鎮名帖而

尸厥

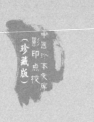

王淮浦者，海门营协镇之文案也，在署办事后，忽然僵卧如尸，气息仅属。时太仓四乡诸医，以茜泾张为最有名，连诊三日，终以不受汤饮，无法着手，但嘱其家办后事而已。适王彤伯与姚涌泉二画师前往问候而出，与余途中相遇。二君详言淮浦病状，不食不便，不识不动者四日矣，但有一线气耳。张君谓不能受药，故有法难施。余笑曰：恐彼无法，故不能治耳。二君即云：兄若有法，务求往诊。余曰：协署素不出入，淮浦又非相识，未便贸然前往也。正立谈间，又逢亲家周趾祥，访淮浦病而出，王姚二君遂以前语告之。趾祥曰：此易耳。即趋返协署，与宋幹臣于习之二君，持协镇名帖而

来。余即随五人至署，入其室，见多人群聚而哭。余排众至榻前，以烛照之，见淮浦形如死，色如生，六脉细滑而急，除遗溺床褥外，别无他症。余曰：病名尸厥，症属内闭，所危者，已延四日，又复遗溺，是闭而又泄之为难治也，且试余法。乃书黄连、枳实、厚朴、郁金、菖蒲、胆星、竺黄、半夏一方，以水煎成一杯。先调藜芦末三钱，撬开牙齿灌入，以鸡翅毛探吐之，讵料一杯灌竟，无吐意。再以前方煎一杯，调入甘遂、芫花末各一钱五分，灌入，至晚乃大下数次。于是一开口便狂叫，竟大声不绝者三昼夜，方渐安眠，稍能饮粥。再疏龙齿、枣仁、辰砂拌茯神、远志、菖蒲、胆星、黄连、厚朴、枳实等，为之清心涤痰。继以洋参、石斛、天冬、麦冬、陈皮、半夏、谷芽、远志、辰神等，为之养

來。余卽隨五人至署。入其室。見多人羣聚而哭。余排衆至榻前以燭照之。見淮浦形如死。色如生。六脈細滑而急。除遺溺床褥外別無他症。余曰病名尸厥。症屬內閉。所危者。已延四日。又復遺溺。是閉而又泄之爲難治也。且試余法。乃書黃連、枳實、厚朴、鬱金、菖蒲、胆星、竺黃、半夏、一方。以水煎成一杯。先調藜蘆末三錢。撬開牙齒灌入。以雞翅毛探吐之。詎料一杯灌竟。無吐意。再以前方煎一杯。調入甘遂、芫花末各一錢五分。灌入。至晚乃大下數次。於是一開口便狂叫。竟大聲不絕者三晝夜。方漸安眠。稍能飲粥。再疏龍齒、棗仁、辰砂拌茯神、遠志、菖蒲、膽星、黃連、厚朴、枳實等。爲之淸心滌痰。繼以洋參、石斛、天冬、麥冬、陳皮、半夏、穀芽、遠志、辰神等。爲之養

胃益氣。旬日而愈。惟音破迄未復原。

慢脾風

北宅璇珍余之三房姪女也。在期歲時。夏秋間忽患泄瀉。日數十次。一月後忽變慢脾風症。角弓反張。瞳神反背。瀉利如故。父親謂余曰。璇珍病殆難挽回矣。余詢知病狀。答曰。兒尚有一法。可用巽功散加炙蝎尾三分作湯服。外用灸法。期門一壯。兩耳前各三壯。炷如麥大。試觀其效。少頃。我父來云。灸期門畢。背卽平。灸耳前畢。瞳卽正。後服巽功散加蠍尾至五日。利亦止。因歎賞曰。此法有效。宜錄之以益後人。

痛風

胃益气。旬日而愈，惟音破迄未复原。

慢脾风

北宅璇珍，余之三房侄女也，在期岁时，夏秋间忽患泄泻，日数十次，一月后忽变慢脾风症，角弓反张，瞳神反背，泻利如故。父亲谓余曰：璇珍病殆难挽回矣。余询知病状，答曰：儿尚有一法，可用异功散加炙蝎尾三分，作汤服，外用灸法，期门一壮，两耳前各三壮，炷如麦大，试观其效。少顷，我父来云：灸期门毕，背即平，灸耳前毕，瞳即正，后服异功散加蝎尾至五日，利亦止。因叹赏云：此法有效。宜录之以益后人。

痛 风

陈俊者，伤科陈锦之侄孙也，二月底来邀余诊，脉细而紧，身热体痛，颇难转侧，叫苦连声，乡人谓系鬼箭风。余问其痛在何处？答云：浑身骨节，无处不痛。为之按摩，则又不痛，皮肤柔润，色亦不变。余曰：此历节走注，属风痹症。问其痛几日？云已痛二日夜，不能寐，又不食。为之用麻黄、附子、桂枝、川芎、独活、寄生、生地龙、当归、淮膝、防风，一方两剂，汗出而痛止。

脘腹痛

钱佐，年古稀外，脘腹痛，呕恶不能食，来请余父诊。余父出诊未归，而钱家刻不可缓。余曰：如欲速，余代可乎？来人云可。余至，佐老云：我病已十数发，每发必请令尊，每一剂即止，君能如是乎？余切其

陳俊者。傷科陳錦之姪孫也。二月底來邀余診。脈細而緊。身熱體痛。頗難轉側。叫苦連聲。鄉人謂係鬼箭風。余問其痛在何處。答云渾身骨節。無處不痛。爲之按摩。則又不痛。皮膚柔潤。色亦不變。余曰。此歷節走注。屬風痺症。問其痛幾日。云已痛二日夜。不能寐。又不食。爲之用麻黃、附子、桂枝、川芎、獨活、寄生、地龍、當歸、淮膝、防風、一方兩劑。汗出而痛止。

脘腹痛

錢佐。年古稀外。脘腹痛嘔噁不能食。來請余父診。余父出診未歸。而錢家刻不可緩。余曰如欲速。余代可乎。來人云可。余至佐老云我病已十數發。每發必請令尊。每一劑卽止。君能如是乎。余切其

脈沉細右關更無力舌白不食飲此胃寒痛宜溫胃主之乃書炒西潞炮姜炭高良薑煨木香厚朴玄胡半夏陳皮沉水香一帖明日錢佐至鎮謂余父曰世兄家學淵源不愧先生之令子也

一顧婦身懷孕體肥白夏月常午睡於稨豆棚下至仲秋胸腹始痛延及旬日日漸劇乃於黃昏來邀余晚餐後即往見其舌白如碱六脈沉細雖孕而不見胎脈此由寒邪重困中陽勢將厥蓋大凡貪涼者不獨外感寒而食飲必以涼爲快所以表裏兩受寒邪乃與溫中治之用肉桂吳萸各三分炮姜川朴川芎木香各一錢香附烏藥各三錢玄胡一錢五分服一帖五更時又來請云夜半至今連厥二次望先生速去余至其家天初明見病者身清四逆

脉沉细，右关更无力，舌白不食饮，此胃寒痛，宜温胃主之。乃书炒西潞、炮姜炭、高良姜、煨木香、厚朴、玄胡、半夏、陈皮、沉水香一帖。明日钱佐至镇，谓余父曰：世兄家学渊源，不愧先生之令子也。

一顾妇，身怀孕，体肥白，夏月常午睡于稨豆棚下，至仲秋，胸腹始痛，延及旬日，日渐剧，乃于黄昏来邀。余晚餐后即往，见其舌白如碱，六脉沉细，虽孕而不见胎脉，此由寒邪重困中阳，热将厥。盖大凡贪凉者，不独外感寒，而食饮必以凉为快，所以表里两受寒邪，乃与温中治之。用肉桂、吴萸各三分，炮姜、川朴、川芎、木香各一钱，香附、乌药各三钱，玄胡一钱五分，服一帖。五更时又来请云，夜半至今，连厥二次，望先生速去。余至其家，天初明，见病者身清，四逆脈伏。痛不能言。問其昨晚之藥服盡否。答云。二煎俱盡。問誰去撮藥。可否照方無誤。一人云。我去撮藥。因採芝堂主人云。案書懷孕。藥用大熱。恐先生醉後誤用。故肉桂減用一分。餘無更改。余曰。是矣。彼不知桂不礙胎。龐安常曾經明試。今肉桂須加倍用六分。餘藥照前。急去兌服。服下厥回痛止。明日再診。胎脈已見。爲改用桂枝、白芍、蘇梗、乾姜、厚朴、木香、杜仲、寄生、白朮、甘草一方。兩帖而安。原余晚飯時飲酒二杯。面紅臨證。而藥店見方。適問及先生。兌藥人見余面紅。遂以醉後答之。幾至以此大誤。此後余不敢飲酒。由是故也。

眞心痛

脉伏，痛不能言。问其昨晚之药服尽否？答云：二煎俱尽。问谁去撮药，可否照前方无误。一人云，我去撮药，因采芝堂主人云：案书怀孕，药用大热，恐先生醉后误用，故肉桂减用一分，余无更改。余曰：是矣，彼不知桂不碍胎，庞安常曾经明试，今肉桂须加倍用六分，余药照前，急去兑服，服下厥回痛止。明目再诊，胎脉已见，为改用桂枝、白芍、苏梗、干姜、厚朴、木香、杜仲、寄生、白术、甘草一方，两帖而安。原余晚饭时饮酒二杯，面红临证，而药店见方，适问及先生，兑药人见余面红，遂以醉后答之，几至以此大误。此后余不敢饮酒，由是故也。

真心痛

五河劉伯符・署劉河釐局事・其年改差・運糧北上・有小僕鍾姓・甘肅慶陽人・隨主人在天津卸糧時・賺得糧船浮費銀百兩・然被扣在糧臺・未能到手・又不便爲主人明言・若留津取銀・則失釐局事・亦僅敷回甘之川資而已・不得已・遂隨主人乘輪南下・心中煩冤懊憹・下船而肝氣大痛・痛七日始抵劉河・入公館調養第八日・忽覺兩乳中間大痛・一痛卽神昏遺尿・周身絡脈跳縮・其主人劉君促余往診・至則劇痛已兩次・持其脈・六部俱輕散不倫・表面形色如常・略有慘容・余謂劉曰・此眞心痛也・從古無治法・劉君不信・曰・豈有眞心痛而能延八日者・余曰非也・初起爲肝胃氣痛・積久而竄入心藏・今眞藏脈見・無從救治矣・劉亦略明醫理・首肯者再囑

五河刘伯符，署刘河厘局事，其年改差，运粮北上，有小仆钟姓，甘肃庆阳人，随主人在天津卸粮时，赚得粮船浮费银百两，然被扣在粮台，未能到手，又不便为主人明言。若留津取银，则失厘局事，亦仅敷回甘之川资而已。不得已，遂随主人乘轮南下，心中烦冤懊侬，下船而肝气大痛，痛七日始抵刘河，入公馆调养第八日，忽觉两乳中间大痛，一痛即神昏遗尿，周身络脉跳缩。其主人刘君促余往诊。至则剧痛已两次，持其脉，六部俱轻散不伦，表面形色如常，略有惨容。余谓刘曰：此真心痛也，从古无治法。刘君不信，曰：岂有真心痛而能延八日者。余曰非也，初起为肝胃气痛，积久而窜入心脏，今真藏脉见，无从救治矣。刘亦略明医理，首肯者再嘱余勉开一方，正握管筹思未久，又来报钟仆心痛，即就榻再诊，则目闭口开而气绝矣。当刘君南下时，未知钟之委屈，迨病剧自言，遂致不救。

有海船主龚小鲁者，患真心痛。余诊其脉，六部沸然如散。问其所苦，则以手按膈，曰：痛处在此，一痛即神昏矣。问：痛几次矣？曰一次。即用煅龙齿、生枣仁、辰砂拌茯神，各三钱，天冬、麦冬、远志各二钱，川郁金一钱五分，陈胆星八分，煅石决明八钱，九味。嘱急煎服，迟则第二次之痛复来，则不救矣。其侍者曰：龚君痛时，神昏肢冷，络脉跳动，势真可危。余曰：是所谓真心痛，余当在此视其服药，所冀进药在第二阵痛之前，得药后不再痛，则药力尚能制病耳。比药

余勉開一方。正握管籌思未久。又來報鍾僕心痛。卽就榻再診。則目閉口開而氣絕矣。當劉君南下時。未知鍾之委曲。迨病劇自言。遂致不救。

有海船主龔小魯者。患眞心痛。余診其脈。六部沸然如散。問其所苦。則以手按膈。曰。痛處在此。一痛卽神昏矣。問痛幾次矣。曰一次。卽用煅龍齒、生棗仁、辰砂拌茯神。各三錢。天冬、麥冬、遠志各二錢。川鬱金一錢五分。陳胆星八分。煅石决明八錢。九味。囑急煎服。遲則第二次之痛復來。則不救矣。其侍者曰。龔君痛時。神昏肢冷。絡脈跳動。勢眞可危。余曰。是所謂眞心痛。余當在此視其服藥。所冀進藥在第二陣痛之前。得藥後不再痛。則藥力尙能制病耳。比藥

投入。居然未曾再痛。確信此九味爲眞心痛之良劑。遂囑小魯隨身常帶。以防不測。後八年。小魯在海洋。病發無藥。半日而死。蓋所攜者。因霉壞而棄之矣。後有王星賢之媳。患眞心痛。余亦用此方。應手而愈。

光緒三十二年十一月十三日午後。余忽聞近親子弟不肖事。恨怒於胸。未得宣發。至夜半而膈內忽大痛。與尋常肝胃氣痛不同。自知爲眞心痛也。即喚雍兒速起。取前方藥。迅速煎服。大痛雖未再至。然心胸間常覺壓塞不快。十四日。食量大減。不能理事。十五日即吐血。從此頻頻不止。直至三十四年正月方愈。不意宣統元年正月十四。爲立春節日。適逢家事煩悶。十六日又復吐血。屢經

投入，居然未曾再痛，确信此九味为真心痛之良剂。遂嘱小鲁随身常带，以防不测。后八年，小鲁在海洋，病发无药，半日而死。盖所携者，因霉坏而弃之矣。后有王星贤之媳，患真心痛，余亦用此方，应手而愈。

光绪三十二年十一月十三日午后，余忽闻近亲子弟不肖事，恨怒于胸，未得宣发，至夜半而膈内忽大痛，与寻常肝胃气痛不同，自知为真心痛也。即唤雍儿速起，取前方药，迅速煎服，大痛虽未再至，然心胸间常觉压塞不快。十四日，食量大减，不能理事。十五日即吐血，从此频频不止，直至三十四年正月方愈。不意宣统元年正月十四，为立春节日，适逢家事烦闷，十六日又复吐血，屡经

调理方瘥。始知心房血液，因情志上之剧烈激刺，虽未至于心膜溃烈，然已失其常轨，非壅滞即外溢，舍怡情养性，无治法矣。

三折肱

昔人云，象搏狮必用全力，象搏鼠亦必用全力，搏狮是象之勇，搏鼠是象之愚。然行医审病，则不可不法象也。凡临重症，如阳症阴脉，内虚外疡，产后时邪，重身积聚，寒热两感，体虚邪实，急病垂危之类，则无不注意，而用全力焉。若泛然述病求方，与聊疏病状试治，有伸手方脉，即询何病，或呶呶无头绪，或亲友搀言杂询者，则每多忽略，而误事之因，则多种于此。余虽知其理，尚不能尽免也。东南乡有陈道士者，吴家港顾尔昌之甥也，年近四十，初秋在道

調理方瘥。始知心房血液。因情志上之劇烈激刺。雖未至於心膜潰烈。然已失其常軌。非壅滯卽外溢。捨怡情養性。無治法矣。

三折肱

昔人云。象搏獅必用全力。象搏鼠亦必用全力。搏獅是象之勇。搏鼠是象之愚。然行醫審病。則不可不法象也。凡臨重症。如陽症陰脈。內虛外瘍。產後時邪。重身積聚。寒熱兩感。體虛邪實。急病垂危之類。則無不注意。而用全力焉。若泛然述病求方。與聊疏病狀試治。有伸手方脈。卽詢何病。或呶呶無頭緒。或親友攙言雜詢者。則每多忽略。而誤事之因。則多種於此。余雖知其理。尚不能盡免也。東南鄉有陳道士者。吳家港顧爾昌之甥也。年近四十。初秋在道

場中櫈卧兩宵。外感風寒。遂頭痛惡寒。身熱無汗。咳嗽痰多。至第三日。邀余診治。切其脈。浮數而寸弦緊。乃與蘇子降氣湯法。因路遠。囑連服二劑。越兩日午後。有三少年來邀覆診。年皆十七八。余問病如何。三少年齊應曰。病如舊。又問服藥得汗否。又齊答曰。一帖有汗。一帖無汗。余曰。如先一劑無汗。後一劑有汗。病當退矣。三人又曰。先一劑有汗。後一劑無汗。病如舊。如今日無暇。則明日來亦可。請先將前方一改。攜回。俾今晚可服一劑。遂以前方交出。余思先無汗而後得汗。病必退矣。今先有汗而後無汗。故病如舊。先汗。非桂枝力也。乃照原方去桂枝、白芍。加炙麻黃、北細辛、五味子各四分。令攜歸先服。迨明晨前往。將至其宅。有一人迎謂曰。此人

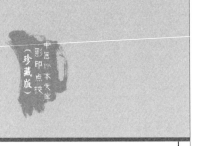

场中凳卧两宵，外感风寒，遂头痛恶寒，身热无汗，咳嗽痰多，至第三日，邀余诊治。切其脉，浮数而寸弦紧，乃与苏子降气汤法，因路远，嘱连服二剂。越两日午后，有三少年来邀覆诊，年皆十七八。余问病如何？三少年齐应曰：病如旧。又问服药得汗否？又齐答曰：一帖有汗，一帖无汗。余曰：如先一剂无汗，后一剂有汗，病当退矣。三人又曰：先一剂有汗，后一剂无汗，病如旧，如今日无暇，则明日来亦可，请先将前方一改携回，俾今晚可服一剂，遂以前方交出。余思先无汗而后得汗，病必退矣，今先有汗而后无汗，故病如旧，先汗，非桂枝力也，乃照原方去桂枝、白芍，加炙麻黄、北细辛、五味子各四分，令携归先服。迨明晨前往，至其宅，有一人迎谓曰：此人

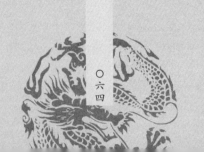

將死矣。先生可無往。余知必昨日改方之誤也。遂逕入問狀。已有一少年醫在。曰。先生昨定之方。令其虛脫。不可謂無誤。余切其脈濡而喘汗。果脫也。回顧昨日之三人俱在。詢知爲一子、一甥、一表姪。余卽詰之曰。爾等昨日來改方時。皆曰一帖有汗。一帖無汗。病如舊。然乎。三人答曰。然。余乃四顧衆人曰。各位同聽此言。道士之婦卽出曰。先一帖無汗。後一帖得汗。身熱遂解。咳嗽亦減。惟食少如舊。本請改方。如先生不在家。明日來診亦無妨。不料改方一帖。大汗如此。不識尚可救否。於是三少年復言曰。可是一帖有汗一帖無汗。余乃謂少年醫曰。吾兄諒初行道也。凡治病改方。皆有定理。先有汗而後無汗。故用麻黃。若先無汗而後有汗。則不用麻黃。

将死矣，先生可无往。余知必昨日改方之误也，遂迳入问状。已有一少年医在，曰：先生昨定之方，令其虚脱，不可谓无误。余切其脉濡，而喘汗，果脱也，回顾昨日之三人俱在，询知为一子、一甥、一表侄。余即诘之曰：尔等昨日来改方时，皆曰一帖有汗，一帖无汗，病如旧然乎？三人答曰：然。余乃四顾众人曰：各位同听此言。道士之妇即出曰：先一帖无汗，后一帖得汗，身热遂解，咳嗽亦减，惟食少如旧，本请改方，如先生不在家，明日来诊亦无妨，不料改方一帖，大汗如此，不识尚可救否？于是三少年复言曰：可是一帖有汗，一帖无汗。余乃谓少年医曰：吾兄谅初行道也，凡治病改方，皆有定理，先有汗而后无汗，故用麻黄，若先无汗而后有汗，则不用麻黄。

今聽其有汗無汗之先後。其誤不在余也。少年醫曰。然。惟夏月終不應用麻黃。余曰。君其未讀陳修園釋明小青龍之用意歟。君既無法。余當承乏。乃書得病之原。及改方時傳語有誤之故。一一表明。即用炙麻黄根、參鬚、炙黄耆、五味子、牡蠣、磁石等味。囑其急足取藥。緩則不濟。告辭而出。順道至吳家港顧爾昌處。述明改方之誤。爾昌問尚能挽回否。余曰。服藥速。尚可挽回。遲則無及。明晨果聞其死。此一折肱也。

高家衖張某之弟。夏月入河冷浴。傷寒。身灼熱而煩渴不解。脈浮緊數。余與大青龍湯方。囑備一劑。先飲頭煎。候得汗熱退。即止後服。如熱不退。再飲二煎。明日未刻。張某來云。昨劑飲頭煎得汗而

今听其有汗无汗之先后，其误不在余也。少年医曰：然，惟夏月终不应用麻黄。余曰：君其未读陈修园释明小青龙之用意欤，君既无法，余当承乏，乃书得病之原，及改方时传语有误之故，一一表明。即用炙麻黄根、参须、炙黄蓍、五味子、牡蛎、磁石等味，嘱其急足取药，缓则不济。告辞而出，顺道至吴家港顾尔昌处，述明改方之误。尔昌问尚能挽回否？余曰：服药速尚可挽回，迟则无及。明晨，果闻其死，此一折肱也。

高家衖张某之弟，夏月入河冷浴，伤寒，身灼热而烦渴不解，脉浮紧数，余与大青龙汤方，嘱备一剂，先饮头煎，候得汗热退，即止后服，如热不退，再饮二煎。明日未刻，张某来云，昨剂饮头煎得汗而

仍热，继服二煎又汗，今晨食粥两碗又汗，吾弟因药既效，遂原方再服一剂，不意服后汗出如浴，气喘不休，自知不听先生之误，望怜而救之。余即驰往，见身清汗如浴，喘促仰息，急书人参须、炙黄耆、麻黄根、桑叶炭、五味子、煅牡蛎，大剂投之，日落时，即喘平汗止，又调理二日而愈。

盐城人之旅居吾乡者，颇多舟居贫户也，余常为诊病不取费，治愈者甚多。一日有六十许老人坐车来求诊，面瘦黑而痰喘不已，盖贫而烟瘾重者。诊其脉，弱而无力，遂为定苏子降气法，去桂枝，加沙参、磁石、杏仁、石斛，煎调蛤蚧尾末六分，嘱服二剂。病者云，服此如效，尚有善后法否？余曰：日服八味丸三钱可也。曰恐忘却请

仍熱。繼服二煎又汗。今晨食粥兩碗又汗。吾弟因藥旣效。遂原方再服一劑。不意服後汗出如浴。氣喘不休。自知不聽先生之悞。望憐而救之。余卽馳往。見身清汗如浴。喘促仰息。急書人參鬚、炙黃耆、麻黃根、桑葉炭、五味子、煅牡蠣。大劑投之。日落時、卽喘平汗止。又調理二日而愈。

鹽城人之旅居吾鄉者。頗多舟居貧戶也。余常爲診病不取費。治愈者甚多。一日有六十許老人坐車來求診。面瘦黑而痰喘不已。蓋貧而煙癮重者。診其脈。弱而無力。遂爲定蘇子降氣法。去桂枝。加沙參、磁石、杏仁、石斛。煎調蛤蚧尾末六分。囑服二劑。病者云。服此如效。尚有善後法否。余曰。日服八味丸三錢可也。曰恐忘却請

書於方後。至明午。忽有人來邀余同往診病。先至薛錦章之煙館內。內聚衣服襤褸者十數人。問。昨有鹽城老人來診者爲何病。余曰痰喘也。又問此症有無危險。余曰喘本危症。但或可愈也。衆人皆忿然作色。于是薛錦章執方詰余曰。此方是君所定否。余曰是也。薛曰。方案不云卽死。且囑服二劑。平復後服八味丸。今一劑而病者卽死。是何解也。余曰。喘有暴脫者。兼之平素吸煙體虛。又有脫癮而猝死者。病勢變化無常。不能歸咎于藥。卽如前日鹹貨店翁子山之喘症。晨起尚能開門。未久卽因大便斃于廁所。人所盡知者也。薛曰。方案上未曾聲明。是亦無從對辯。須折之外人。方有判斷。遂與其黨人接耳而言。邀余至五福茶樓談判。余知意在敲

书于方后。至明午，忽有人来邀余同往诊病，先至薛锦章之烟馆内，内聚衣服褴褛者十数人，问，昨有盐城老人来诊者为何病？余曰痰喘也。又问此症有无危险。余曰喘本危症，但或可愈也。众人皆忿然作色，于是薛锦章执方诘余曰：此方是君所定否？余曰是也。薛曰：方案不云即死，且嘱服二剂，平复后服八味丸，今一剂而病者即死，是何解也？余曰：喘有暴脱者，兼之平素吸烟体虚，又有脱瘾而猝死者，病势变化无常，不能归咎于药。即如前日咸货店翁子山之喘症，晨起尚能开门，未久，即因大便毙于厕所，人所尽知者也。薛曰：方案上未曾声明，是亦无从对辩，须折之外人，方有判断，遂与其党人接耳而言，邀余至五福茶楼谈判。余知意在敲

诈，即使人挽张松萍到场疏解，结果以布施二十元了事。明日盐城周三之女告余曰：此人前早就诊后，回至薛锦章烟馆过瘾，及暮，提药下船，服头煎而卧，明晨煮二煎尚未服，即将百五十钱嘱伙上岸买鱼一尾，烟膏一钱，待其回船，则药在罐而人已逝，分明是脱瘾也。我同乡受君之赐极多，今反藉此敲诈，无一人仗义发言，可见人心之险也。余始恍然，由是盐城人邀诊者，非先付诊金不往，惟既偿前失，则仍不计焉，此二折肱也。

张云程者，海门营把总也，身长力大，善食耐劳，夏月在吴淞公干，积劳受凉，入秋病发，身热心烦，不食者六七日，初八回家诊治，至十五日而汗下两得，热已大减。余曰：病已大退，宜渐与谷食，其妻

詐。卽使人挽張松萍到場疏解。結果以布施二十元了事。明日鹽城周三之女告余曰。此人前早就診後。回至薛錦章煙館過癮。及暮。提藥下船。服頭煎而臥。明晨煑二煎。尚未服。卽將百五十錢囑夥上岸買魚一尾。煙膏一錢。待其回船。則藥在罐而人已逝。分明是脫癮也。我同鄉受君之賜極多。今反藉此敲詐。無一人仗義發言。可見人心之險也。余始恍然。由是鹽城人邀診者。非先付診金不往。惟既償前失。則仍不計焉。此二折肱也。

張雲程者。海門營把總也。身長力大。善食耐勞。夏月在吳淞公幹。積勞受涼。入秋病發。身熱心煩。不食者六七日。初八回家診治。至十五日而汗下兩得。熱已大減。余曰。病已大退。宜漸與穀食。其妻

仍用焦鍋巴湯頻飲之。余問病者曰。汝飢乎。雲程以手拍胸曰。飢能食。余又謂其妻曰。雲程是善食之人。余深知之。今病退不與食。則胃欲傷矣。其妻仍以餓不煞之傷寒爲辭。蓋雲程之舅某在江甯行醫。故其妻亦粗知醫語也。十六日再診。見雲程身涼脈靜。自汗不收。頗有虛脫之象。即問雲程食幾何。其妻曰惟飲鍋巴湯而已。余大駭。遂力言得穀者昌。失穀者亡之原理。臨行。又謂其母曰。鍋巴湯爲消食之用。今腹空無食。還可消乎。詎意是日仍不與食。遂易小周診之。既不知其病情。又不知其受飢之苦。延至十九日之晨去世矣。後醫反諉爲前醫之誤。慫恿病家與余理論。幸余方於前後病原。切實聲明。無瑕可謫。遂亦杳然。此三折肱也。余經此

仍用焦锅巴汤频饮之。余问病者曰：汝饥乎？云程以手拍胸曰：饥能食。余又谓其妻曰：云程是善食之人，余深知之，今病退不与食，则胃欲伤矣。其妻仍以饿不煞之伤寒为辞。盖云程之舅某，在江宁行医，故其妻亦粗知医语也。十六日再诊，见云程身凉脉静，自汗不收，颇有虚脱之象。即问云程食几何？其妻曰惟饮锅巴汤而已。余大骇，遂力言得谷者昌，失谷者亡之原理，临行，又谓其母曰：锅巴汤为消食之用，今腹空无食，还可消乎？讵意是日仍不与食。遂易小周诊之，既不知其病情，又不知其受饥之苦，延至十九日之晨去世矣。后医反诿为前医之误，怂恿病家与余理论，幸余方于前后病原，切实声明，无瑕可谪，遂亦杳然。此三折肱也。余经此

數事。始知行醫一業。於人情上不易對付。故並錄之。

卷一終

學古堂藏版

数事，始知行医一业，于人情上不易对付，故并录之。

卷一终　学古堂藏版

医案摘奇卷之二

太仓傅松元耐寒父著
长男制　然雍言校

虚怯劳损

虚者，实之对也，不足之谓也。然有先天之不足，有后天之不足，有病后元气未复之不足。怯者，勇之对也，不果敢之谓也，然有用力不果敢，有用心不果敢，有用事不果敢之别。劳者，逸之对也，使用过量之谓。太史公曰：神大用则竭，形大劳则弊，形神离则死是也。损者，益之对也，斲削之谓，书曰满招损，万物盈满必溢，溢者，损之渐也。若损而又损，则消磨殆尽矣。故自知虚，则不可与人争，自知

醫案摘奇卷之二

太倉傅松元耐寒父著　長男制　然雍言校

虛怯勞損

虛者實之對也不足之謂也然有先天之不足有後天之不足有病後元氣未復之不足怯者勇之對也不果敢之謂也然有用力不果敢有用心不果敢有用事不果敢之別勞者逸之對也使用過量之謂太史公曰神大用則竭形大勞則弊形神離則死是也損者益之對也斲削之謂書曰滿招損萬物盈滿必溢溢者損之漸也若損而又損則消磨殆盡矣故自知虛則不可與人爭自知

怯則萬事退避而謙遜自知勞則安而養之自知損則守而節之此治虛怯勞損之要義也然耐勞之人常恃精神氣血有餘恆過用而不自覺苟或覺之尚可有爲若略待可而又勞之終至竭絕莫可挽囘迨至不能支持方欲調養已不及矣緣勞則火動于中神形精氣受勞而虛勞火流行于身中久久成瘵瘵者尸蟲之謂故勞症之甚於虛、損、怯三者職是故耳

郁君春霆邀余爲其子誦芬診脈余曰脈弦而强弦爲陰不足强爲陽偏旺青年弱質常有是脈春霆曰是也此兒爲我先兄之嗣患遺洩症頗重故雖年已及時親戚皆以爲未可娶因其弱也余曰醫經有陰平陽祕精神乃治之說平者一波不興也祕者深藏

怯，则万事退避而谦逊；自知劳，则安而养之；自知损，则守而节之，此治虚怯劳损之要议也。然耐劳之人，常恃精神气血有余，恒过用而不自觉，苟或觉之，尚可有为。若略待可而又劳之，终至竭绝，莫可挽回。迨至不能支持，方欲调养，已不及矣。缘劳则火动于中，神形精气受劳而虚，劳火流行于身中，久久成瘵。瘵者，尸虫之谓，故劳症之甚于虚、损、怯三者，职是故耳。

郁君春霆，邀余为其子诵芬诊脉。余曰：脉弦而强，弦为阴不足，强为阳偏旺，青年弱质，常有是脉。春霆曰：是也，此儿为我先兄之嗣，患遗泄症颇重，故虽年已及时，亲戚皆以为未可娶，因其弱也。余曰：医经有阴平阳秘，精神乃治之说，平者，一波不兴也，秘者，深藏

無泄也•夫欲陰之平•必先使陽之祕•今青年攻苦讀書•君火不藏•則相火興發•於是泉源波浪•陰不平而精自遺•精遺•則陰日虧而火日旺•火益旺而精益遺•互相循環•日趨羸弱•惟有速爲之娶•使陽得散而靜•陰得平而不浪泄•則病自止而體自固•春霆從余言而爲之娶•余遂囑其節嗇之方•並常服六味地黃丸•於是誦芬體果日健•連生三子•今伯仲皆遊庠矣•

表甥沈星三•年十八九矣•白質細理•形瘦骨立•戟喉露齒•一月中遺泄須廿餘次•乃父伯陽早故•而又四世單傳•其母欲爲之娶•親朋皆謂不可•邀余診脈商之•余診其脈•虛弦如芤•囑其常服六味地黃丸•并速娶之病必愈•其母尚不信•邀其親長施蓮史襟兄•至

无泄也。夫欲阴之平，必先使阳之秘。今青年攻苦读书，君火不藏，则相火兴发，于是泉源波浪。阴不平而精自遗，精遗，则阴日亏而火日旺，火益旺而精益遗，互相循环，日趋羸弱。惟有速为之娶，使阳得散而静，阴得平而不浪泄，则病自止而体自固。春霆从余言而为之娶。余遂嘱其节啬之方，并常服六味地黄丸，于是诵芬体果日健，连生三子，今伯仲皆游庠矣。

表甥沈星三，年十八九矣，白质细理，形瘦骨立，戟喉露齿，一月中遗泄须廿余次。乃父伯阳早故，而又四世单传，其母欲为之娶，亲朋皆谓不可，邀余诊脉商之。余诊其脉，虚弦如芤，嘱其常服六味地黄丸，并速娶之病必愈。其母尚不信，邀其亲长施莲史襟兄，至其業師毛似蘭表兄處。再與星三診。余乃再三剖析其理。似蘭亦仰天而言曰。可娶娶之無疑。其母在屏後聞之。遂爲完婚。娶後一月。遇而問其病。星三答云。敬謝吾舅。竟不遺矣。後詢似蘭仰天之意。曰。蓮史恐其虛而益虛。君言和陰陽而可平祕。我以其家四世單傳。苟一索得男。沈氏祖先可無餒焉。不娶總不得。以故言之。

吐血

吐血盈盆而出。雖由肺熱咳吐。實由肝胆之火上燄。沸傷迴血之絡也。有顧永祥者。好酒縱飲。一日邀余往診。則吐血已十二碗。神呆自汗。余知其嗜酒。爲用犀角地黃。加連、柏、血餘炭、蒲黃炭、參、山七末入童便一杯和服。服下頓止。間六日復吐。來請余診。余問今

其业师毛似兰表兄处，再与星三诊。余乃再三剖析其理。似兰亦仰天而言曰：可娶，娶之无疑。其母在屏后闻之，遂为完婚。娶后一月，遇而问其病。星三答云，敬谢吾舅，竟不遗矣。后询似兰仰天之意，曰：莲史恐其虚而益虚，君言和阴阳而可平秘，我以其家四世单传，苟一索得男，沈氏祖先可无馁焉，不娶总不得，以故言之。

吐血

吐血盈盆而出，虽由肺热咳吐，实由肝胆之火上焰，沸伤回血之络也。有顾永祥者，好酒纵饮，一日邀余往诊，则吐血已十二碗，神呆自汗。余知其嗜酒，为用犀角、地黄，加莲、柏、血余炭、蒲黄炭、参、山七末入童便一杯和服，服下顿止。间六日复吐，来请余诊。余问今

吐几何？答云约六碗许矣。切其脉，芤微无力，神益困不能言语。余仍治以前法，去连、柏，加党参炭、黄耆各三钱。间七日，又来请，余问因何而间七日？一少年云，此症为苏女巫所误，女巫嘱服仙方可愈，屡为所惑，苏若再来，我当以老拳饱之，愿先生谅而治之也。余知现又吐七碗，因曰：可知一人之血，能有几何？今脉伏不见，即谓之脱，心主神，心主血，刻神志恍惚如昏，汗出粘手，即欲治，恐无及矣。姑立一方，以尽余职。乃书参、耆、归、地、蒲黄、血余、地榆、小蓟、乌梅，九味皆炒炭，山漆末、陈棱灰调和服之，服下遂止。进而调理，每加阿胶，半月而痊。永详素力大，能负米一石，病后只能负粦麦一石，力减四十斤，可见多病之人，力必弱也。

吐幾何。答云約六碗許矣。切其脈。芤微無力。神益困不能言語。余仍治以前法。去連、柏。加黨參炭、黃耆炭各三錢。間七日。又來請余。問因何而間七日。一少年云此症爲蘇女巫所誤。女巫囑服仙方可愈。屢爲所惑。蘇若再來。我當以老拳飽之。願先生諒而治之也。余知現又吐七碗。因曰可知一人之血。能有幾何。今脈伏不見。即謂之脫。心主神。心主血。刻神志恍惚如昏。汗出粘手。即欲治。恐無及矣。姑立一方。以盡余職。乃書參、耆、歸、地、蒲黃、血餘、地榆、小薊、烏梅。九味皆炒炭。山漆末、陳櫻灰調和服之。服下遂止。進而調理。每加阿膠。半月而痊。永祥素力大。能負米一石。病後只能負粦麥一石。力減四十斤。可見多病之人。力必弱也。

李阿金者•稱柴之經紀人也•素喜酒•又嗜鴉片煙•無日不酒•每酒必煙•某夜二更吸煙喉中格格欲吐回家即血如潮湧•五更來邀余•至天已黎明•有張子方世伯•正在方脈•但見其眉蹙頭搖•似無可爲者•余以手按病者之頭•其汗如油•告之曰幸無妨•病者啓目視•余曰心須靜•勿慌•余亦常吐血之人也•乃問其病之來由•知二更始吐•吐而下•下而吐•吐已三盆•下已半桶•即殺三人•血無如是之多也•余曰殺之血•死人之血•吐之血•生人之血•時張先生脈畢•起而請余診•余以手按脈•即曰尚可救•諒一劑藥即愈•兩手略按•不言危險•連聲易易•迴顧子方曰•請老世伯寫方•子方辭讓•余乃寫血溢上下•陰陽之絡並傷•汗出如油•心液外馳•危在頃刻•方用

李阿金者，称柴之经纪人也，素喜酒，又嗜鸦片烟，无日不酒，每酒必烟，某夜二更吸烟，喉中格格欲吐，回家即血如潮涌，五更来邀余。至天已黎明。有张子方世伯，正在方脉，但见其眉蹙头摇，似无可为者。余以手按病者之头，其汗如油，告之曰幸无妨。病者启目视。余曰：心须静，勿慌，余亦常吐血之人也。乃问其病之来由，知二更始吐，吐而下，下而吐，吐已三盆，下已半桶，即杀三人，血无如是之多也。余曰：杀之血，死人之血，吐之血，生人之血。时张先生脉毕，起而请余诊。余以手按脉，即日尚可救，谅一剂药即愈。两手略按，不言危险，连声易易，回顾子方曰：请老世伯写方，子方辞让。余乃写血溢上下，阴阳之络并伤，汗出如油，心液外驰，危在顷刻，方用犀角汁、山七末、参、耆、朮、归、地、芎，俱用炭，加生枣仁、煅龙齿，用井水煎。书毕，天明，与子方同行而出。子方云：脉已伏，上下血而汗大泄，脱象如此，君何易视如此也。余曰：病危至是，其家岂不知之，已知之而又惊之，是速其死耳。子方云：若果死，将何言以答。余曰：有方案在，如不死，非我辈之功乎？子方竟不信。明日覆诊，知昨服药血即停，汗立止，至夜食粥，每餐皆一碗，但寐不安，如身在舟中，神在云雾，脉来微弱，左兼芤，是气血两虚之象。用八珍汤去川芎，余皆炒炭，加龟版、阿胶、枣仁、龙齿，合止血二三味，调理二旬，行步如常。

衄血

犀角汁山七末參耆朮歸地芎俱用炭加生棗仁煆龍齒用井水煎書畢天明與子方同行而出子方云脈已伏上下血而汗大泄脫象如此君何易視如此也余曰病危至是其家人豈不知之已知之而又驚之是速其死耳子方云若果死將何言以答余曰有方案在如不死非我輩之功乎子方竟不信明日覆診知昨服藥血即停汗立止至夜食粥每餐皆一椀但寐不安如身在舟中神在雲霧脈來微弱左兼芤是氣血兩虛之象用八珍湯去川芎餘皆炒炭加龜版阿膠棗仁龍齒合止血二三味調理二旬行步如常

衄血

施雲章之子。自早至暮。鼻衄如流水。已盈二大盂。合家含淚求治。余安其心曰無妨。莫驚病人。乃爲之用犀角地黃。加白茅花、旱蓮艸、小薊、牛膝、川柏、蒲黃炭、血餘炭、陳椶灰、童便。一服即止。繼之以沙參、鮮地、二冬、茅花、旱蓮、知母、川柏、牛膝。又二劑。從此不再衄矣。大凡血出如潮湧者。雖屬雷火、龍火、胃火、上逆。其心營不傷。必不至是。余之每用犀角而立止者。正所謂心與靈犀一點通。良有意也。

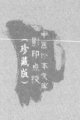

雜症吐血

吳杏濤者。劉河鎭之英俊。郭少蘭醫生門人也。一日邀余診。問其病幾日。云二旬。向者尙能起居。兼啖酒肉。近五六日吐血竟不能

施云章之子，自早至暮，鼻衄如流水，已盈二大盂，合家含泪求治。余安其心曰无妨，莫惊病人，乃为之用犀角地黄，加白茅花、旱莲草、小蓟、牛膝、川柏、蒲黄炭、血余炭、陈椶灰、童便，一服即止。继之以沙参、鲜地、二冬、茅花、旱莲、知母、川柏、牛膝，又二剂，从此不再衄矣。大凡血出如潮涌者，虽属雷火、龙火、胃火、上逆，其心营不伤，必不至是。余之每用犀角而立止者，正所谓心与灵犀一点通，良有意也。

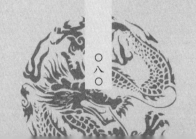

杂症吐血

吴杏涛者，刘河镇之英俊，郭少兰医生门人也。一日邀余诊，问其病几日？云二旬，向者尚能起居，兼啖酒肉，近五六日吐血，竟不能

起床。余切其脉，上部浮数，尺中紧细，身热，不头痛，咳恶痰多带血，问其下焦有寒湿症否？云：癖甚多，近且有疝气。问其眠食如何？云：略能睡，惟不欲食耳。为之用沙参、生地、法夏、陈皮、苏子、葛根、川楝、肉桂一方。杏涛云：吐血而服肉桂，恐血溢更不可制，即以李方相示。余见其用麦冬、川贝、丹皮、牛蒡、桑叶、芦根、旱莲、玄参之属，问其服过几剂？答云：四剂，惟服后又吐二日矣。余曰：君病因困于酒肉，醉后受寒，致疝发身热，酒为本，寒为标，宜治其本，原病之见症，标重于本，标在下而本在上，疝气急于吐血，只得标本同治，请无疑。服二剂，第三日邀余复诊。杏涛云，先生，肉桂有止血之理乎？曰：有！余切其脉已平，身热亦解，惟右寸关小滑，血已止，疝已退，曰寒邪

起床。余切其脈。上部浮數。尺中緊細身熱。不頭痛咳嗯痰多帶血。問其下焦有寒溼症否。云癖甚多。近且有疝氣。問其眠食如何。云略能睡。惟不欲食耳。爲之用沙參、生地、法夏、陳皮、蘇子、葛根、川楝、肉桂一方。杏濤云吐血而服肉桂。恐血溢更不可制。卽以李方相示。余見其用麥冬、川貝、丹皮、牛蒡、桑葉、蘆根、旱蓮、玄參之屬。問其服過幾劑。答云四劑。惟服後又吐二日矣。余曰君病因困於酒肉。醉後受寒。致疝發身熱。酒爲本。寒爲標。宜治其本。原病之見症標重於本。標在下而本在上。疝氣急於吐血。只得標本同治。請無疑。服二劑。第三日邀余復診。杏濤云先生肉桂有止血之理乎。曰有。余切其脈已平。身熱亦解。惟右寸關小滑。血已止。疝已退。曰寒邪

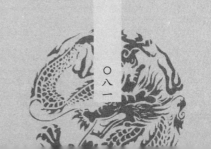

已出惟溼食未除宜理胃主調杏濤問曰既屬寒疝何以吐血既屬溼熱傷中服李方之清理肺胃而反吐血者何也余曰溼熱由酒肉而生彼不以豁痰消滯宣利溼熱之蘊積徒以清潤助溼君因內熱而貪涼致寒邪下犯厥陰之經所以寒熱而咳嘔尤甚致寒鬱溼熱相火內動火逆衝肺血自來矣今去其寒疝自退肝經調達相火自熄火不上冲肺不受尅上焦能敷布中焦能運輸所以吐血止而嘔逆停今寸關小滑爲上中二焦停積之痰未盡故用蘇子降氣去桂枝加葛根查炭又二劑食增咳止

懊憹

長橋黃顯章圖董也續絃倪氏顯章只一子早亡遺孫二人顯章

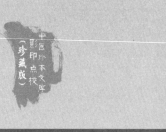

已出，惟湿食未除，宜理胃主调。杏涛问曰：既属寒疝，何以吐血，既属湿热伤中，服李方之清理肺胃，而反吐血者何也？余曰：湿热由酒肉而生，彼不以豁痰消滞，宣利湿热之蕴积，徒以清润助湿，君因内热而贪凉，致寒邪下犯厥阴之经，所以寒热而咳恶尤甚，致寒郁湿热，相火内动，火逆冲肺，血自来矣。今去其寒，疝自退，肝经调达，相火自熄，火不上冲，肺不受克，上焦能敷布，中焦能运输，所以吐血止而恶逆停。今寸关小滑，为上中二焦停积之痰未尽，故用苏子降气，去桂枝，加葛根、查炭，又二剂，食增咳止。

懊 侬

长桥黄显章，图董也，续弦倪氏，显章只一子早亡，遗孙二人，显章

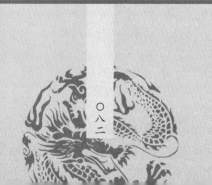

得鼓胀病而亡。家中姑媳与二孙，共四口，后服阕，为长孙训斋娶妇，吉期将近，倪氏病不能起。不寐，不能食，腹中甚饥，食难下，勉咽之，即作呓欲呕，其无可柰何之状，不能言述，邀余治，告余以上诸症。切其脉，缓滑无力。余曰：此因神劳虑烦，虚火上炎胸中之故，所以烦冤不解，为懊侬症也。问其吉期何日？其侍者云：后五日。余曰：治病先去其病之源，彼因思虑伤神而病，由今尔家各事，一切由他各尽其职，不再与商，如其问及，皆云妥矣，不必与之细论，此地卧房，只须二侍奉汤药，不许与外事交接。待六日后，新妇必来见面，病即愈参。为之用四洋参、石斛、麦冬、辰神、熟枣仁、煅龙骨、炒稨豆、芡实、谷芽、莲薏一方，嘱服五剂，概不忌口，凭其所喜而食

得鼓脹病而亡。家中姑媳與二孫。共四口。後服闋。爲長孫訓齋娶婦。吉期將近。倪氏病不能起。不寐不能食。腹中甚飢。食難下。勉嚥之。卽作呓欲嘔。其無可柰何之狀。不能言述。邀余治。告余以上諸症。切其脈。緩滑無力。余曰。此因神勞慮煩。虛火上炎胸中之故。所以煩寃不解。爲懊憹症也。問其吉期何日。其侍者云後五日。余曰。治病先去其病之源。彼因思慮傷神而病。由今爾家各事。一切由他人各盡其職。不再與商。如其問及。皆云妥矣。不必與之細論。此地臥房。只須二人侍奉湯藥。不許與外事交接。待六日後。新婦必來見面。病卽愈矣。爲之用西洋參、石斛、麥冬、辰神、熟棗仁、煅龍骨、炒稨豆、芡實、穀芽、蓮薏一方。囑服五劑。概不忌口。憑其所喜而食

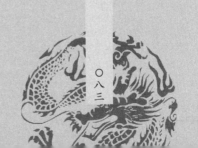

之後六日果新婦入房而病者起坐矣

鄉農顧祿寶儉樸人也因築室營造勞瘁過甚而病邀余治入其室病者云先生費心問其病幾日病者云我無病也其傍人曰六七日不食合目則喃喃自語不知何言問伊云何亦不自知欲食而不能食欲起無力切其脈軟滑而細問其因何不能食病者云腹頻飢見食不能嚥問其睡一日數十次但爲時甚短僅數分鐘耳問其胸中如何則云難過而不堪名狀余曰煩勞傷神操作傷力虛火縈心症名懊憹非易治也余乃出房謂其子曰屋可幾日完工其子與匠作皆云須二十餘日余曰休矣此病只可保其十日爾明日必添人工作在十日內完工可保無虞爲之用養神法

之。后六日，果新妇入房，而病者起坐矣。

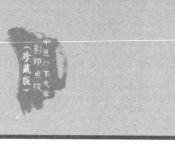

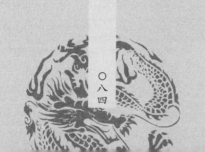

乡农顾禄宝，俭朴人也，因筑室营造，劳瘁过甚而病，邀余治。入其室，病者云先生费心。问其病几日？病者云，我无病也。其傍人曰：六七日不食，合目则喃喃自语，不知何言。问伊云何？亦不自知，欲食而不能食，欲起无力。切其脉，软滑而细。问其因何不能食？病者云：腹频饥，见食不能咽。问其睡？一日数十次，但为时甚短，仅数分钟耳。问其胸中如何？则云难过而不堪名状。余曰：烦劳伤神，操作伤力，虚火萦心，病名懊侬，非易治也。余乃出房，谓其子曰：屋可几日完工？其子与匠作皆云：须二十余日。余曰：休矣，此病只可保其十日，尔明日必添人工作，在十日内完工，可保无虞，为之用养神法，

除虚烦懊侬。及十二日工竣，十四日病者起坐而安矣。

懊侬方

西洋参二钱　辰麦冬二钱　炒枣仁三钱　辰茯神三钱　煅龙骨三钱　金石斛三钱　大芡实三钱　莲薏八分　穞豆子三钱　谷芽三钱

陈福堂，名天喜，四川涪州人也，当巡盐哨官，挈家寓刘河镇二十多年，福堂病故服阕。其妻为长子娶妇，吉期已定，其媳为江西南昌宋光照干臣之女，在海门营为守备，常在吴淞海门办公，在家日少，而媒妁为湖南人于习之，向充协署门刻者。一日陈家来邀余切，则问其家谁病？云：太太病，惟不食不寐，频有火升，升则神昏

除虛煩懊憹。及十二日工竣。十四日病者起坐而安矣。

懊憹方　西洋參二錢　辰麥冬二錢　炒棗仁三錢　辰茯神三錢　煅龍骨三錢　金石斛三錢　大芡實三錢　蓮薏八分　穭豆子三錢　穀芽三錢

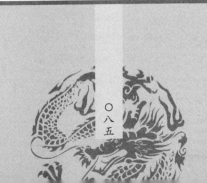

陳福堂。名天喜。四川涪州人也。當巡鹽哨官。挈家寓劉河鎮二十多年。福堂病故服闋。其妻爲長子娶婦。吉期已定。其媳爲江西南昌宋光照幹臣之女。在海門營爲守備。常在吳淞海門辦公。在家日少。而媒妁爲湖南人于習之。向充協署門房者。一日陳家來邀余切。則問其家誰病。云太太病。惟不食不寐。頻有火升。升則神昏

頭汗•切其脈虛滑•兩寸浮弦•余曰•此虛煩而生懊憹•懊憹又變火冒•冒家汗出自愈•非可以藥治也•問其二女•曾有大事縈心乎•其二女告以上述之事•問吉期在何日•其女云二月之後•余曰無及矣•須於三五日內完成其事•病可愈•若至一月•人必死•況遲至兩月乎•其女云•我家境況•不能比父親在時•今一事無成•母親患病•而兄之丈母已去世•丈人出差在外•數日之間•如何能辦•問其兄安在•云在羅店爲商•已連去兩信•料今日必歸•余曰•我爲汝籌思•欲愈汝母病•須汝兄完婚•但我非媒妁•我今爲之立方•用大生地、炙龜版、辰麥冬、炒棗仁、茯神、龍齒、製首烏、苦蓮薏、焦穀芽、煅磁石。服三劑•又囑其二女曰•令兄歸後•須速往媒妁處•告以母病之故•

头汗。切其脉虚滑，两寸浮弦。余曰：此虚烦而生懊憹，懊憹又变火冒，冒家汗出自愈，非可以药治也。问其二女，曾有大事萦心乎？其二女告以上述之事。问吉期在何日？其女云：二月之后。余曰：无及矣，须于三五日内完成其事，病可愈，若至一月，人必死，况迟至两月乎？其女云，我家境况，不能比父亲在时，今一事无成，母亲患病，而兄之丈母已去世，丈人出差在外，数日之间，如何能办？问其兄安在？云：在罗店为商，已连去两信，料今日必归。余曰：我为当筹思，欲愈汝母病，须汝兄完婚，但我非媒妁，我今为之立方。用大生地、炙龟版、辰麦冬、炒枣仁、茯神、龙齿、制首乌、苦莲薏、焦谷芽、煅磁石，服三剂。又嘱其二女曰：令兄归后，须速往媒妁处，告以母病之故，务令玉成其事。盖于宋二人，乃谱兄弟，于能诺，可以专主也。余遂至于家，将陈母之病源历述，且云能于三日内完其婚事，非独家门庆吉，而陈母必庆更生。于妇始而蹙眉，继而力为赞成，盖新妇即其女也。下午陈子归，遵余教，果三日完婚。福堂之妇，病自爽然若失，此为医者之婆心，治于方药之外者也。

不 寐

幼科陈鸿之弟近，业农而嗜博，某年秋收时，近入场博，六日夜而归。其妻见而诟曰：子女患病，棉花待摘，汝在外六日，于心何安？村中诸人，有一如汝者乎？近曰：他人摘花一日，所值几何？我六日间，得花价三担半，尚不足耶？因陈近六日夜赢得洋钿一十九枚，故

務令玉成其事。蓋于宋二人乃譜兄弟。于能諾。可以專主也。余遂至于家。將陳母之病源歷述。且云能於三日內完其婚事。非獨家門慶吉。而陳母必慶更生。于婦始而蹙眉。繼而力爲贊成。蓋新婦即其寄女也。下午陳子歸。遵余教。果三日完婚。福堂之婦。病自爽然若失。此爲醫者之婆心。治於方藥之外者也。

不寐

幼科陳鴻之弟近。業農而嗜博。某年秋收時。近入場博。六日夜而歸。其妻見而詬曰。子女患病。棉花待摘。汝在外六日。於心何安。村中諸人。有一如汝者乎。近曰。他人摘花一日所值幾何。我六日間。得花價三担半。尙不足耶。因陳近六日夜贏得洋錙一十九枚。故

詞氣之驕如此。其妻不顧。近則囂然自得。終夜鬥口。兩不成寐。天已明。陳近負氣出門。復入塲博。博益豪。連博七日。非特贏錢輸去。反負賭債三十一圓。而仍不休。客見其形色反常。且不欲食。以手按其額云。發熱矣。諸君盍皆休。博主因之停博。且囑陳近睡。諸客散。近則終夜反覆不成寐。明日。博主送近還家。其妻不與言。近亦不欲食。間一日。妻知其病。訴諸其兄鴻。鴻至方脈。其脈洪大。身熱不渴。惟不得寐。問不寐幾日。答云已半月餘未交睫。遂爲其服藥。五劑均無效。乃來邀余治。詢其始病至今若何。其兄一一詳告。余曰難治矣。强奪精神。燎原之火難遏。太史公云。神勞則竭。勞火爍精。陰精內竭。所以收攝安斂滋陰養神諸品。格格不相入。欲治此

词气之骄如此。其妻不顾。近则嚣然自得，终夜斗口，两不成寐。天已明，陈近负气出门，复入场博，博益豪，连博七日，非特赢钱输去，反负赌债三十一圆，而仍不休。客见其形色反常，且不欲食，以手按其额云：发热矣！诸君盍皆休。博主因之停博，且嘱陈近睡。诸客散，近则终夜反覆不成寐。明日，博主送近还家，其妻不与言，近亦不欲食。间一日，妻知其病，诉诸其兄鸿，鸿至方脉，其脉洪大，身热不渴，惟不得寐。问不寐几日？答云已半月余未交睫。遂为其服药，五剂均无效。乃来邀余治，询其始病至今若何？其兄一一详告。余曰：难治矣！强夺精神，燎原之火难遏。太史公云：神劳则竭，劳火烁精，阴精内竭，所以收摄、安敛、滋阴、养神诸品，格格不相入。欲治此

者，惟有珠黄散，不识效否？其妻云：妾入门十四年，彼无一月不赌，无赌不输，今以珠黄之钱，为其造神庙，使其享赌福矣！后陈近延至三十一日而死，死不瞑目，真自作孽哉。

酒劳

邢鉴堂者，嗜酒，年五十余，因咳嗽痰多，形瘦骨立，身热食少力疲，恳治于余。切其脉，细弦而数，舌中光，红而边苔白剥。余曰：君酒劳也，病始于酒，戒酒宜可挽回。其时八月节后也，为之用沙参、天冬、麦冬、川贝、青蒿、地骨、茵陈、生地，或加紫苑（菀）、枇杷，或加龟版、首乌、生耆。四五剂后，身热退，咳嗽减，谷食略增。又以前方改去青蒿、地骨，加阿胶、橘白，五六剂，咳嗽大减，谷食气盛，神健而步履亦轻。再令

者。惟有珠黃散。不識效否。其妻云。妾入門十四年。彼無一月不賭。無賭不輸。今以珠黃之錢。爲其造賭神廟。使其享賭福矣。後陳近延至三十一日而死。死不瞑目。眞自作孽哉。

酒勞

邢鑑堂者。嗜酒。年五十餘。因咳嗽痰多。形瘦骨立。身熱食少力疲。懇治於余。切其脈。細弦而數。舌中光。紅而邊苔白剝。余曰。君酒勞也。病始於酒。戒酒宜可挽回。其時八月節後也。爲之用沙參、天冬、麥冬、川貝、青蒿、地骨、茵陳、生地。或加紫菀、枇杷。或加龜版、首烏、生耆。四五劑後。身熱退。咳嗽減。穀食略增。又以前方改去青蒿、地骨。加阿膠、橘白。五六劑。咳嗽大減。穀食氣盛。神健而步履亦輕。再令

服燕窩、哈士蟇。調養至九月底而復原。至除夕。買酒過年。神氣健旺。聞酒香而試飲一杯。覺快意沁心。異常爽健。由是元旦復開飲戒。至初十日自覺前病又來。十二日邀余治。余卽辭曰。不可爲矣。元宵竟逝。

酒臌

朱應。鄉農也。終日沉酾。年近四十。忽腹大堅滿。按之急硬。食入則氣喘、溲短、便溏。脈弦濇。余曰。酒臌也。先與以五苓散。加茵陳、檳榔、枳殼、陳皮、香櫞、車前爲湯。送木香檳榔丸三錢。三帖不效。其腹益大。至臍突腰直。青筋絆腹。立則袴墜脫下。余曰。從此不可再飲酒。爲之用葛根、腹皮、厚朴、枳實、茵陳、澤瀉、木香、青陳皮爲湯。再用葶

服燕窝、哈士蟇，调养至九月底而复原。至除夕，买酒过年，神气健旺，闻酒香而试饮一杯，觉快意沁心，异常爽健。由是元旦复开饮戒，至初十日，自觉前病又来，十二日邀余治。余即辞曰：不可为矣，元宵竟逝。

酒臌

朱应乡农也，终日沉酾，年近四十，忽腹大坚满，按之急硬，食入则气喘，溲短、便溏、脉弦涩。余曰：酒臌也。先与以五苓散，加茵陈、槟榔、枳壳、陈皮、香橼、车前为汤，送木香槟榔丸三钱。三帖不效，其腹益大，至脐突腰直，青筋绊腹，立则裤坠脱下。余曰：从此不可再饮酒！为之用葛根、腹皮、厚朴、枳实、茵陈、泽泻、木香、青陈皮为汤，再用葶

苈、芫花、大戟、黑丑、甲片、䗪虫、沉香各三钱为散。每服一钱，日再服，以汤药调吞，终剂而愈。后戒酒二十余年，前症不发，他病而亡。

道三易者，姓汤，泰州库司也，因亏空出亡，至刘河，以星卜糊口，得钱则饮酒。六七年后，忽起酒肿，自以粗知医学，时用方药，一月后不应，央其同乡吴玉斋来邀。余至其寓，见其仰卧于床，浑身肿胀，卧则不能起，两人转其身而扶之立，立则不能坐，缘自手至足，无处不肿，四肢不能屈伸，如革人而中实以气者然。略动则喘促不休，切其脉，模糊无形。余曰：病至于此，可谓剧矣，今二便不通，只可泻利，但缓则不济耳。为之用甘遂、大戟、葶苈、芫花、五倍、牵牛、葛根、椒目，每味一钱，惟五倍二钱，葛根四钱，为细末，分八服开水下。一

藶芫花大戟黑丑甲片䗪蟲沉香各三錢爲散每服一錢日再服
以湯藥調吞終劑而愈後戒酒二十餘年前症不發他病而亡
道三易者姓湯泰州庫司也因虧空出亡至劉河以星卜餬口得
錢則飲酒六七年後忽起酒腫自以粗知醫學時用方藥一月後
不應央其同鄉吳玉齋來邀余至其寓見其仰臥於床渾身腫脹
臥則不能起兩人轉其身而扶之立立則不能坐緣自手至足無
處不腫四肢不能屈伸如革人而中實以氣者然略動則喘促不
休切其脈模糊無形余曰病至於此可謂劇矣今二便不通只可
瀉利但緩則不濟耳爲之用甘遂大戟葶藶芫花五倍牽牛葛根
椒目每味一錢惟五倍二錢葛根四錢爲細末分八服開水下一

服。頭面腫退。二服。頸肩腫退。兩臂能屈伸。三服。胸間之腫亦退。四服。大腹退。五服小腹亦退。六服兩大股退。至七日。玉齋又來邀至其寓大歡喜而笑謝云。先生名不虛矣。乃切其脈細弱。身體已大活動。惟兩脛下未退。問其藥盡乎。云未也。湯云。請先生爲我換一方。余曰病未退盡。藥未服完。何必換方。湯云。內經云。大毒治病十去其六。常毒治病。十去其七。小毒治病。十去其八。卽無毒治病。亦不過十去其九。今病十去其九。瀉藥可止也。余曰不然。若病根不去。後必再發。前藥無濟矣。余堅持不與換方。囑其服盡。湯乃勉從。服第七服。脛腫已退。踝下足跗未退也。餘一服棄之。未幾。於其賣卜處相晤。具言服七棄一。而足跗入夜仍腫。早起始退盡。余囑其

服，头面肿退；二服，颈肩肿退，两臂能屈伸；三服，胸间之肿亦退；四服，大腹退；五服小腹亦退；六服两大股退。至七日，玉斋又来邀至其寓，大欢喜而笑谢云：先生不虚矣。乃切其脉细弱，身体已大活动，惟两胫下未退。问其药尽乎？云：未也。汤云：请先生为我换一方。余曰：病未退尽，药未服完，何必换方？汤云：《内经》云，大毒治病，十去其六；常毒治病，十去其七；小毒治病，十去其八；即无毒治病，亦不过十去其九。今病十去其九，泻药可止也。余曰：不然，若病根不去，后必再发，前药无济矣。余坚持不与换方，嘱其服尽。汤乃勉从，服第七服，胫肿已退，踝下足跗未退也，余一服弃之。未几，于其卖卜处相晤，且言服七弃一，而足跗入夜仍肿，早起始退尽。余嘱其

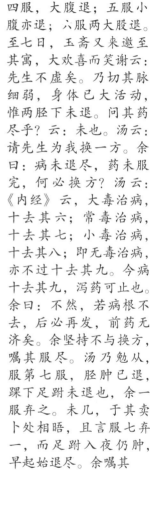

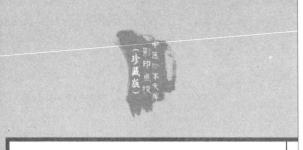

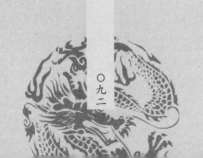

从此戒酒，可勉后患。汤不肯云，人无酒则不欢。后二年，仍以酒臌亡。

疟 臌

浦南人马姓，船户也，邀余治。云：已三日不食。见其面色如垩土，目颇微肿。余问：其腹胀否？马启衣相示，腹坚大而青筋绊绕。切其脉细弦，观其舌熟白连唇，闻其声又带哀嘶，知其不快。余曰：治太晚矣！马含泪云：我被小周先生误至于此，我始病，寒热日作，人皆曰岳子也，初以捉岳法变间日岳，乃服单方。既而又服签方，皆不止。后致胸痞食减。而周先生云：易治也。服周方二剂，又不应，再请来诊，则云再服二剂可愈矣。服下仍不应，再请来诊，周云再服二剂，

從此戒酒。可勉後患。湯不肯云。人無酒則不歡。後二年。仍以酒臌亡。

瘧。臌。

浦南人馬姓。船戶也。邀余治。云已三日不食。見其面色如堊土。目頤微腫。余問其腹脹否。馬啓衣相示。腹堅大而青筋絆繞。切其脈細弦。觀其舌熟白連唇。聞其聲又帶哀嘶。知其不快。余曰。治太晚矣。馬含淚云。我被小周先生誤至於此。我始病。寒熱日作。人皆曰岳子也。初以捉岳法變間日岳。乃服單方。既而又服籤方。皆不止。後致胸痞食減。而周先生云。易治也。服周方二劑。又不應。再請來診。則云再服二劑可愈矣。服下仍不應。再請來診。周云再服二劑。

料必應手。豈知不然。而腹大且硬。前日又請伊來。示以腹。周云。今變臌脹矣。今爲爾用瀉脹法。諒必治。又三日不但不瀉而反不能食。寒熱仍未止。今先生來。爲我决一生死。若果不救。我欲死於鄉土。不識能到家否。余曰且爲用一方服二劑。如不應。回家可也。五日內必不死。但服藥須按時刻。爲之定二劑服四半椀。依鐘點進之。方用鼈血柴胡、烏梅肉、各六分。附子、乾姜、草果、厚朴、各一錢。半夏、陳皮各錢半、尖梹三錢、甜茶八分。煎湯。送下控涎丹六分。分二次服。第三日復來邀。余至。馬云。服先生方。寒熱止矣。腹脹寬矣。但先生之藥。不獨瀉而且吐。吐後必瀉二次。今小便亦通。昨食粥二頓。今食飯一椀。但無可口之菜。望先生爲我思之。余則先視其腹。

料必应手。岂知不然，而腹大且硬。前日又请伊来，示以腹，周云：今变臌胀矣，今为尔用泻胀法，谅必治。又三日，不但不泻，而反不能食，寒热仍未止。今先生来，为我决一生死，若果不救，我欲死于乡土，不识能到家否？余曰：且为用一方，服二剂，如不应，回家可也，五日内必不死，但服药须按时刻，为之定二剂，服四半碗，依钟点进之。方用鳖血柴胡、乌梅肉各六分，附子、干姜、草果、厚朴各一钱，半夏、陈皮各钱半，尖槟三钱，甜茶八分，煎汤，送下控涎丹六分，分二次服。第三日复来邀，余至。马云，服先生方，寒热止矣，腹胀宽矣，但先生之药，不独泻而且吐，吐后必泻二次，今小便亦通，昨食粥二顿，今食饭一碗，但无可口之菜，望先生为我思之。余则先视其腹，青筋已退，腹中左下俱软，唇舌转淡红色，脉细而不弦。余曰：病已退，肝尚胀大，胃气虽开，食须忌生冷寒凝之物，荤菜切忌鸡、蟹，并水果、芋艿、粉条、鸡蛋皆不可食，余皆无妨。然宜香脆辛辣，使脾胃能受者为佳。立方用干姜、益智、厚朴、尖槟、焦潞党、生于术、茯苓、半夏、陈皮、砂仁等，嘱服三剂。痞块渐小，谷食渐增，神气亦渐旺。马云："微先生，则我在黄泉作客矣。"由是再为之开六君子汤加益智、炮姜、厚朴三剂而痞块渐除。

水臌

甘草司陈蕙亭，明于医，其子七岁，始由疟疾，而生痞满，变为水臌，囊胀如一升大，形如猪脬裹水浆也，自治，病日进，以手版使家丁

青筋已退。腹中左下俱軟。唇舌轉淡紅色。脈細而不弦。余曰。病已退。肝尚脹大。胃氣雖開。食須忌生冷寒凝之物。葷菜切忌雞、蟹、并水果、芋艿粉條、雞蛋皆不可食。餘皆無妨。然宜香脆辛辣。使脾胃能受者爲佳。立方用乾姜益智厚朴尖梹焦潞黨、生於朮、茯苓、半夏、陳皮、砂仁等。囑服三劑。痞塊漸小。穀食漸增。神氣亦漸旺。馬云。微先生。則我在黃泉作客矣。由是再爲之開六君子湯加益智、炮姜、厚朴、三劑而痞塊漸除。

水臌

甘草司陳蕙亭。明於醫。其子七歲。始由瘧疾。而生痞滿。變爲水臌。囊脹如一升大。形如猪脬裹水漿也。自治病日進。以手版使家丁

邀余治。陳公告以小兒病延二月。行將不救。今請吾兄一決。余曰凡臟有五惡。臍突、青筋絆腹、腰直、陽縮、缺盆平。五者俱見。不救也。今五惡見其四。獨缺盆未平。雖喘息氣粗。尚能片刻仰臥。脈沉舌白。瘧發未止。略可進食。然症已劇矣。請父台毋姑息。不識治下能效力否。爲之用草果、厚朴、葶藶、大戟、芫花、檳榔、車前、通草、大麥芒、陳香橼一方。囑服二劑。陳公見此方藥未免心寒。云可改輕些否。余曰。父台是明理人也。藥雖峻。有病當之。經不云乎。有故無殞。亦無殞也。治下故先言毋姑息。蓋爲此也。服二劑。腫雖略退。瘧仍不止。以前方改去通草、香橼、葶藶。加附子、乾姜、威靈仙。再二劑而瘧止囊縮。腰下至足。腫尚未退。以前方去草果、芫花、威靈仙、大麥芒。

邀余治。陈公告以小儿病延二月，行将不救，今请吾兄一决。余曰：凡臓有五恶，脐突、青筋绊腹、腰直、阳缩、缺盆平，五者俱见，不救也。今五恶见其四，独缺盆未平，虽喘息气粗，尚能片刻仰卧，脉沉舌白，疟发未止，略可进食，然症已剧矣，请父台毋姑息，不识治下能效力否？为之用草果、厚朴、葶苈、大戟、芫花、槟榔、车前、通草、大麦芒、陈香橼一方，嘱服二剂。陈公见此方药未免心寒，云：可改轻些否？余曰：父台，是明理人，药虽峻，有病当之，经不云乎，有故无殒。亦无殒也，治下故先言毋姑息，盖为此也。服二剂肿虽略退，疟仍不止，以前方改去通草、香橼、葶苈，加附子、干姜、威灵仙，再二剂，而疟止囊缩，腰下至足，肿尚未退，以前方去草果、芫花、威灵仙、大麦芒，加白术、牛膝、防己、木瓜，又二剂。阅半月，其家丁率其子踵门叩谢云：第三方又服三剂而愈，今请为一诊，可不药否。余诊其脉已平和，饮食如常。病虽除去，惟鸡与蟹须忌食三月，可无后患。

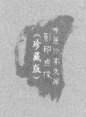

支饮

协镇王厚山之犹子，年十二，春间患疥疮，夏至后发渴多饮，水皆从毫毛出，夜卧床席，如浸水中，所著小衣，夜常湿透，立地三五言时，足印水迹。先请张小亭、王植三医治罔效。延一月余，植三荐余治。切其脉浮缓无力，形浮肿，色皎白，水从疮口出，按其腹软而满，惟胸次甚坚。问其溲？短而少。余知其支饮变溢饮也，以水从肤孔出，故腹不甚胀，因水渗皮肤，故肌常清而恶风寒，且常着湿衣，体

加白朮、牛膝、防已、木瓜。又二劑。閱半月。其家丁率其子踵門叩謝云第三方又服三劑而愈。今請爲一診。可不藥否。余診其脈已平和。飲食如常。病雖除去。惟雞與蟹須忌食三月。可無後患

支飲

協鎮王厚山之猶子年十二春間患疥瘡夏至後發渴多飲水皆從毫毛出夜臥床席如浸水中所著小衣夜常溼透立地三五言時足印水跡先請張小亭王植三醫治罔效延一月餘植三荐余治切其脈浮緩無力形浮腫色皎白水從瘡口出按其腹軟而滿惟胸次甚堅問其溲短而少余知其支飲變溢飲也以水從膚孔出故腹不甚脹因水滲皮膚故肌常清而惡風寒且常着溼衣體

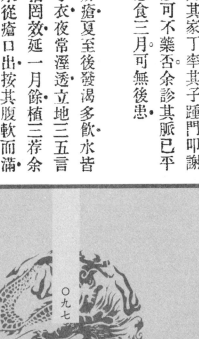

不能溫。厚山問曰。此症可能治否。余曰可。厚山握余手再四詰問。余笑曰。大人因何焦急如是。左右相告云。因諸名醫皆不識其病名。且治多不效。故大人重託先生醫治也。厚山又問幾日可愈。緣時在初秋。如此常着溼衣。恐復受寒涼。病上加病也。余曰。請毋慮。余家行醫六世。未嘗以術驚人。惟亦不敢漫爲担保。今之病大約服八劑藥。八日後可愈。厚山又問畢竟此爲何症。余曰支飲症。余乃開方。方用桑皮、腹皮、猪苓、澤瀉、厚朴、車前、川柏、牛膝、牽牛子。囑服二劑後。至第三日再診。診時見其肩臂上水不流出。面部缺盆腫已退。照前方去澤瀉、牽牛。加葶藶、製軍。又二劑。第五日往診。腹腫已退。胸膈尚滿。按之甚堅。乃支飲之根未去也。照前方再去製

不能温。厚山问曰：此症可能治否？余曰：可。厚山握余手再四诘问。余笑曰：大人因何焦急如是？左右相告云：因诸名医皆不识其病名，且治多不效，故大人重托先生医治也。厚山又问：几日可愈，缘时在初秋，如此常着湿衣，恐复受寒凉，病上加病也。余曰：请毋虑，余家行医六世，未尝以术惊人，惟亦不敢漫为担保，今之病大约服八剂药，八日后可愈。厚山又问：毕竟此为何症？余曰：支饮症。余乃开方，方用桑皮、腹皮、猪苓、泽泻、厚朴、车前、川柏、牛膝、牵牛子，嘱服二剂后，至第三日再诊。诊时见其肩臂上水不流出，面部、缺盆肿已退，照前方去泽泻、牵牛，加葶苈、制军，又二剂。第五日往诊，腹肿已退，胸膈尚满，按之甚坚，乃支饮之根未去也。照前方再去制

大黄、猪苓，加芫花、防己，又二剂，足肿亦退，惟膈满不除。第七日去川柏、牛膝，加附子、甘遂，二剂，方去其支饮之根，膈满尽除面（而）愈。第九日厚山再拜而谢曰：先生真神医也。为之调理病后，用著、术、桂、苓等十余日，疥亦痊矣。

溢饮

黄安甫妇，产后得寒热，因多饮，渐起痞胀，咳逆，食少，延四月，寒热乍止乍来，而咳不已，致胸胁支满，屡以消痞、平咳、软坚、化气为治，总不能去其支满，直至浑身软肿，邀余治。问知寒热尚未止，胸满胁胀，咳嗽气怯，脉左右弦滑。余为其用达原饮，加柴、枳、桑皮、炮姜、半夏、陈皮，去知母、黄芩。二服疟止，肿胀不退，乃改用槟、沉、陈、夏、葶

大黃、猪苓。加芫花、防已。又二劑。足腫亦退。惟膈滿不除。第七日去川柏、牛膝。加附子、甘遂二劑。方去其支飲之根。膈滿盡除。面愈。第九日厚山再拜而謝曰。先生眞神醫也。爲之調理病後。用蓍朮桂苓等十餘日。疥亦痊矣。

溢飲

黃安甫婦。產後得寒熱。因多飲。漸起痞脹。咳逆。食少。延四月。寒熱乍止乍來。而咳不已。致胸脇支滿。屢以消痞、平咳、軟堅、化氣爲治。總不能去其支滿。直至渾身軟腫。邀余治。問知寒熱尚未止。胸滿脇脹。咳嗽氣怯。脈左右弦滑。余爲其用達原飲。加柴、枳、桑皮、炮姜、半夏、陳皮。去知母、黃芩。二服瘧止。腫脹不退。乃改用檳、沉、陳、夏、葶

藶、桑皮、枳、朴、防己、附子、炮姜等。仍不應。余曰。此病遷延日久。近地諸醫皆不能去其支滿。請往蘇州就諸名醫診之。安甫應諾。即日喚舟同妻赴蘇。請馬培之診。馬亦作痞治。不效。再請費伯雄診。費以中滿治。亦不效。乃回劉再商於余。余曰。此症以我所見。是支飲變溢飲。但用藥非尋常之品。故請先治於蘇州諸醫。今諸名醫既不識此症。余再爲爾立方。乃用海藻、桑皮、白芥子、澤瀉、檳榔、厚朴、半夏、陳皮。下靈砂丹。丹丸赤豆大。六粒。分二服。明日來邀云。服靈砂丹三粒。二便得快下數次。今腰帶寬半尺。病者云。恐再服三粒。腰至把握。一身兩段矣。余再四譬喻。總不信。余曰。汝欲去病根。須服完六粒。後多人勸其再服。二日吞二粒。而棄其一粒未用也。由

苈、桑皮、枳、朴、防己、附子、炮姜等，仍不应。余曰：此病迁延日久，近地诸医，皆不能去其支满，请往苏州就诸名医诊之。安甫应诺，即日唤舟同妻赴苏，请马培之诊，马亦作痞治，不效；再请费伯雄诊，费以中满治，亦不效；乃回刘再商于余。余曰：此症以我所见，是支饮变溢饮，但用药非寻常之品，故请先治于苏州诸医，今诸名医既不识此症，余再为尔立方。乃用海藻、桑皮、白芥子、泽泻、槟榔、厚朴、半夏、陈皮，下灵砂丹，丹丸赤豆大，六粒，分二服。明日来邀云：服灵砂丹三粒，二便得快下数次，今腰带宽半尺。病者云：恐再服三粒，腰至把握，一身两段矣。余再四譬喻，总不信。余曰：汝欲去病根，须服完六粒。后多人劝其服，二日吞二粒，而弃其一粒未用也。由

是病退，后年生一子，乳名生麟，产后又病如前。延未半载，再服灵砂，虽五粒一服，亦不应而亡。生麟，即今黄翔卿是也。

赤痢成臓

汤俊臣者，新塘市造酒司也，深秋腹痛，赤痢日必百数遍，少亦六十遍。至仲冬，其丈人徐炳者，与以鸦片烟少许，吞之，痛痢大减，但烟力既过，痛痢如前。自冬入春，昼夜常四十遍不稍减，烟乃渐增，日须吞三分。延至三月初，邀余治。见其形如骷髅，声如鬼叫，言语不相续，腘肉俱脱，臂瘦如竹片，脉弱如丝而紧，腹大如五斗匏，皮坚急如鼓革，且脐突，青筋绊腹。自云：不食已三日，痢仍一周四十下。余问：是否不能食，抑不敢食耶。答云：食难下咽，故不食，非不

是病退。後年生一子。乳名生麟。產後又病如前。延未半載。再服靈砂。雖五粒一服。亦不應而亡。生麟。即今黃翔卿是也。

赤痢成臟

湯俊臣者。新塘市之造酒司也。深秋腹痛。赤痢日必百數遍。少亦六十遍。至仲冬其丈人徐炳者。與以鴉片煙少許。吞之。痛痢大減。但煙力既過。痛痢如前。自冬入春。晝夜常四十遍不稍減。煙乃漸增。日須吞三分。延至三月初。邀余治。見其形如骷髏。聲如鬼叫。言語不相續。膕肉俱脫。臂瘦如竹爿。脈弱如絲而緊。腹大如五斗匏。皮堅急如鼓革。且臍突。青筋絆腹。自云不食已三日。痢仍一周四十下。余問是否不能食。抑不敢食耶。答云食難下嚥。故不食。非不

敢也問其煙炮吞否答云日四五吞須三分余曰來太晚矣余未得呂祖之葫蘆爾欲求生我無仙術病者唏噓欲絕而言曰自知難生請先生來爲我決一死我生一日痛苦萬狀欲求速死耳不望生也余曰若求生不在今日明日未申之際不求死亦難生矣病者云我上年本欲請君治親友皆言君常用重劑故不敢我屢言彼等屢阻直至今日始不再阻我亦自知無及矣方亦不必開開亦不肯與我服其家人云先生若能開方豈有不與服之理余曰若開方與服今夜卽死如何其家人不應病者苦求書方欲速死也余書和中理氣一方且書且云欲服是方從此不得再吞煙炮爾能否病者云諾余曰果能明晨再商第二日早來請覆診云

敢也。问：其烟炮吞否？答云：日四五吞，须三分。余曰：来太晚矣，余未得吕祖之葫芦，尔欲求生，我无仙术。病者唏嘘欲绝而言曰：自知难生，请先生来，为我决一死，我生一日，痛苦万状，欲求速死耳，不望生也。余曰：若求生，不在今日，明日未申之际，不求死，亦难生矣。病者云：我上年本欲请君治，亲友皆言君常用重剂，故不敢，我屡言，彼等屡阻，直至今日，始不再阻，我亦自知无及矣，方亦不必开，开亦不肯与我服。其家人云：先生若能开方，岂有不与服之理。余曰：若开方与服，今夜即死如何？其家人不应，病者苦求书方，欲速死也。余书和中理气一方，且书且云：欲服是方，从此不得再吞烟炮尔能否。病者云：诺。余曰：果能，明晨再商。第二日早，来请覆诊，云：

昨夜不吞烟炮，竟未死，请往再诊。余至，复书大承气汤，送下控涎丹一钱五分，嘱伊午刻服，须切记未申之际，勿再吞烟炮。病者点头应。第三日早又来请云：先生今日再诊，谅可愈矣。余至其家，前昨两日，观方脉者不下五六十人，今何仅二三人而已。病者云：昨午服药一时许，腹中大动如雷，至未申时，连下四十遍，但不如往日之滞而难出，竟如倾盆之倒泻，时大痛大汗，竟至不闻、不见、不识、不知。其家人见此光景，扶卧床上，腹已瘪，气如绝，皆以为已死，至二鼓时，病者手动，如欲求食。遂与稀粥两碗，食后仍卧如尸。至四更又食两碗，天明又食两碗，刻始能言，又欲食。余即为之方脉，病者竟能作谢云：先生之手，高矣，我之志，亦坚矣，几为内人所误。

昨夜不吞煙炮。竟未死。請往再診。余至。復書大承氣湯。送下控涎丹一錢五分。囑伊午刻服。須切記未申之際。勿再吞煙炮。病者點頭應。第三日早又來請云。先生今日再診。諒可愈矣。余至其家。前昨兩日。觀方脈者不下五六十人。今何僅二三人而已。病者云。昨午服藥一時許。腹中大動如雷。至未申時。連下四十遍。但不如往日之滯而難出。竟如傾盆之倒瀉。時大痛大汗。竟至不聞、不見、不識、不知。其家人見此光景。扶臥床上。腹已癟。氣如絕。皆以爲已死。至二鼓時。病者手動如欲求食。遂與稀粥兩椀。食後仍臥如尸。至四更又食兩椀。天明又食兩椀。刻始能言。又欲食。余即爲之方脈。病者竟能作謝云。先生之手。高矣。我之志。亦堅矣。幾爲內人所誤。

煙炮到口者三。皆吐之。旋張目四顧云。今罵先生之人。皆不在此。余問其故。乃知昨晚轉機之時。慘聲竭叫。聽者皆罵傅崧園之大刀殺人也。余曰。吁。病至危極待死。我未見小篇能救得人者。於是爲之調養十餘日。至兩月後復原。余之傅大刀。於此轟傳。

食積痢

義泰當鋪經理葉子吟。徽州休甯人也。與鋪中之管包陳閬亭、錢房朱心階。與余均友善。葉君年近古稀。素體甚健。忽患痢。一日夜百五十餘次。劇痛異常。切其脈。弦滑而數。身熱無汗。舌紅苔黑。余診畢。問朱陳二君曰。葉先生年雖高。體尚健。未知食何物而致積滯若是。朱陳二君曰。典中餐膳。亦尋常耳。惟其家中自製之八珍

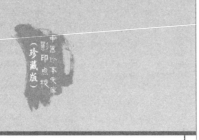

烟炮到口者三，皆吐之，旋张目四顾云：今骂先生之人，皆不在此。余问其故，乃知昨晚转机之时，惨声竭叫，听者皆骂傅崧园之大刀杀人也。余曰：吁！病至危极待死，我未见小篇能救得人者。于是为之调养十余日，至两月后复原。余之傅大刀，于此轰传。

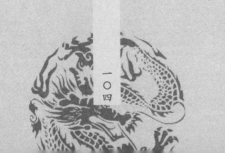

食积痢

义泰当铺经理叶子吟，徽州休宁人也，与铺中之管包陈阆亭、钱房朱心阶，与余均友善，叶君年近古稀，素体甚健，忽患痢，一日夜百五十余次，剧痛异常。切其脉，弦滑而数，身热无汗，舌红苔黑，余诊毕，问朱、陈二君曰：叶先生年虽高，体尚健，未知食何物而致积滞若是。朱、陈二君曰：典中餐膳，亦寻常耳，惟其家中自制之八珍

糕，储藏甚多，渠常口嚼不止，未一月而罄六七升之多，前日又到一桶，随时开吃，岂因是耶。余曰：是矣，中焦食积停滞，又感风寒，外邪郁遏，湿热内蒸，肠胃为之肿胀，食积瘀塞，不能下达，成此滞下之重症，故不堪其苦而大痛呼号，里急后重，身热舌黑，三焦表里俱病，老年人殊不易治。朱、陈固请立方。余曰：方非无法，但恐惊人。朱、陈曰：其家人须三日后方至，仅可放手为之，但须病减耳。余即以生军、芒硝、枳实、厚朴、桂枝、桃仁、神曲、麦芽、菔子，为剂投之。次日覆诊，黑苔半化，身热略退，痛痢减半。仍照前方，去芒硝，加川连为剂投之。第三日覆诊，身热已解，舌黑未尽，痢又减半，仍用原方去桃仁、桂枝，其大黄改为制军，加煨葛根、白芍为剂投之。第四日覆

糕儲藏甚多渠常口嚼不止未一月而罄六七升之多前日又到一桶隨時開吃豈因是耶余曰是矣中焦食積停滯又感風寒外邪鬱遏溼熱內蒸腸胃爲之腫脹食積瘀塞不能下達成此滯下之重症故不堪其苦而大痛呼號裏急後重身熱舌黑三焦表裏俱病老年人殊不易治朱陳固請立方余曰方非無法但恐驚人朱陳曰其家人須三日後方至儘可放手爲之但須病減耳余即以生軍芒硝枳實厚朴桂枝桃仁神麯麥芽菔子爲劑投之次日覆診黑苔半化身熱略退痛痢減半仍照原方去芒硝加川連爲劑投之第三日覆診身熱已解舌黑未盡痢又減半仍用原方去桃仁桂枝其大黃改爲製軍加煨葛根白芍爲劑投之第四日覆

診。胎黑盡退。痢又大減。脈略弦而不數。余乃改用西洋參、扁豆、厚朴、枳殼、白芍、牡蠣、香連丸等爲方。囑其連服二劑。並令漸進稀粥。適其子自南橋來。迎歸寓所調養。見余前方大驚。知病已退。則又大喜。遂回家延他醫調理。兩月返店。體健如常。

海門營兵士某。因患食積。致腹部堅滿。二便不通。周醫爲之診治八日。連進大承氣、五仁湯四五劑。均無效。至第九日。邀余診治。見其兩臂把於船棚。直立不能坐臥。腹堅如石。上不能食。下不能通。脈來弦急。余曰。此症宜速下。若下。則非六百遍不止。某云。與其脹而死。毋甯下而死之快也。余乃仍以大承氣爲主。加穿山甲、焙䗪蟲、蜣螂蟲、木香、青皮、玄胡索爲劑投之。其夜卽下四十遍。皆黏積

诊，胎黑尽退，痢又大减，脉略弦而不数。余乃改用西洋参、扁豆、厚朴、枳壳、白芍、牡蛎、香莲丸等为方，嘱其连服二剂，并令渐进稀粥。适其子自南桥来，迎归寓所调养。见余前方大惊，知病已退，则又大喜。遂回家延他医调理，两月返店，体健如常。

海门营兵士某，因患食积，致腹部坚满，二便不通，周医为之诊治八日，连进大承气、五仁汤四五剂，均无效。至第九日，邀余诊治。见其两臂把于船棚，直立不能坐卧，腹坚如石，上不能食，下不能通，脉来弦急。余曰：此症宜速下，若下，则非六百遍不止。某云：与其胀而死，毋宁下而死之快也。余乃仍以大承气为主，加穿山甲、焙䗪虫、蜣螂虫、木香、青皮、玄胡索为剂投之，其夜即下四十遍，皆黏积

脓血。继进大黄、贡檗、黄连、木香、尖槟榔、山查炭、莱菔子、赤茯苓、赤芍药等二三剂，胀已退，食渐进，痢不止。乃又去莱菔子、山查炭、赤芍药，加椿根皮、乌梅炭，连进三四剂，痢虽稀而一日尚三十余次。某云：六百遍已满，胡尚不止耶？余曰：嘱君勿吸鸦片，君不信，以致摄敛于内，助火煎熬，故绻缠也。某乃遵教止吸，并进以扶正、和中、止摄、固脱诸剂，匝月而痊。计共泻一千二百余遍，亦云险矣！

虚泄痢

王植山者，人和堂店主，七十余岁之老医也，患赤痢年余，痛不止，痢不停，食减无味，神困力疲，邀余至其店，托以后事。余问：既有病，何不治？植三云：药服数百剂，未尝一效，不识尚有治法否。问其前

膿血。繼進大黃、黃檗、黃連、木香、尖檳榔、山查炭、萊菔子、赤茯苓、赤芍藥等二三劑。脹已退食漸進。痢不止。乃又去萊菔子、山查炭、赤芍藥、加椿根皮烏梅炭。連進三四劑，痢雖稀而一日尚三十餘次。某云。六百遍已滿。胡尚不止耶。余曰。囑君勿吸鴉片。君不信。以致攝歛於內。助火煎熬。故綣纏也。某乃遵教止吸。並進以扶正和中止攝固脫諸劑。匝月而痊。計共瀉一千二百餘遍。亦云險矣。

虛泄痢

王植山者。人和堂店主。七十餘歲之老醫也。患赤痢年餘。痛不止。痢不停。食減無味。神困力疲。邀余至其店。託以後事。余問既有病。何不治。植三云。藥服數百劑。未嘗一效。不識尚有治法否。問其前

此所服之方。疏散、和中、化積、消滯、止痛、澁腸、固脫、皆不應。余乃爲用駐車丸改湯。加山藥、杜仲、木香、烏梅、榴皮、粟殼、另加鮮椿根皮打。取汁一杯和服。只二劑。痛止紅除。第二方去木香、椿根汁。加參、朮、茯苓。五劑。一年餘之痛痢。霍然而除。誰云虛泄痢之難治也。

表嫂俞氏。中年患脾泄。延二十月。或稀至四五遍。或重至八九遍。屢甚屢減。總不止。邀余治。脈細弱。色皏然。食少神疲。治以補中益氣。歸身炒炭合四神加炮薑、粟殼、或加茯苓、石脂、榴皮。前後服四十劑而泄止。忌食冷滑生硬之物。雖蔓青熱食必瀉。忌口一年而安。

水瀉

此所服之方，疏散、和中、化积、消滞、止痛、涩肠、固脱，皆不应。余乃为用驻车丸改汤，加山药、杜仲、木香、乌梅、榴皮、粟壳，另加鲜椿根皮打取汁，一杯和服，只二剂，痛止红除。第二方去木香、椿根汁，加参、术、茯苓，五剂，一年余之痛痢，霍然而除。谁云虚泄痢之难治也！

表嫂俞氏，中年患脾泄，延二十月。或稀至四五遍，或重至八九遍，屡甚屡减，总不止，邀余治。脉细弱，色皏然，食少神疲。治以补中益气，归身炒炭合四神加炮姜、粟壳，或加茯苓、石脂、榴皮，前后服四十剂而泄止。忌食冷滑生硬之物，虽蔓青热食必泻，忌口一年而安。

水泻

吴仰山，泰和典当之伙也，一日清晨，该典使人邀余。至则该典经理张少云，谈仰山昨夜大便，泻至四十遍，今天明至此，又十四遍矣。曾服小方二，皆不中病，少云喜谈方药，讲究医书，又常施药，邻近有病，必研究病原，考察方论。今同事仰山有病，更为注意。余切其脉，洪数而右寸甚急，身热而自觉畏寒，舌绛无苔，渴饮不彻。余乃谓少云曰：仰山之病，是火泻也，望勿疑余方之怪。少云云：君殆将用三黄乎？即请开方，余书麻黄、葛根、石膏、连翘、车前、牡蛎、桑皮、麦冬、白芍、甘草，麻六分，葛三钱，膏一两，大剂一帖。少云持方，踯躅曰：水泻服此，其理安在？余曰：肺热移于大肠，则洞泄，方虽新奇，谅无不效。少云勉从之，明日复邀余诊。至则见仰山正在啜粥。余问：

吳仰山。泰和典當之夥也。一日清晨。該典使人邀余。至則該典經理張少雲。談仰山昨夜大便。瀉至四十遍。今天明至此又十四遍矣。曾服小方二。皆不中病。少雲喜談方藥。講究醫書。又常施藥。鄰近有病。必研究病原。攷察方論。今同事仰山有病。更爲注意。余切其脈。洪數而右寸甚急。身熱而自覺畏寒。舌絳無苔。渴飲不徹。余乃謂少雲曰。仰山之病。是火瀉也。望勿疑余方之怪。少雲云。君殆將用三黃乎。即請開方。余書麻黃、葛根、石膏、連翹、車前、牡蠣、桑皮、麥冬、白芍、甘艸。麻六分。葛三錢、膏一兩。大劑一帖。少雲持方。躑躅曰。水瀉服此。其理安在。余曰。肺熱移於大腸。則洞泄。方雖新奇。諒無不效。少雲勉從之。明日復邀余診。至則見仰山正在啜粥。余問昨夜瀉幾遍。仰山云。服藥後瀉止。於昨夜安眠一覺。及醒。天已明矣。但腹甚飢。此已第二餐。頃之。少雲至。詢及昨日之方。出於何書。余曰。是內經也。少雲云。內經安有是方。余曰。秋令燥金。肺主之。今秋亢燥。燥氣化火。火尅金。必傷肺。肺受燥火之灼爍。必求助於水。肺熱。并心亦熱。肺與大腸。心與小腸。兩相表裏。心移熱於小腸。必肺移熱於大腸。胃受水氣。不能升液滋潤肺系。所以肺布葉舉。水氣直達下焦。而爲洞泄。經云。暴注下迫。皆屬於熱。又云。火鬱發之。此其義也。

呃忒

一農婦。素嗜藜藿。年四十餘。腹痛滑泄。乍去乍來。延已三載。其年

昨夜泻几遍？仰山云：服药后泻止，于昨夜安眠一觉，及醒，天已明矣，但腹甚饥，此已第二餐。顷之少云至，询及昨日之方，出于何书？余曰：是《内经》也。少云云：《内经》安有是方？余曰：秋令燥金，肺主之。今秋亢燥，燥气化火，火克金，必伤肺。肺受燥火之灼烁，必求助于水，肺热，并心亦热，肺与大肠，心与小肠，两相表里，心移热于小肠，必肺移热于大肠。受水气，不能升液滋润肺系，所以肺布叶举，水气直达下焦，而为洞泄。经云：暴注下迫，皆属于热。又云：火郁发之，此其表义也。

呃忒

一农妇，素嗜藜藿，年四十余，腹痛滑泄，乍去乍来，延已三载，其年

夏末秋初，稍食瓜桃，致腹痛大泻，泻三日而邀余治。舌白、不食，脉沉微如伏，神疲不寐，乃与理中汤，加桂、附、山药、茯苓、炙粟壳，二剂痛停泻减。第五日，去党参、附子，加东洋参、五味、肉果、诃子，而食进泻停。第八日，复邀余诊，原痛泻既止，略食生冷，致呃忒二日，又不欲食，乃与四君子加丁香、肉桂、砂仁三服，而呃渐平。

一卖糖老人，年六十余，七月发痎疟二旬，因食物违和，致疟而加呃，疟至呃甚，疟退呃稀，病一月，始邀余治。问：其呃几日。云：今第四日，因日甚一日，故求治。余用达原饮去苓、芍、草、枣，加柴胡、甜茶、乌梅、枳实、干姜、刀豆子，二剂，嘱其疟之前后，离一时许服药。第三日，疟呃俱停。

夏末秋初。稍食瓜桃。致腹痛大瀉。瀉三日而邀余治。舌白。不食。脈沉微如伏。神疲不寐。乃與理中湯加桂、附、山藥、茯苓、炙粟殼。二劑痛停瀉減。第五日。去黨參、附子。加東洋參、五味、肉果、訶子。而食進瀉停。第八日。復邀余診。原痛瀉既止。略食生冷。致呃忒二日。又不欲食。乃與四君子加丁香、肉桂、砂仁。三服而呃漸平。

一賣糖老人。年六十餘。七月發痎瘧二旬。因食物違和。致瘧而加呃。瘧至呃甚。瘧退呃稀。病一月。始邀余治。問其呃幾日。云今第四日。因日甚一日。故求治。余用達原飲去苓、芍、草、棗。加柴胡、甜茶、烏梅、枳實、乾姜、刀豆子。二劑。囑其瘧之前後離一時許服藥。第三日。瘧呃俱停。

王大福百家奴也。年五十餘。初冬患傷寒。兼吐下。第七日熱退未解。而起呃逆。余以小建中合陳、夏。加丁香、柿蒂、刀豆子。二服呃止。食進身和。調理半月而愈。

卞三元。向吸鴉片煙者。年近五旬。秋間赤痢腹痛。裏急後重。食少。延二月。始邀余治。診其脈。細緊而數。形脱口糜。腹痛雖止。而日下必二十遍。呃逆已二日。聲不揚。余曰。煙漏之壞症。無法爲役矣。後五日而果亡。

睞瞭眼陳三。理髮匠也。好樗蒲。嘗連夜鬥牌。忽起呃忒。身不寒熱。食飲如常。脈惟右關滑急。余用烏藥、川芎、枳殼、木香、檳榔、沉香、半夏、陳皮、參鬚、肉桂。一服即減。二服而止。

王大福百家奴也，年五十余，初冬患伤寒，兼吐下，第七日热退未解，而起呃逆。余以小建中合陈、夏，加丁香、柿蒂、刀豆子，二服呃止，食进身和，调理半月而愈。

下三元，向吸鸦片烟者，年近五旬，秋间赤痢腹痛，里急、后重、食少，延二月，始邀余治。诊其脉，细紧而数，形脱口糜，腹痛虽止，而日下必二十遍，呃逆已二日，声不扬。余曰：烟漏之坏症，无法为役矣。后五日而果亡。

眯瞭眼陈三，理发匠也，好樗蒲，尝连夜斗牌，忽起呃忒，身不寒热，食饮如常，脉惟右关滑急。余用乌药、川芎、枳壳、木香、槟榔、沉香、半夏、陈皮、参须、肉桂，一服即减，二服而止。

关格

余内子平素勤劳，多怒贪凉，忽腹痛如冲脉病，逆气里急，不能食，脉沉细，连进温中止痛诸方，皆不应。察其大小便，已一日半不行，余以为关格症也，遂以巴豆仁一粒，压出油，去巴霜，以其油拌沉香末一分，开水服，服一时许，二便通，病亦如失，可云奇法也。

气膈

一梅姓女，年二十许，已字于陆，因陆子不务正业，女即忿恚，而起中膈之症，呕吐吞酸，早食暮吐，暮食早吐，有时食亦难下，形羸瘦，脉弦急。余曰：三在阳结谓之膈，今症已成，宜自爱，或可挽回。其祖母曰：渠父母已许其不嫁而心安，先生为之施治可也。余乃用左金

關格

余內子平素勤勞。多怒貪凉。忽腹痛如衝脈病。逆氣裏急。不能食。脈沉細。連進溫中止痛諸方。皆不應。察其大小便。已一日半不行。余以爲關格症也。遂以巴豆仁一粒。壓出油。去巴霜。以其油拌沉香末一分。開水服。服一時許。二便通。病亦如失。可云奇法也。

氣膈

一梅姓女。年二十許。已字於陸。因陸子不務正業。女即忿恚。而起中膈之症。嘔吐吞酸。早食暮吐。暮食早吐。有時食亦難下。形羸瘦。脈弦急。余曰。三陽結謂之膈。今症已成。宜自愛。或可挽回。其祖母曰。渠父母已許其不嫁而心安。先生爲之施治可也。余乃用左金

丸、枳實、厚朴、烏、沉、赭石、鬱金、代代花。加白石粉一錢。二劑嘔稍減而未盡止。胸膈窒塞。仍不少解。惟酸已平。第二方去枳、烏、石粉、加九香蟲、金石斛。又囑其日呼酣字五百聲。取聲出氣下。導引疏通之意。膈塞乃漸平。白石粉即「鈣炭養二」

膈塞

施天順患膈塞。食物難下。勉强食之。早食暮吐。暮食早吐。臥床一月。形瘦無力。惟聲音如常。脈左右雙弦直。余曰。經云三陽結謂之鬲。脈法云雙弦者不治。其妻曰貧病相連。本應待斃。以子幼女小。日夜哀痛。適鄰人傳信於其親家翁陳。陳來。病者述所苦。陳願代賒藥餌。并借以錢。是以請先生。今聞言。妾腸斷矣。余曰。且試一方

丸、枳实、厚朴、乌、沉、赭石、郁金、代代花，加白石粉一钱，二剂，呕稍减而未尽止，胸膈窒塞，仍不少解，惟酸已平。第二方去枳、乌、石粉，加九香虫、金石斛，又嘱其日呼酣字五百声，取声出气下，导引疏通之意，膈塞乃渐平。白石粉即“钙炭养二”。

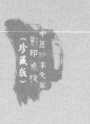

膈塞

施天顺患膈塞，食物难下，勉强食之，早食暮吐，暮食早吐，卧床一月，形瘦无力，惟声音如常，脉左右双弦直。余曰：经云：三阳结谓之鬲。《脉法》云：双弦者不治。其妻曰：贫病相连，本应待毙，以子幼女小，日夜哀痛，适邻人傳信于其亲家翁陈，陈来，病者述所苦，陈愿代赊药饵，并借以钱，是以请先生，今闻言，妾肠断矣。余曰：且试一方

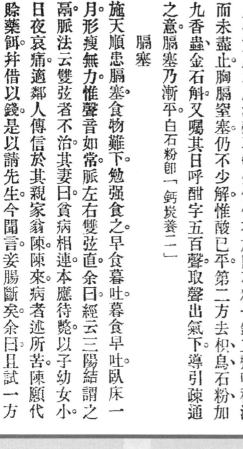

以觀效否。遂立黃連、厚朴、蘇梗、法夏、陳皮、赭石、虎睹、白石粉、沉香、砂仁等一方。服二劑。竟不吐。而食總難下。又授伊一法。用有嘴之壺。購高粱半壺。使酒在嘴眼下。上口封固。壺嘴緊塞。用時在上口刺一小孔。以口吸酒氣而不飲。吸後。以膏藥帖孔上。吸則去膏藥開孔。日夜吸十數次。待酒無味。出而換之。再吸如前。膈塞漸通。五六日竟能食。而從此不吐矣。

卷之二終　　學古堂藏版

以观效否。遂立黄连、厚朴、苏梗、法夏、陈皮、赭石、虎睹、白石粉、沉香、砂仁等一方，服二剂，竟不吐，而食总难下。又授伊一法，用有嘴之壶，购高粱半壶，使酒在嘴眼下，上口封固，壶嘴坚塞，用时在上口刺一小也，以口吸酒气而不饮，吸后，以膏药帖（贴）孔上，吸则去膏药开孔，日夜吸十数次，待酒无味，出而换之，再吸如前。膈塞渐通，五六日竟能食，而从此不吐矣。

卷之二终　学古堂藏版

医案摘奇卷之三

太仓傅松元耐寒父著
长男制　然雍言校

伤　寒

伤寒证最多，故不须存案，设人来就诊，其脉浮细或浮紧，问其头，必重而疼，或形寒，或项强，牵引痠痛，此必伤寒也。如至其所而诊，若以上脉症，本伤寒也。其或面苍身微热，而恶寒不彻，脉紧细，不口渴略能食者，是伤寒之发于阴者也。其面红身热，无汗恶寒，脉浮数，或浮紧而不数，口渴而欲呕者，是伤寒之发于阳者也。余每遇此等伤寒，必以仲景之麻黄汤主之，其发于阴者，佐以附子或

醫案摘奇卷之三

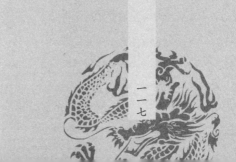

太倉傅松元耐寒父著
長男制　然雍言校

傷寒

傷寒證最多。故不須存案。設人來就診。其脈浮細或浮緊。問其頭。必重而疼。或形寒。或項强。牽引痠痛。此必傷寒也。如至其所而診。若以上脈症。本傷寒也。其或面蒼身微熱。而惡寒不徹。脈緊細。不口渴略能食者。是傷寒之發於陰者也。其面紅身熱。無汗惡寒。脈浮數。或浮緊而不數。口渴而欲嘔者。是傷寒之發於陽者也。余每遇此等傷寒。必以仲景之麻黃湯主之。其發於陰者。佐以附子或

細辛。其發於陽者。佐以黃連、連翹。有痰嗽者。加半夏陳皮。有咳逆者。加蘇子前胡。有胸脘悶者。加枳殼厚朴。舌垢有停滯者。其脈右關必實滑。實滑者。加以消導。因表裏俱病。必表裏合治者也。其發於陽者。須防脈之弦、數、洪、滑、實、大。必有相火伏溫。溼熱內阻。即一二日之傷寒。若夾相火伏溫。不得妄用麻桂。即紫蘇亦不可亂用。防日後之溫熱變劇而發斑爛也。然傷寒初見。內熱甚。脈數大。口乾煩擾。惡寒未去者。用大青龍湯治之。其不惡寒。雖脈形如平。屬溫邪治。原溫症初起。脈如平常。若相火伏熱。脈必有數實之象。不必與傷寒同語。余行醫四十餘年。每治傷寒。誠無一失。誰謂江南無正傷寒之症乎。皆因時醫不知脈學。且避重就輕。迎合病家。先

细辛。其发于阳者，佐以黄连、连翘；有痰嗽者，加半夏、陈皮；有咳逆者，加苏子、前胡；有胸脘闷者，加枳壳、厚朴。舌垢有停滞者，其脉右关必实滑，实滑者，加以消导，因表里俱病，必表里合治也。其发于阳者，须防脉之弦、数、洪、滑、实、大，必有相火伏温，湿热内阻，即一二日之伤寒。若夹相火伏温，不得妄用麻桂，即紫苏亦不可乱用，防日后之温热变剧而发斑斓也。然伤寒初见，内热甚，脉数大，口干烦扰，恶寒未去者，用大青龙汤治之。其不恶寒，虽脉形如平，属温邪治，原温症初起，脉如平常。若相火伏热，脉必有数实之象，不必与伤寒同语。余行医四十余年，每治伤寒，诚无一失，谁谓江南无正伤寒之症乎。皆因时医不知脉学，且避重就轻，迎合病家，先

恐其虚。凡见伤寒，专用牛蒡、豆卷、桑叶，以为发表。极重，用苏叶、防风。再重，用荆芥、前胡、豆豉之类，使小病变大，重病变危，日变日凶，委之无力，此庸医之误人，医道中之蟊贼也。即使仲景复出，华陀再世，与此等庸医同行斯世，亦必受其诽谤。原夫有学之医，千中未必无一误，所谓智者千虑，必有一失。然此有学之误，夫人知之，而医者亦不自讳。若庸医之一世大误，天知之而人不知也。所以十八层地狱中，最多医、与幕、与学究之三者。

有太阳病，项背强几几，无汗恶风者，葛根汤主之。太阳病，项背强几几，反汗出恶风者，桂枝加葛根汤主之。太阳与阳明合病，不下利但呕者，葛根加半夏汤主之。太阳与阳明合病者，必自下利，葛

恐其虛。凡見傷寒。專用牛蒡、豆卷、桑葉、以爲發表。極重用蘇葉、防風。再重用荊芥、前胡、豆豉之類。使小病變大。重病變危。日變日凶。委之無力。此庸醫之誤人。醫道中之蟊賊也。卽使仲景復出。華陀再世。與此等庸醫同行斯世。亦必受其誹謗。原夫有學之醫。千中未必無一誤。所謂智者千慮。必有一失。然此有學之誤。夫人知之。而醫者亦不自諱。若庸醫之一世大誤。天知之而人不知也。所以十八層地獄中。最多醫、與幕、與學究之三者。

有太陽病項背强几几。無汗惡風者。葛根湯主之。太陽病。項背强几几。反汗出惡風者。桂枝加葛根湯主之。太陽與陽明合病。不下利但嘔者。葛根加半夏湯主之。太陽與陽明合病者。必自下利。葛

根湯主之。太陽與陽明合病。喘而胸滿者。不可下。宜麻黃湯主之。所以麻黃湯。爲表劑之發汗第一方。原麻黃之開表。又佐以桂枝杏仁之散解推蕩。是初病時元氣未衰之猛劑也。葛根湯。以葛根宣解陽明經凝積之邪。佐以麻黃之發汗。臣以桂枝湯之解散。以和營衛。是葛根湯無杏而有白芍薑棗。因較麻黃湯爲稍遜。故葛根湯發汗爲第二方。

凡初病身熱頭痛。汗出惡風。名曰中風。原類症中另有中風一門。余故以外感之中風別之。名曰傷風。因傷寒論中本有寒傷營風傷衛而名之也。論中太陽病頭痛發熱。汗出惡風者。桂枝湯主之。陽明病。若能食。名中風。不能食。名中寒。中風桂枝湯。中寒麻黃湯。

根汤主之。太阳与阳明合病，喘而胸满者，不可下，宜麻黄汤主之，所以麻黄汤，为表剂之发汗第一方。原麻黄之开表，又佐以桂枝杏仁之散解推荡，是初病时元气未衰之猛剂也。葛根汤，以葛根宣解阳明经凝积之邪，佐以麻黄之发汗，臣以桂枝汤之解散，以和营卫，是葛根汤无杏而有白芍、姜、枣，因较麻黄汤为稍逊，故葛根汤发汗为第二方。

凡初病身热头痛，汗出恶风，名曰中风，原类症中另有中风一门。余故以外感之中风别之，名曰伤风。因《伤寒论》中，本有寒伤营风伤卫而名之也，论中太阳病头痛发热，汗出恶风者，桂枝汤主之。阳明病，若能食，名中风；不能食，名中寒。中风桂枝汤，中寒麻黄汤。

此二中字亦当以伤名之，原本论中又有中寒为直中三阴之寒而别之，所以发热自汗脉缓数者，皆当与桂枝汤，不分太阳、阳明皆主之。

麻黄汤

麻黄三两　桂枝二两　甘草一两　杏仁七十粒

葛根汤

葛根四两　麻黄三两　桂枝二两　白芍二两　甘草二两　生姜三两　大枣十二枚

葛根加半夏汤即葛根汤，加半夏半升　惟麻黄须泡去黄汁，焙干

桂枝汤

桂枝三两　芍药三两　甘草二两　生姜三两　大枣十二枚

桂枝加葛根汤，即桂枝汤，加葛根四两

桂枝加芍药汤，即桂枝汤，加芍药三两

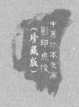

此二中字亦當以傷名之。原本論中又有中寒爲直中三陰之寒而別之。所以發熱自汗脈緩數者。皆當與桂枝湯。不分太陽陽明皆主之。

麻黃湯　麻黃三兩　桂枝二兩　甘草一兩　杏仁七十粒

葛根湯　葛根四兩　麻黃三兩　桂枝二兩　白芍二兩　甘草二兩　生薑三兩　大棗十二枚

葛根加半夏湯　即葛根湯　加半夏半升　惟麻黃須泡去黃汁焙乾

桂枝湯　桂枝三兩　芍藥三兩　甘草二兩　生薑三兩　大棗十二枚

桂枝加葛根湯　即桂枝湯　加葛根四兩

桂枝加芍藥湯　即桂枝湯　加芍藥三兩

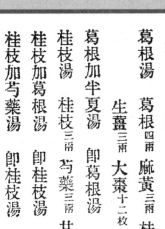

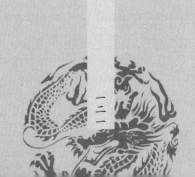

小建中湯　即桂枝加芍藥湯　再加膠飴一升

桂枝加附子湯　即桂枝湯　加附子一枚炮去皮破八片

桂枝加大黃湯　即桂枝湯　加大黃一兩

桂枝加厚朴杏仁湯　即桂枝湯　加厚朴三兩　杏仁去皮尖五十粒

新加湯　即桂枝湯　加人參三兩

故桂枝湯雖有散解風邪之力。實和營衛而解肌之方也。古人亦稱散表。以桂枝與芍藥各三兩。一化汗。一斂陰。爲解散風邪之用。今如余之用桂枝五六分。輕則三四分。重則八分。白芍必以錢半爲則。皆爲從輕故也。

嘗觀今世之醫。都不敢用麻黃者。所以小病變大。重病變危。非余

小建中汤，即桂枝加芍药汤，再加胶饴一升

桂枝加大黄汤，即桂枝汤，加大黄一两

桂枝加厚朴杏仁汤，即桂枝汤，加厚朴三两　杏仁去皮尖，五十粒

新加汤，即桂枝汤，加人参三两

故桂枝汤，虽有散解风邪之力，实和营卫而解肌之方也。故人亦称散表，以桂枝与芍药各三两，一化汗，一敛阴，为解散风邪之用。今如余之用桂枝五六分，轻则三四分，重则八分，白芍必以钱半为则，皆为从轻故也。

尝观今世之医，都不敢用麻黄者，所以小病变大，重病变危，非余

之妄说也。且有治病一世，从未用过麻黄，亦都称其为和平之医家者，谅此人未见伤寒之书也。不读《内》、《难》经，不知《伤寒》、《金匮》而亦治病，非催命之判官乎？又有见伤寒之变谵语、结胸、便结、烦躁、湿热温病之傍流臭水、腹满、狂妄、舌干、苔黑、脉沉实大等证，而不敢用硝黄泻实存阴者，亦未读《伤寒论》之人，未读《伤寒论》而欲医病，是亦勾魂使者也。

如我太仓茜城之北，医用葛根只五六分，从未有用一钱者，盖不读《伤寒论》故也。而且其家亦未食过葛粉也，不然葛粉可调一大碗食之，何以治病之用，如是之轻，原本朝医书，每见论伤寒之用表散方，首以麻黄为第一，次以葛根大青龙为第二，再次以桂枝

之妄說也。且有治病一世。從未用過麻黃。亦都稱其爲和平之醫家者。諒此人未見傷寒之書也。不讀內難經。不知傷寒金匱而亦治病。非催命之判官乎。又有見傷寒之變譫語結胸便結煩躁溼熱溫病之傍流臭水腹滿狂妄舌乾苔黑脈沉實大等證。而不敢用硝黃瀉實存陰者。亦未讀傷寒論之人。未讀傷寒論而欲醫病是亦勾魂使者也。

如我太倉茜城之北。醫用葛根只五六分。從未有用一錢者。蓋不讀傷寒論故也。而且其家亦未食過葛粉也。不然葛粉可調一大椀食之。何以治病之用。如是之輕。原本朝醫書。每見論傷寒之用表散方。首以麻黃爲第一。次以葛根大青龍爲第二。再次以桂枝

柴胡爲第三。原不讀傷寒論。所以不知湯飲之方名。而誤以藥性之輕重名。故前頁以麻黄葛根桂枝列之。并計三方之權度也。

施阿七年十歲。鄉間失怙恃之小童也。六月底病。其兄邀余治。見阿七滿頭瘷痂。身灼熱。不知人事。不食飲。不二便。已十日。切其脈伏。余曰。此恐落水受寒而起。是傷寒症也。其嫂云。吾叔終日淘河摸蟹。自端節後至得病。未間一日。約月餘常在水中。先生所云是矣。余啓其唇。見斷燥舌乾。乃用大青龍湯去薑棗。用麻、桂各六分。石膏一兩。杏仁三錢。甘草四分。加鮮地一兩。花粉四錢。知母連翹各二錢。一劑。明日其兄來邀覆診。問昨得汗否。云未也。今日仍如昨。余見其手持昨日之方。爲之去桂、麻。加羚角一錢五分。葛根三

柴胡为第三。原不读《伤寒论》，所以不知汤饮之方名，而误以药性之轻重名，故前页以麻黄葛根桂枝列之，并计三方之权度也。

施阿七年十岁，乡间失怙恃之小童也，六月底病，其兄邀余治。见阿七满头瘷痂，身灼热，不知人事，不食饮，不二便，已十日，切其脉伏。余曰：此恐落水受寒而起，是伤寒症也。其嫂云：吾叔终日淘河摸蟹，自端节后至得病，未间一日，约月余常在水中，先生所云是矣。余启其唇，见齗燥舌干，乃用大青龙汤去姜、枣，用麻、桂各六分，石膏一两，杏仁三钱，甘草四分，加鲜地一两，花粉四钱，知母、连翘各二钱，一剂。明日其兄来邀覆诊，问：昨得汗否？云：未也，今日仍如昨。余见其手持昨日之方，为之去桂、麻，加羚角一钱五分，葛根三

钱，鲜斛四钱，嘱伊午前即服。余午后至其家，见形情如昨，问其嫂，云汗果未出，切其脉，已见细弱，身热已解。余曰：热已解，食已进，愈矣。其嫂不信，按其身，云：热果退矣，食未入也，且口未开，何言愈？余曰：此儿灼热十日，清阳津液俱伤，今耳不聪，目不敏，口舌不能言，故神非昏，而实呆木也。余见昨日枕畔有干糕十数片，今糕不见，非其食耶？其嫂为之摸索亦不见，云：若果愈也。余曰：今病虽去，人已呆木，以后食饮，须按时与之，此儿不知也，即溲便亦须他人当心，方不污床蓐。约须半月不知人事，幸毋忽之，再与以养胃理虚一方，嘱服二剂。又令其置病人于暗室，以养目光，后果半月起床，而耳目尚未灵敏，直至一月后而复元。

錢。鮮斛四錢。囑伊午前卽服。余午後至其家。見形情如昨。問其嫂云汗果未出。切其脈已見細弱。身熱已解。余曰。熱已解食已進。愈矣。其嫂不信。按其身云熱果退矣。食未入也。且口未開。何言愈。余曰。此兒灼熱十日。淸陽津液俱傷。今耳不聰。目不敏。口舌不能言。故神非昏而實呆木也。余見昨日枕畔有乾糕十數片。今糕不見非其食耶。其嫂爲之摸索亦不見。云若是果愈矣。余曰。今病雖去人已呆木。以後食飲。須按時與之。此兒不知也。卽溲便亦須他人當心。方不汚床蓐。約須半月不知人事。幸毋忽之。再與以養胃理虛一方。囑服二劑。又令其置病人於暗室。以養目光。後果半月起床。而耳目尚未靈敏。直至一月後而復元。

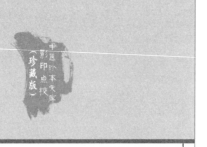

溫病

內兄劉受之患溫邪症。身熱無汗不食。六七日紅癍稠密。曾用犀角、羚羊角、解毒、涼宣等法。而熱不稍退。舌胎灰黑。神亂妄言。時舅嫂滕氏。以余初行醫。未必能治重病。連請茜涇陶張二醫。每方必用鮮石斛、鮮生地、豆豉、牛蒡、丹皮、連翹、茯神、知母、花粉、夜交籐、青蒿、竹葉等。服三四劑。不惟病不退。而熱更甚。大便自傍流。變爲燥結不通。已七日。至十一日。煩躁欲狂。余曰。今當以大承氣湯。瀉熱存陰。其舌乾唇焦。實熱已極。若再延緩。則不救矣。舅嫂性愎自用。堅持不允。其親鄰從余意。皆云不得不瀉。因此疑議紛爭。病者竟狂妄不甯。舅嫂乃曰。若能担保。則服汝方。諸親鄰皆贊成之。服後

温病

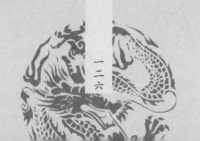

内兄刘受之患温邪症，身热、无汗、不食，六七日红癍稠密，曾用犀角、羚羊角解毒、凉宣等法，而热不稍退，舌胎灰黑，神乱妄言。时舅嫂滕氏，以余初行医，未必能治重病，连请茜泾陶张二医，每方必用鲜石斛、鲜生地、豆豉、牛蒡、丹皮、连翘、茯神、知母、花粉、夜交藤、青蒿、竹叶等，服三四剂，不惟病不退，而热更甚，大便自傍流，变为燥结不通，已七日。至十一日，烦躁欲狂。余曰：今当以大承气汤，泻热存阴，其舌干唇焦，实热已极，若再延缓，则不救矣。舅嫂性愎自用，坚持不允，其亲邻从余意，皆云不得不泻。因经疑议纷急，病者竟狂不宁。舅嫂乃曰：若能担保，则服汝方。诸亲邻皆赞成之，服后

四更下一遍，黑硬如炭，天明又下一遍，黑且溏，既而自汗津津，及日中而热解是病也。若非亲邻明理，余无从措手，真不救矣。

绍兴张定方，生义烛号之学徒也，初秋伤暑兼之饮食不节，变成热症，屡进凉解，如水投石。生义之经理曰金裕昆，明于医，见其病日甚一日，继之以昏妄谵语。邀余诊而告曰：此三房合一之子，不计药资，只求其生，望先生注意，如先生有命，无不敬从。余诊其脉，甚至弦数不伦，身热微汗，而紫红色癍，如锦纹、如蚊迹者稠密，舌绛唇焦，渴饮无度，便溺自通。惟不食、不寐已五日，乃相与定犀角、地黄，合白虎、解毒，三方并进，热仍不退。明日即加寒水石、板蓝根、胆星，又不效。第三方用犀羚二角、鲜石斛、元精石、大青，亦不验。余

四更下一遍黑硬如炭天明又下一遍黑且溏既而自汗津津及日中而熱解是病也若非親鄰明理余無從措手眞不救矣

紹興張定方生義燭號之學徒也初秋傷暑兼之飲食不節變成熱症屢進涼解如水投石生義之經理曰金裕昆明於醫見其病日甚一日繼之以昏妄譫語邀余診而告曰此三房合一之子不計藥資只求其生望先生注意如先生有命無不敬從余診其脈甚至弦數不倫身熱微汗而紫紅色癍如錦紋如蚊跡者稠密舌絳唇焦渴飲無度便溺自通惟不食不寐已五日乃相與定犀角地黃合白虎解毒三方並進熱仍不退明日即加寒水石板藍根胆星又不效第三方用犀羚二角鮮石斛元精石大青亦不驗余

只得告辭。裕昆及謝把作等。重申前意。皆云。且莫辭此兒有失。三房之香火無繼。方藥貴重。皆所不計。請毋辭。余思凉藥之最重無比者莫如元精石。瀉火之最猛者。莫如大黃。即用此二味。合以犀羚二角、鮮地、鮮斛、連、柏、枳、翹、大青等十一味。加濂珠三分西黃一分。研細調服。煎藥用雪水。并以雪水代飲。午前服之。至黃昏而神亂如前。毫無善狀。只得照前方再配一劑。仍用濂珠西黃調服。雪水代飲。并以井水浸髮。至天明。身熱乃退。妄言亦定。神體略安。舌絳已淡。脈已柔緩。即改用安神和胃之藥。日漸向安。惟仍耳聾發瘄。乍熱乍凉。又延月餘。乃使人送回浙紹調養。十一月底。始復元。重至生義燭號。

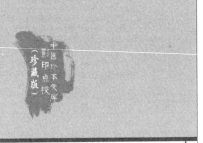

只得告辞。裕昆及谢把作等，重申前意，皆云：且莫辞，此儿有失，三房之香火无继，方药贵重，皆所不计，请毋辞。余思凉药之最重无比者，莫如元精石，泻火之最猛者，莫如大黄。即用此二味，合以犀羚二角、鲜地、鲜斛、连、柏、翘、大青等十一味，加濂珠三分、西黄一分，研细调服，煎药用雪水，并以雪水代饮，午前服之，至黄昏而神乱如前，毫无善状。只得照前方再配一剂，仍用濂珠、西黄调服，雪水代饮，并以井水浸发。至天明，身热乃退，妄言亦定，神体略安，舌绛已淡，脉已柔缓。即改用安神和胃之药，日渐向安，惟仍耳聋发瘄，乍热乍凉。又延月余，乃使人送回浙绍调养。十一月底，始复元，重至生义烛号。

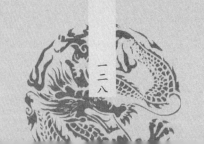

伏暑

长桥浦佩之媳，年二十余之少妇也，夏月伤暑，延二旬而邀余治。身热汗少，凛寒未去，谷食不进，舌绛耳聋，脉浮细数。余曰：此因暑受寒，寒在外，暑伏内，初病本伤暑，今则谓伏暑也，原外寒未去，伏暑内蒸，膻中清阳之气，受暑热之混蒙，故不食而耳聋也。治宜宣泄伏邪，必有白㾦发出，方用香薷饮，加牛蒡、葛根、蝉蜕，一剂而汗出㾦见。凛寒去，继之以葛根、石膏、连翘、丹皮、青蒿、知母、鲜斛、鲜地，白㾦发已多，清晨热可退。前方去葛、石、地、斛，加蒌皮、花粉、淡竹叶、地骨皮等三四剂，舌绛退，身热解，惟耳聋不食如前。乃改用生蓍、洋参、首乌、橘白、青蒿子、麦冬、谷芽、佛手等，白㾦止，暮热停，惟仍不

伏暑

長橋浦佩之媳。年二十餘之少婦也。夏月傷暑。延二旬而邀余治。身熱汗少。凛寒未去。穀食不進。舌絳耳聾。脈浮細數。余曰。此因暑受寒。寒在外。暑伏內。初病本傷暑。今則謂伏暑也。原外寒未去。伏暑內蒸。膻中清陽之氣。受暑熱之混蒙。故不食而耳聾也。治宜宣泄伏邪。必有白㾦發出。方用香薷飲。加牛蒡、葛根、蟬蛻。一劑而汗出㾦見。凛寒去。繼之以葛根、石膏、連翹、丹皮、青蒿、知母、鮮斛、鮮地。白㾦發已多。清晨熱可退。前方去葛、石、地、斛。加蔞皮、花粉、淡竹葉、地骨皮等三四劑。舌絳退。身熱解。惟耳聾不食如前。乃改用生蓍、洋參、首烏、橘白、青蒿子、麥冬、穀芽、佛手等。白㾦止。暮熱停。惟仍不

食。耳聾神呆。脈緩無力。余曰。當此宜進穀食。使之胃健。其姑與母云。彼見食蹙眉搖首。不知何故。恐喉中尚有病也。余乃閉目凝思。鼻中忽覺鐵鼠氣不可耐。復睹其首面手指。烏黑如漆。其席上之垢甚厚。曰。余知之矣。囑其母曰。汝先爲我去其席上之垢。其母云。身不能動。奈何。余囑先滌外半床。淨則以夏布雙層復蓋。移其身臥布上。再滌裏半床。淨則亦用夏布遮覆。然後洗其手面口鼻。又囑其姑煮麥粥一椀。點蓬繩數根。置床下。又觀病者。自嗅其手。似有笑容。使二嫗奉與麥粥。無幾。一椀粥盡矣。又囑從此一日三四進。能多最妙。又使其備鮮香可口之菜。但不得嘗大葷。食進後耳漸聰。神漸健。半月後起床停藥。一月復元。

食，耳聋神呆，脉缓无力。余曰：当此宜进谷食，使之胃健。其姑与母云：彼见食蹙眉摇首，不知何故，恐喉中尚有病也。余仍闭目凝思，鼻中忽觉铁鼠气不可耐，复睹其首面手指，乌黑如漆，其席上之垢甚厚，曰：余知之矣。嘱其母曰：汝先为我去其席上之垢。其母云：身不能动奈何？余嘱先涤外半床，净则以夏布双层复盖，移其身卧布上，再涤里半床，净则亦用夏布遮覆。然后洗其手面口鼻，又嘱其姑煮麦粥一碗，点蓬绳数根，置床下。又观病者，自嗅其手，似有笑容。使二妪奉与麦粥，无几，一碗粥尽矣。又嘱从此一日三四进，能多最妙，又使其备鲜香可口之菜。但不得尝大荤，食进后，耳渐聪，神渐健，半月后起床停药，一月复元。

滕桂芬表侄，吸鸦片烟二十余年，其父闭之空室，逼使戒烟，不准服戒烟方法。逮秋初，患伏暑症，其父疑其诈，不与闻，旬日不食、自汗、身热，谵语妄言，其弟寿眉邀余诊。曰：本因瘾虚而又伏暑，将有虚脱之险。为之立案云：身热自汗、不食、脉濡、耳聋神呆，而发白瘔，症情刻刻可危，议进扶正固脱，方用洋参、麦冬、山药、穞豆、青蒿、连翘，或加鲜地、鲜斛，或加桑叶、蝉蜕，或加辰神、枣仁，或加牡蛎、五味，或加胆星、乌梅，或加川贝、白芍，前后增损三十余剂，未尝用一散解。白瘔止，身热解，妄言已，自汗收，谷食渐进渐增，瘾亦除，而未曾用过粟壳，遵其家训也。

伏暑伤阴

滕桂芬表姪。吸鴉片煙二十餘年。其父閉之空室。逼使戒煙。不准服戒煙方法。逮秋初。患伏暑症。其父疑其詐。不與聞。旬日不食自汗、身熱。譫語妄言。其弟壽眉邀余診。曰本因癮虛而又伏暑。將有虛脫之險。爲之立案云。身熱自汗、不食脈濡、耳聾神呆、而發白瘔、症情刻刻可危。議進扶正固脫。方用洋參麥冬、山藥、穭豆、青蒿、連翹。或加鮮地鮮斛。或加桑葉蟬蛻。或加辰神。棗仁。或加牡蠣。五味。或加胆星烏梅。或加川貝白芍。前後增損三十餘劑。未嘗用一散解。白瘔止。身熱解。妄言已。自汗收。穀食漸進漸增。癮亦除。而未曾用過粟殼。遵其家訓也。

伏暑傷陰

朱家婦。年四十餘。患傷暑半月餘。經三人醫治無效。其甥王某來邀余診。身熱脈細數。初起有微汗。近五日雖表無汗。不食不渴。神靜厭煩。惟默睡而不能適寐。令其啓口。舌赤如血。咽乾紅痛。余曰。症已熱傷眞陰。恐難挽回。王云前醫亦云難治。因屢表無汗。辭未立方而去。惟病者爲我長親。本孀居。回家則侍奉無人。今不得已擬送歸。恐不能達於其居。若病歿於此。又多不便。故請先生一決之。如可不死。此間應得侍奉。余曰。若送歸。病者自知不活。病已甚矣。再加焦急。難免路中無事。察其氣象。今夜必不死。且試一方。候明日定行止可也。王云若是亦好。余乃立方。以川連、鮮地、鮮斛、淡芩、元參、赤芍、阿膠、麥冬諸味。用井水煎。雞子黃調入服。明日來邀

朱家妇，年四十余，患伤暑半月余，经三人医治无效，其甥王某来邀余诊。身热脉细数，初起有微汗，近五日虽表无汗，不食不渴，神静厌烦，惟默睡而不能适寐。令其启口，舌赤如血，咽干红痛。余曰：症已热伤真阴，恐难挽回。王云前医亦云难治，因屡表无汗，辞未立方而去。惟病者为我长亲，本孀居，回家则侍奉无人，今不得已拟送归，恐不能达于其居，若病殁于此，又多不便，故请先生一决之。如可不死，此间应得侍奉。余曰：若送归，病者自知不活，病已甚矣，再加焦急，难免路中无事。察其气象，今夜必不死，且试一方，候明日定行止可也。王云：若是亦好。余乃立方，以川连、鲜地、鲜斛、淡芩、元参、赤芍、阿胶、麦冬诸味，用井水煎，鸡子黄调入服。明日来邀

覆诊。王云：昨服药后，虽仍无汗，即得安寐，但觉后大声叫苦。余切其脉，数已大减，身热退未肃清，舌红已淡，咽痛已除。余曰：挽回矣，今日迁也可，不迁也可。后迁归其本家，调养一月，即不复此药。此等证若再使其出汗，未有不死者也。

伏暑虚烦

姚懋斋夫人，年五十余，质弱，秋初感冒，致身热乍寒，胸宇烦闷，厌食泛恶，脉软微数，舌红苔剥，已六七日。余曰：虚体受凉，伏暑邪甚，候有淹缠之势。原红舌白剥，防其变端，先以和表清暑治二剂。畏寒虽退，而绵热不解，谷食甚少，而心烦寐短。改用煨葛根、川朴、黄连、丹皮、连翘、青蒿、法夏、橘白、佛手，又二剂。略见白瘖，身热去其大

覆診。王云昨服藥後。雖仍無汗。卽得安寐。但覺後大聲叫苦。余切其脈。數已大減。身熱退未肅清。舌紅已淡。咽痛已除。余曰。挽回矣。今日遷也可。不遷也可。後遷歸其本家。調養一月。卽不復服藥。此等證若再使其出汗。未有不死者也

伏暑虛煩

姚懋齋夫人年五十餘。質弱。秋初感冒。致身熱乍寒。胸宇煩悶。厭食泛噁。脈輭微數。舌紅苔剝。已六七日。余曰。虛體受凉。伏暑邪甚。候有淹纏之勢。原紅舌白剝。防其變端。先以和表清暑治二劑。畏寒雖退。而綿熱不解。穀食甚少。而心煩寐短。改用煨葛根、川朴、黃連、丹皮、連翹、青蒿、法夏、橘白、佛手。又二劑。略見白瘖。身熱去其大

半。惟舌色不減。穀食不增。由是照前或去川朴青蒿或去川連半夏。或加蔞皮麥冬。或加石斛花粉。熱漸解。食漸增。適因其家佛事誦經。遂致不寐不食。熱轉甚。舌又紅剝。泛惡頻頻。再與龍齒、辰神、洋參、麥冬、宋半夏、橘白、棗仁、穀芽、石决明、白芍、代代花。豈知見藥心煩作惡。從此凡食飲亦必作泛吐。第三日。懋齋慌亂異常再邀診。余曰。此病邪已退。獨存虛煩。故不寐不食。爲定梨汁、藕汁各十分。薑汁、韭汁。各一分。和勻生服。惟須盛於有嘴有蓋之器內。使服時不覺氣味。明日婢來告云。食飲已可進。而不泛吐。惟病者尚嫌韭味熏人。乃去韭。加蘿蔔皮汁、與薑汁、各一分而服。於是食漸進。惡止寐安。又調理一月而愈。

半，惟舌色不减，谷食不增，由是照前，或去川朴、青蒿，或去川连、半夏，或加蒌皮、麦冬，或加石斛、花粉，热渐解，食渐增，适因其家佛事诵经，遂致不寐不食，热转甚，舌又红剥，泛恶频频，再与龙齿、辰神、洋参、麦冬、宋半夏、橘白、枣仁、谷芽、石决明、白芍、代代花，岂知见药心烦作恶，从此凡食饮亦必作泛吐。第三日，懋斋慌乱异常再邀诊。余曰：此病邪已退，独存虚烦，故不寐不食。为定梨汁、藕汁，各十分，姜汁、韭汁，各一分，和匀生服，惟须盛于有嘴有盖之器内，使服时不觉气味。明日婢来告云，食饮已可进，而不泛吐，惟病者尚嫌韭味熏人，乃去韭，加萝葡皮汁，与姜汁各一分而服。于是食渐进，恶止寐安，又调理一月而愈。

伏暑败证

镇江人王炳之妇，在松江患伏暑二十余天，买棹来刘就医，邀余治。询其得病已近一月，始则身热，微寒微汗，不食心烦。旬日后曾发白瘖十数身，由是热虽略减，而不清解。前日至刘，起岸时几至昏晕。余切其脉，濡软不甚数，面皝不泽，问其食。病者云：咽难下，且不饥而又舌痛。视其舌红本而口糜如腐。余曰：病久不食，胃气大虚，况暑热蔽蕴于膻中，伏于贲门，胃府将腐，而又见药恶心，其何能治？夫治病必以药，今如洋参、谷芽之气味尚不能进，真无法也。其家定欲书方，余不得已，为疏陈雨水炖滚，和入生藕汁三分，看伊可能受否？明日复来邀诊，见其稍觉爽利，问其昨服雨水藕汁

伏暑敗證

鎮江人王炳之婦。在松江患伏暑二十餘天。買棹來劉就醫。邀余治。詢其得病已近一月。始則身熱。微寒微汗。不食心煩旬日後曾發白瘖十數身。由是熱雖略減。而不清解。前日至劉。起岸時幾至昏暈。余切其脈。濡輭不甚數。面皝不澤。問其食。病者云。嚥難下。且不飢而又舌痛。視其舌紅本而口糜如腐。余曰。病久不食。胃氣大虛。況暑熱蔽蘊於膻中。伏於賁門。胃府將腐。而又見藥惡心。其何能治。夫治病必以藥。今如洋參穀芽之氣味尚不能進。眞無法也。其家定欲書方。余不得已。爲疏陳雨水燉滾。和入生藕汁三分。看伊可能受否。明日復來邀診。見其稍覺爽利。問其昨服雨水藕汁

湯如何。病者云還好。余曰。病之不退。不食故也。今思爲汝進一食品。用雞子清燉熟。略加醬蔴油作藥服。不識可以受否。汝且試服。病者首肯。余教其家爲芙蓉蛋。代藥與食。而雨水藕汁湯一如昨。間二日再診。身熱已解。口糜十去其八。再教其家進蛋如前。水調葛粉與食。第五日。口糜化盡。舌紅已淡。口不云痛。乃囑以粥飲與之。十日後。食物知味而食增。調理至月餘而始能飯。

痙症

包家婦新遭回祿。驚急氣苦。而忽害病。病六七日。適余出診。路遇鄉人云。包家婦病。延醫四人。皆不識爲何病。治亦罔效。先生能知其病乎。余曰。我非包家來。包家何人病乎。鄉人曰。阿才之婦也。曾

汤如何？病者云：还好。余曰：病之不退，不食故也，今思为汝进一食品，用鸡子清炖熟，略加酱麻油作药服，不识可以受否？汝且试服。病者首肯，余教其家为芙蓉蛋，代药与食，而雨水藕汁汤一如昨。间二日再诊，身热已解，口糜十去其八，再教其家进蛋如前，水调葛粉与食。第五日，口糜化尽，舌红已淡，口不云痛，乃嘱以粥饮与之。十日后，食物知味而食增，调理至月余而始能饭。

痉 症

包家妇，新遭回禄，惊急气苦，而忽害病，病六七日，适余出诊，路遇乡人云：包家妇病，延医四人，皆不识为何病，治亦罔效，先生能知其病乎？余曰：我非包家来，包家何人病乎？乡人曰：阿才之妇也，曾

請張徐朱鄭四醫。都不識病名。所以服藥亦無效。余因謂鄉人曰。爾引余往診乎。鄉人曰。先生若能愈其病。即大功德。遂導余入其宅。見其婦身強手曲。頭足不能動。壯熱妄言。脣焦舌黑。脈弦滑。余思曰。此火鬱傷暑。又受風邪而致。乃問其左右曰。此人曾當風露臥否。答云。其家失火後露宿三天。余曰。是矣。此病名痓症也。爲其立方。用石膏、麻黄、桂枝、光杏、生軍、芒硝、麴仁、枳實、防風九味。服一劑。試觀其變。時在初夏。余并贈以藥資。左右皆謝。明日覆診。其家人曰。昨服藥後大便連行二次。大汗一身。即神靜而寐。一覺後。身熱已退。神識已淸。惟手足頭頸雖能略動。而轉側須人。不思穀食。診其脈。緩滑不數。苔黑已化。渴飲未止。乃書石膏、花粉、桂枝、防風、

请张、徐、朱、郑四医，都不识病名，所以服药亦无效。余因谓乡人曰：尔引余往诊乎？乡人曰：先生若能愈其病，即大功德，遂导余入其宅。见其妇身强手曲，头足不能动，壮热妄言，唇焦舌黑，脉弦滑。余思曰：此火郁伤暑，又受风邪而致。乃问其左右曰：此人曾当风露卧否？答云：其家失火后，露宿三天。余曰：是矣，此病名痓症也。为其立方，用石膏、麻黄、桂枝、光杏、生军、芒硝、翘仁、枳实、防风九味，服一剂，试观其变。时在初夏，余并赠以药资，左右皆谢。明日覆诊，其家人曰：昨服药后大便连行二次，大汗一身，即神静而寐，一觉后，身热已退，神识已清，惟手足头颈，虽能略动，而转侧须人，不思谷食。诊其脉，缓滑不数，苔黑已化，渴饮未止，乃书石膏、花粉、桂枝、防风、

黃芩、連翹、厚朴、丹皮、青蒿。二劑而愈。費錢不過二百。而大病霍然矣。

唐姓婦先患乳癰一月。愈後感邪。而變痙症。身熱僵臥。徧體痛。不能食。脈細弦數。邀余治。曰。此虛痙也。方用桂枝、獨活、鈎藤、防風、黃蓍、當歸、杜仲、牛膝、川斷。三劑熱解痛除。去獨活。加白芍、又三劑。食已進。轉側漸能。惟起坐無力。食便須人。去桂枝、加桑寄生。黃蓍用炙。當歸用身。又五劑而愈。

王德寶者。舟子也。夏月貪涼。臥邑廟磚地。數日。遂發傷寒之痙症。身熱無汗。强直如尸。手足亦不能動。背脊抽搐。厥跳不休。且痛。有人謂其觸怒神明。宜受陰司鞭背。延三日。神昏妄言。乃邀余治。並

黄芩、连翘、厚朴、丹皮、青蒿，二剂而愈。费钱不过二百，而大病霍然矣。

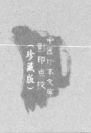

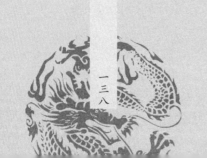

唐姓妇先患乳痈一月，愈后感邪，而变痉症，身热僵卧，遍体痛，不能食，脉细弦数，邀余治。曰：此虚痉也。方用桂枝、独活、钩藤、防风、黄蓍、当归、杜仲、牛膝、川断，三剂热解痛除。去独活，加白芍，又三剂，食已进，转侧渐能，惟起无力，食便须人。去桂枝，加桑寄生，黄蓍用炙，当归用身，又五剂而愈。

王德宝者，舟子也，夏月贪凉，卧邑庙砖地数日，遂发伤寒之痉症，身热无汗，强直如尸，手足亦不能动，背脊抽搐，厥跳不休，且痛。有人谓其触怒神明，宜受阴司鞭背。延三日，神昏妄言，乃邀余治，并

告以故。余曰：神谴或有诸总之病也。乃与小续命汤，去麻黄、姜、枣，加犀角、菖蒲、胆星、连翘二剂。得汗后，昏妄略退，除犀角、菖蒲，加辰神、防风，又二剂。抽搐跳动已除，惟渴饮不解。去附子、胆星、川芎，加独活、寄生，又二剂。身热渐退，手能动而足不能曲，去石膏、杏仁，加姜黄、牛膝，又二剂。热解神清能食，惟腰以下，转侧略可，尚无力，脉已柔缓，不如初病时之高章刚也。乃知其虚，改用当归六黄汤，加桂枝、杜仲、牛膝、防风等，调理二月而瘳。

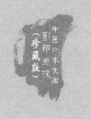

历记痉症之治愈者，百中仅六十人，如病家信医不信巫，不姑息，不怠缓，侍奉合法者多愈，否则危殆。

急惊

告以故。余曰神譴或有諸總之病也。乃與小續命湯去麻黃、姜、棗。加犀角、菖蒲、胆星、連翹二劑。得汗後。昏妄略退。除犀角、菖蒲。加辰神、防風。又二劑。抽搐跳動已除。惟渴飲不解。去附子、胆星、川芎。加獨活、寄生。又二劑。身熱漸退。手能動而足不能曲。去石膏、杏仁。加姜黃、牛膝。又二劑。熱解神清能食。惟腰以下轉側略可。尚無力。脈已柔緩。不如初病時之高章剛也。乃知其虛。改用當歸六黃湯加桂枝、杜仲、牛膝、防風等。調理二月而瘳。

歷記痙症之治愈者。百中僅六十人。如病家信醫。不信巫。不姑息。不怠緩。侍奉合法者多愈。否則危殆。

急驚

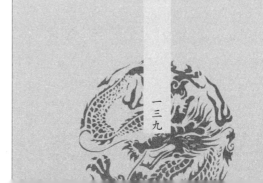

滕駿寶五六歲時。身熱不適。寐頻頻驚駭。抽搐戰慄。如人將捕之而恐怖。按其脈弦數。此熱甚生風。欲變痙厥也。爲之用羚角、川連、胆星、石菖蒲、連翹心、辰茯神、鈎藤煎湯。送下回春丹。得睡、汗出、熱解而愈。

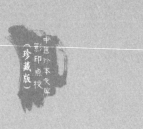

痧疹

義泰典肆中。發痧疹者共十六人。一內陷而死。一送回羅店。乃以十四人邀治於余。入而方脈。左側一人問病。右側一人詢藥。余適回顧。見其按書查考。余問在左者曰。汝所翻之書。是醫宗必讀耶。云然。余曰。此醫家不必讀之書。請毋相混。復問在右者曰。汝所詢之藥。是本草從新耶。云然。余曰。我所用之方。皆從古法。是有君臣。

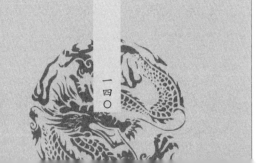

滕骏宝五六岁时，身热不适，寐频频惊骇，抽搐战慄，如人将捕之而恐吓，按其脉弦数，此热甚生风，欲变痉厥也。为之用羚角、川连、胆星、石菖蒲、连翘心、辰伏神、钩藤煎汤，送下回春丹。得睡、汗出、热解而愈。

痧疹

义泰典肆中，发痧疹者共十六人，一内陷而死，一送回罗店，乃以十四人邀治于余。入而方脉。左侧一人问病；右侧一人询药。余适回顾，见其按书查考。余问在左者曰：汝所翻之书，是《医宗必读》耶？云：然。余曰：此医家不必读之书，请毋相混。复问在右者曰：汝所询之药，是《本草从新》耶？云：然。余曰：我所用之方，皆从古法，是有君臣，不能以从新拘也。因斟酌处方，十一人皆以散风、泄温、利肺、平咳、宣透痧疹常法，治用荆芥、牛蒡、象贝、连翘、桔梗、沙参、银花、薄荷，或加丹皮、花粉，或加玄参、知母，或加苏叶、前胡，或加鲜生地、西河柳等。惟一黄姓者，平素嗜饮，身热无汗，咳嗽不食，痧疹稠密，傍流下利，日五六遍，舌黄燥中灰，脉弦数，与以小承气合栀豉解毒汤，二剂，利止，黄苔化而灰变黑，再进以大承气加葛根、淡豉、连翘、花粉，宿垢既出而安。一学徒，颈下、胸背、四肢，痧脊皆布密，而头面全无，咳呛至不能卧，与以升麻葛根汤，加鲜沙参、川贝母、光杏、葶苈，一剂而晚间面红如丹，得汗而睡。明日痧尽回，热已解，谷食进，但知前四日，已面白不卧，则诚险矣。一王姓者痧尽见，舌干，渴饮不

不能以從新拘也。因斟酌處方。十一人皆以散風、泄溫、利肺、平咳、宣透痧疹常法。治用荊芥、牛蒡、象貝、連翹、桔梗、沙參、銀花、薄荷。或加丹皮、花粉。或加玄參、知母。或加蘇葉、前胡。或加鮮生地、西河柳等。惟一黃姓者平素嗜飲。身熱無汗。咳嗽不食。痧疹稠密。傍流下利。日五六遍。舌黃燥中灰。脈弦數。與以小承氣合梔豉解毒湯。二劑。利止。黃苔化而灰變黑。再進以大承氣加葛根、淡豉、連翹、花粉。宿垢既出而安。一學徒。頸下胸背四肢。痧疹皆布密。而頭面全無。咳嗆至不能臥。與以升麻葛根湯加鮮沙參、川貝母、光杏、葶藶。一劑而晚間面紅如丹。得汗而睡。明日痧盡回。熱已解。穀食進。但知前四日已面白不臥。則誠險矣。一王姓者痧疹盡見。舌乾渴飲不

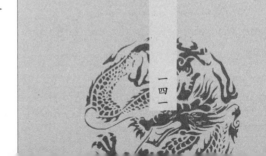

解。身熱自汗頗多。氣怯搥胸。脈洪數。余曰。此肺胃火甚。已成結胸之候。與以生石膏、葶藶、桑皮、鮮沙參、知母、猪苓、車前、花粉、茯苓二劑。乃自汗止。身熱解。二便通而結胸乃退。

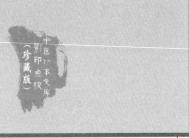

咽喉諸症

經云。咽喉小腸者。閭里門戶也。咽在後。水穀之入道。喉在前。呼吸之通路。其間患病。有乳蛾喉風之別。如少陽經受風熱之邪。內併相火。風火載痰。蘊結於咽喉之傍。而焮腫起核。卽爲乳蛾。或紅或不紅。或白。紅者熱毒也。不紅者風痰也。白者熱毒已腐。又謂爛乳蛾也。其或身熱。須防丹痧。卽所謂爛喉痧也。惟乳蛾有單發。有雙發。有先左後右。有先右後左。皆爲之雙蛾。或痛或不痛。痛者易治。

解，身热自汗颇多，气怯搥胸，脉洪数。余曰：此肺胃火甚，已成结胸之候，与以生石膏、葶苈、桑皮、鲜沙参、知母、猪苓、车前、花粉、茯苓二剂，乃自汗止，身热解，二便通而结胸乃退。

咽喉诸症

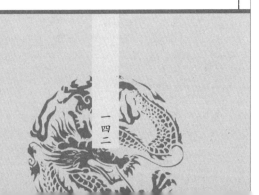

经云，咽喉小肠者，闾里门户也，咽在后，水谷之入道，喉在前，呼吸之通路，其间患病，有乳蛾喉风之别，如少阳经受风热之邪，内并相火，风火载痰，蕴结于咽喉之傍，而焮肿起核，即为乳蛾，或红，或不红，或白，红者，热毒也。不红者，风痰也；白者，热毒已腐，又谓烂乳蛾也。其或身热，须防丹痧，即所谓烂喉痧也。惟乳蛾有单发，有双发，有先左后右，有先右后左，皆为之双蛾，或痛或不痛，痛者易治，不痛者防成喉痹。其有喉内微红，而起白点如糁米，然即谓之喉癣，喉痹喉癣，皆由肾肝阴亏，虚火上越，凝结所成，其治最难。而喉风为尤急，其甚者，帝钟与颃颡，喉咙与咽门，一时并肿，食饮不下，痰喘如锯，妨害呼吸，有不终日而死者。大都皆因风火载痰，上涌空窍，如失音即不必治，虽治无功矣。其声亮者，宜先刺左右少商穴出血，少商者，肺经之井腧也。经云：所出为井，是出肺经之火郁，原肺气通于天，使肺接清气而散火郁也。继之以土牛膝汁，探吐风痰，如或不吐，有用苦酒调胆矾末探吐，务令呕出痰涎。然后开刀出血，刀开上腭，上腭者，即颃颡后是也。喉风之为病，必肝胆之火，上冲肺胃，肺胃之津液，尽化痰涎，涌塞于喉间，致仰面喘促，危

不痛者防成喉痺。其有喉內微紅。而起白點如糝米。然即謂之喉癬。喉痺喉癬。皆由腎肝陰虧。虛火上越。凝結所成。其治最難。而喉風爲尤急。其甚者。帝鐘與頏顙。喉嚨與咽門。一時並腫。食飲不下。痰喘如鋸。妨害呼吸。有不終日而死者。大都皆因風火載痰。上湧空竅。如失音即不必治。雖治無功矣。其聲亮者。宜先刺左右少商穴出血。少商者。肺經之井腧也。經云。所出爲井。是出肺經之火鬱。原肺氣通於天。使肺接清氣而散火鬱也。繼之以土牛膝汁探吐風痰。如或不吐。有用苦酒調膽礬末探吐。務令嘔出痰涎。然後開刀出血。刀開上腭。上腭者。即頏顙後是也。喉風之爲病。必肝膽之火。上冲肺胃。肺胃之津液。盡化痰涎。湧塞於喉間。致仰面喘促危

在頃刻。蓋喉風者腹必飢。惟食飲不能入胃。緣食飲下嚥。而反由鼻出之。胃中空。飢火與肝胆之風火。載痰壅積喉門。則肺氣竭絶而死矣。余先世家傳。如喉風症。食飲不下。口進而鼻出之時。則用兩指壓其百會。而使其必能食。食則胃火先退。乃繼之以藥。痰降火平。腫退喉寬。而自愈矣。

郁蓉堂者。患喉風危急。曾請外科咽喉科五六輩。治無效。第四日邀余治。見其仰面喘促。言語含糊難出。一家慌亂。余問其腹中飢否。則點首。其家人云。口食而鼻出之。且頰緊不能開大口。病即不死。亦將餓死矣。余先使其燒水索粉一大碗。問前此曾否刺吐。知皆行而無效。余乃爲之書方。方成。水粉方熟而凉之。余立病者背

在顷刻。盖喉风者腹必饥，惟食饮不能入胃，缘食饮下咽，而反由鼻出之，胃中空，饥火与肝胆之风火，载痰壅积喉门，则肺气竭绝而死矣。余先世家传，如喉风症，食饮不下，口进而鼻出之时，则用两指压其百会，而使其必能食。食则胃火先退，乃继之以药，痰降火平，肿退喉宽，而自愈矣。

郁蓉堂者，患喉风危急，曾请外科、咽喉科五六辈，治无效，第四日邀余治。见其仰面喘促，言语含糊难出，一家慌乱。余问其腹中饥否，则点首。其家人云，口食而鼻出之，且颊紧不能开大口，病即不死，亦将饿死矣。余先使其烧水索粉一大碗，问前此曾否刺吐，知皆行而无效。余乃为之书方，方成，水粉方熟而凉之。余立病者背

后，两手捧其头，两大拇指，按其百会穴而压之，令人与之水索粉，嘱其咽则咽，一大碗之水粉，不过十口而尽。其壅塞之火猝然大减，其方即牛蒡、僵蚕、山豆根、射干，合解毒汤，加光杏、马勃、薄荷等，二三剂而愈。

有木舌、重舌、痰泡三者，皆属脾胃之湿火上蒸，与咽喉等症不同，皆当以三棱针砭去恶血，痰涎，用乌龙膏醮（蘸）点最灵。如咽痛而但红不肿，为夹阴咽痛，须用生地、元参、二冬、知母入解毒汤，滋而化之。

烂喉痧

光绪二十八年，南乡陈家栅、金家村疫作，日毙数人，河北仅一水

後兩手捧其頭兩大拇指按其百會穴而壓之令人與之水索粉囑其嚥則嚥一大碗之水粉不過十口而盡其壅塞之火猝然大減其方即牛蒡殭蠶山豆根射干合解毒湯加光杏馬勃薄荷等二三劑而愈

有木舌重舌痰泡三者皆屬脾胃之溼火上蒸與咽喉等症不同皆當以三稜鍼砭去惡血痰涎用烏龍膏醮點最靈如咽痛而但紅不腫爲夾陰咽痛須用生地元參二冬知母入解毒湯滋而化之

爛喉痧

光緒二十八年南鄉陳家栅金家村疫作日斃數人河北僅一水

之隔。無有也。旬日間。疫延劉鎮。其症始發熱。如喉風之狀。喉痛而紅腫。身熱如烙。喉即腐爛。爛即滿口如疳。喘促氣臭。身發丹痧有延至三四日而死。有一二日即死者。余先治一外科潘守愚。得不死。繼治者。即守愚之大姨沈桂山之婦。自守愚家侍疾染毒回家。已身熱而咽痛。第二日邀余治。喉腫紅痛。白腐如疳。身熱不食。言語含糊。脈弦數。因謂之曰。此染潘家疫毒之症。爲之用涼解化毒法。牛蒡、石膏、龍胆草、板藍根、烏梅、芩、連、柏、梔、翹等。加射干、山豆根、一劑。煎送六神丸。喉吹珠黄散。此散即守愚家帶來之藥也。明日午後覆診。身熱亢燥。滿口臭腐。如走馬疳狀。脈洪數。開口仰息。有刻不可延之急。余因其既貧且嗇。惜錢如命。乃危辭曉之曰。如守

之隔，无有也。旬日间，疫延刘镇。其症始发热，如喉风之状，喉痛而红肿，身热如烙，喉即腐烂，烂即满口如疳，喘促气臭，身发丹痧，有延至三四日而死，有一二日即死者。余先治一外科潘守愚，得不死。继治者，即守愚之大姨沈桂山之妇，自守愚家侍疾染毒回家，已身热而咽痛，第二日邀余治。喉肿红痛，白腐如疳，身热不食，言语含糊，脉弦数。因谓之曰：此染潘家疫毒之症。为之用凉解化毒法，牛蒡、石膏、龙胆草、板蓝根、乌梅、芩、连、柏、栀、翘等，加射干、山豆根、一剂，煎送六神丸，喉吹珠黄散。此散即守愚家带来之药也。明日午后覆诊，身热亢燥，满口臭腐，如走马疳状，脉洪数，开口仰息，有刻不可延之急。余因其既贫且啬，惜钱如命，乃危辞晓之曰，如守

愚不死，全家同庆，如陈家栅。金家村死一人，而延及百数十人，真可畏也。今汝病危在顷刻，无惜小费可乎？其家忸怩而应曰：只得从命。方用前法，去牛蒡、石膏、板蓝、乌梅，加犀角、大黄、生地、寒水石一剂，去六神丸，另研明濂珠、西瓜霜各三分，西牛黄、橄榄核炭各一分，冰片三厘，薄荷三叶，合为散，嘱以今晚须时时不断吹喉。明晨邀余复诊，八点钟至，诊其脉微数，身热已退而未解，口舌龈咽喉腭，红腐尽除，可见珠黄之真赝，其效不效有此也。后以轻浅之方，化其余邪，又三剂而霍然愈矣。此举其重而急者录之，其年自余一手而治愈数十人，未尝一失。如他人先治，而后属我医者，余若未许其生，亦无一生者。

愚不死。全家同慶。如陳家栅金家村死一人。而延及百數十人。眞可畏也。今汝病危在頃刻。無惜小費可乎。其家忸怩而應曰。只得從命。方用前法。去牛蒡、石膏、板藍、烏梅。加犀角、大黃、生地、寒水石一劑。去六神丸。另研明濂珠、西瓜霜各三分。西牛黃、橄欖核炭各一分。冰片三厘。薄荷三葉。合爲散。囑以今晚須時時不斷吹喉。明晨邀余復診。八點鐘至。診其脈微數。身熱已退而未解。口舌齦咽喉腭紅腐盡除。可見珠黃之眞贋。其效不效有如此也。後以輕淺之方。化其餘邪。又三劑而霍然愈矣。此舉其重而急者錄之。其年自余一手而治愈數十人。未嘗一失。如他人先治而後屬我醫者。余若未許其生。亦無一生者。

霍乱吐泻

霍乱者，挥霍撩乱之态，中焦猝受时邪，上逆而为呕，下迫而为泻，经文有清浊相干，名曰乱气，是脾胃清浊绞乱，故霍然气乱，上吐下泻，合谓之曰霍乱吐泻也。盖脾主肌肉，胃主四肢，肝胆风火乘土，脾胃之气劫夺，眴息而周身水分尽泄，形脱螺瘪而危，乃夏秋易见之症也。夫伤寒传至三阴，有呕而下利者为难治。盖呕属厥阴，泻属少阴，呕泻并行，则太阴亦病，而脾胃之升降失司，故曰不易救治。然尚系渐传之症，非如霍乱之猝然并作也。然霍乱虽为险症，亦有轻重缓急，属寒、属热、属湿，以及寒热混淆之不同，诚能细察而辨别之，亦未始不可著手。若吐泻而不霍乱者，藿香正气

霍亂吐瀉

霍亂者。揮霍撩亂之態。中焦猝受時邪。上逆而爲嘔。下迫而爲瀉。經文有清濁相干。名曰亂氣。是脾胃清濁絞亂。故霍然氣亂。上吐下瀉。合謂之曰霍亂吐瀉也。蓋脾主肌肉。胃主四肢。肝胆風火乘土。脾胃之氣刼奪。眴息而週身水分盡泄。形脫螺癟而危。乃夏秋易見之症也。夫傷寒傳至三陰。有嘔而下利者爲難治。蓋嘔屬厥陰。瀉屬少陰。嘔瀉並行。則太陰亦病。而脾胃之升降失司。故曰不易救治。然尚係漸傳之症。非如霍亂之猝然並作也。然霍亂雖爲險症。亦有輕重緩急。屬寒、屬熱、屬濕。以及寒熱混淆之不同。誠能細察而辨別之。亦未始不可著手。若吐瀉而不霍亂者。藿香正氣

散为主。中焦有寒，则理中、建中法加减。中焦有湿，则平胃五苓法加减。寒湿兼见，而转筋肢厥者，四逆汤加木瓜、桂枝。腹痛有食滞者，以枳实导滞法治，无滞则用温通法。在上用炮姜、木香；在下用肉桂、沉香；不腹痛之霍乱，则属秽气，宜芳香开泄，如辟瘟丹之类；呕甚而脉弦者，加吴萸；数者加黄连。又凡上吐下泻，中焦必痞，治痞以枳实、半夏、厚朴为主，加黄连合半夏以止呕；加苓泽利水道以止泻，此为霍乱要法。如见恶寒、身热、头痛，则作伤寒治，其风温、湿热、温病、暑症、疟疾，亦皆有吐泻并作者，各按其本症例治。霍乱初平，脾胃大伤，必禁食六时，方可徐徐饮以谷汤。若早食或饱食，必至再痞，痞则不救。余见陈耀之次子次媳，霍乱后食粥两碗，两

散爲主。中焦有寒。則理中建中法加減。中焦有溼。則平胃五苓法加減。寒溼兼見而轉筋肢厥者。四逆湯加木瓜、桂枝。腹痛有食滯者。以枳實導滯法治。無滯則用溫通法。在上用炮薑、木香。在下用肉桂、沉香。不腹痛之霍亂。則屬穢氣。宜芳香開泄。如辟瘟丹之類。嘔甚而脈弦者。加吳萸。數者加黃連。又凡上吐下瀉。中焦必痞。治痞以枳實、半夏、厚朴爲主。加黃連合半夏以止嘔。加苓澤利水道以止瀉。此爲霍亂要法。如見惡寒身熱頭痛。則作傷寒治。其風溫、溼熱、溫病、暑症、瘧疾。亦皆有吐瀉並作者。各按其本症例治。霍亂初平。脾胃大傷。必禁食六時。方可徐徐飲以穀湯。若早食或飽食。必至再痞。痞則不救。余見陳耀之次子次媳。霍亂後食粥兩碗。兩

日即死。姜廷之子阿龙，霍乱忍饥不与食，两日而安，盖吐泻后脾胃空虚，肝火上燔而嘈，非真饥也，须禁谷食，至一昼夜后方与之。病者反不能多食，稍入则脾胃有益，此霍乱善后之要诀也。

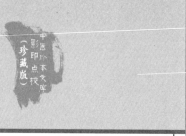

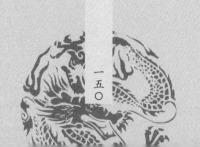

同治七年之夏，余初行医，一日至何家桥西，连诊黄、龚、何、陆四人之霍乱。黄姓则腹痛四逆，转筋脉伏，舌青如水牛，此中寒之霍乱也，用四逆汤，加肉桂、青葱、枳实、厚朴治之。龚姓则腹痛、吐泻、身热，脉弦舌垢，此食滞受凉，表里俱病，用枳实导滞，加香薷、藿香、苏叶、防风治之。何姓因劳动之后，外则露卧受寒，内则饮酒伤中，以致吐泻神困，头旋目花，身凉脉微，用真武汤，加煨葛、厚朴、赤苓、滑石治之。陆姓则身热舌黄，恶风头晕，恶心吐泻，此伤暑之霍乱，用十

味香薷饮，去白术、甘草，加黄连、半夏治之。均一服而愈，此皆霍乱之轻者也。

六里桥东有钱凤者，其老宅上有侄阿大，家中男妇四口，十日之内，因霍乱吐泻死其三，仅存一七岁童，又患霍乱，戚友畏传染，皆不敢至其门。钱凤曰：此儿再死，一门绝矣。乃力邀余往诊，至则草屋一椽，阒然无人，一童卧门板上，一雇工人立门外，遥视之不敢近也，惟钱凤伴余入门。见其形肉已脱，不动不语，询知两日内吐下各十数次。余持其脉而诊之，才一握手，即角弓反张，浑身牵强，六脉尽伏。钱凤长叹曰：又不救矣。余曰：脉伏神昏，是霍乱之坏症；角弓反张而作痉，是伤寒之坏症；口目牵动，四肢战慄，是肝风

味香薷飲去白朮甘草加黃連半夏治之均一服而愈此皆霍亂之輕者也

六里橋東有錢鳳者其老宅上有姪阿大家中男婦四口十日之內因霍亂吐瀉死其三僅存一七歲童又患霍亂戚友畏傳染皆不敢至其門錢鳳曰此兒再死一門絕矣乃力邀余往診至則草屋一椽闃然無人一童臥門板上一傭工人立門外遙視之不敢近也惟錢鳳伴余入門見其形肉已脫不動不語詢知兩日內吐下各十數次余持其脈而診之纔一握手即角弓反張渾身牽強六脈盡伏錢鳳長歎曰又不救矣余曰脈伏神昏是霍亂之壞症角弓反張而作痙是傷寒之壞症口目牽動四肢戰慄是肝風內

動之壞症。三者萃於一身。殊難著手。姑妄試之。遂取蓬繩條之葉。揉使如綿。摘取豆大一炷。按期門穴上。以火焠之。煙盡後。視其背漸平下。即再以艾絨按其氣海上。連灸三壯。灸畢。持其脈。手已略溫。脈搏漸顯。口目之動亦漸止。知其已有轉機。乃爲書附子、炮姜、黃連、枳實、厚朴、半夏、桂枝、防風、蝎尾、白芍一方。囑濃煎飲之。明日來邀覆診。至則錢鳳道謝不已。謂吐瀉灸後即止。今已能食粥半碗矣。余診其脈。虛弱無力。形瘦力困。只須和胃調治。後知錢鳳乃送伊姑母家。善爲撫養而安。

光緒二十二年之夏。吾鄉疫厲大作。患者一經吐瀉。即無脈。頭面四肢皆黑。身冷如氷。汗出如浴。內則煩渴聲啞。胸中如焚。形脫肉

动之坏症。三者萃于一身，殊难著手，姑妄试之。遂取蓬绳条之叶，揉使如绵，摘取豆大一炷，按期门穴上，以火焠之，烟尽后，视其背渐平下，即再以艾绒，按其气海上，连灸三壮，灸毕，持其脉，手已略温，脉搏渐显，口目之动亦渐止。知其已有转机，乃为书附子、炮姜、黄连、枳实、厚朴、半夏、桂枝、防风、蝎尾、白芍一方，嘱浓煎饮之。明日来邀覆诊，至则钱凤道谢不已，谓吐泻灸后即止，今已能食粥半碗矣。余诊其脉，虚弱无力，形瘦力困，只须和胃调治。后知钱凤乃送伊姑母家，善为抚养而安。

光绪二十二年之夏，吾乡疫厉大作，患者一经吐泻即无脉，头面四肢皆黑，身冷如冰，汗出如浴，内则烦渴声哑，胸中如焚，形脱肉

绉，转筋掌瘪，不独指螺凹陷也。种种败象，瞬息并至，究厥原因，纯为龙雷之火冲犯中焦所致。盖肝属震木，震为雷，故肝火又曰雷火，肾主坎水，坎中之阳，水中之龙火也。若雷一震，龙必从之，龙雷火动，心君不能自主，君火为相火所乱，故烦渴饮水不能解。龙雷飞越，水精奔腾，是云从龙之义也。是以始吐下有谷气，继则惟清水耳，迨至全身水液泄尽，形骸失养，于是转筋肉缩矣。烦躁者，相火焚宫城也；渴饮者，水竭而求援也；冷汗如雨者，因吐泻而脾阳脱也；身冷如冰者，汗多而卫阳散也；头面四肢转黑者，是阴疠乘阳位也；手足冷而能动者，心营火扰也；其声哑不扬者，肺受火燔也。故疫疠之原，多属火毒。仲景治法，犀角为主；喻嘉言则黄连为主；

縐。轉筋掌癟。不獨指螺凹陷也。種種敗象。瞬息並至。究厥原因。純爲龍雷之火沖犯中焦所致。蓋肝屬震木。震爲雷。故肝火又曰雷火。腎主坎水。坎中之陽。水中之龍火也。若雷一震。龍必從之。龍雷火動。心君不能自主。君火爲相火所亂。故煩渴飲水不能解。龍雷飛越。水精奔騰。是雲從龍之義也。是以始吐下有穀氣。繼則惟清水耳。迨至全身水液泄盡。形骸失養。于是轉筋肉縮矣。煩躁者。相火焚宮城也。渴飲者。水竭而求援也。冷汗如雨者。因吐瀉而脾陽脫也。身冷如冰者。汗多而衛陽散也。頭面四肢黑者。是陰癘乘陽位也。手足冷而能動者。心營火擾也。其聲啞不揚者。肺受火燔也。故疫癘之原。多屬火毒。仲景治法。犀角爲主。喻嘉言則黃連爲主。

葉天士則金汁銀花爲主。然此亦但宜于疫毒方張之際。若至已退。亟宜甘平養胃。切不可再以寒涼戕其腸胃。致轉成虛脫而斃。此治霍亂之大法也。夫疫者。癘氣之傳染。傳染之邪。古人謂之時行。時行瞬息千里。故聞疫者心必驚。遇疫者志先亂。始見一二疫病。每由醫者不察病機。不能澈底治療。終成不測。然亦委諸天命。無敢誰何。由是疫癘之氣。加以病氣尸氣。釀成如火燎原。不可撲滅。一若似有神靈者。實皆醫生之不學無術所致。可慨也夫。

光緒十年前之霍亂。於吐瀉外。兼見四逆轉筋。形脫脈伏。腹痛目暗者。余治之。十常全九。十年後之霍亂。則見面青肢黑者。十難全六。因憶康熙時。直隸山東有黑脚瘟症。爲禍甚烈。今或移至南方。

叶天士则金汁银花为主。然此亦但宜于疫毒方张之际，若至已退，亟宜甘平养胃，切不可再以寒凉戕其肠胃，致转成虚脱而毙，此治霍乱之大法也。夫疫者，疠气之传染，传染之邪，古人谓之时行，时行瞬息千里，故闻疫者心必惊，遇疫者志先乱，始见一二疫病，每由医者不察病机，不能彻底治疗，终成不测。然亦委诸天命，无敢谁何，由是疫疠之气，加以病气尸厥，酿成如火燎原，不可扑灭。一若似有神灵者，实皆医生之不学无术所致，可慨也夫。

光绪十年前之霍乱，于吐泻外，兼见四逆转筋，形脱脉伏，腹痛目暗者。余治之，十常全九。十年后之霍乱，则见面青肢黑者，十难全六，因忆康熙时，直隶、山东有黑脚瘟症，为祸甚烈，今或移至南方，且手亦黑、面亦青，然青黑退者犹可生，青黑不退乃肾肝之真色见而难活矣。由是知龙雷之火，不可不去，兹述光绪二十三年所治者如下：

一为陈姓女，陡患霍乱，诸症悉备，而头面手足，俱见青黑，即用龙胆草、元精石、黄连、黄芩、黄柏、厚朴、枳实、半夏为方投之，次日青黑、烦渴仍不止，再以前方去龙胆草、元精石，加茯苓、泽泻、鲜生地、花粉，连投二剂。至第三日，方始阳回、脉出、呕止；第四日尿通泻止；第五日能饮稀粥矣。

一为唐瑞和，亦患是症，治如前法，至第三日忽吐血盈盆，改服犀角地黄汤，加三黄石膏而愈。

且手亦黑面亦青。然青黑退者猶可生。青黑不退乃腎肝之眞色見而難活矣。由是知龍雷之火。不可不去。茲述光緒二十三年所治者如下。

一爲陳姓女。陡患霍亂。諸症悉備。而頭面手足。俱見青黑。卽用龍胆草、元精石、黃連、黃芩、黃柏、厚朴、枳實、半夏。爲方投之。次日青黑煩渴仍不止。再以前方去龍胆草、元精石。加茯苓、澤瀉、鮮生地、花粉。連投二劑。至第三日。方始陽回、脈出、嘔止。第四日尿通瀉止。第五日能飲稀粥矣。

一爲唐瑞和。亦患是症。治如前法。至第三日忽吐血盈盆。改服犀角地黃湯。加三黃石膏而愈。

一爲陸順福。症同治亦同。青黑退。隔二日而下血半桶。神昏煩躁。遂加犀角、地黃熟大黃及諸炭以遏血。又四日而愈。

一爲張蘭生在上海染是症。次日卽返家。然已體冷面青肢黑、脈伏、聲啞、渴飲煩躁。吐瀉不休。余亦投以陳女之方。至第四日吐止瀉停。而諸症不減。更進以濂珠西黃。煩躁略定。身冷略退。脈細如絲。再進珠粉三分西黃一分。音既響而肢黑仍不退。又進以三黃石膏加羚羊角。下珠黃四分。然後黑去陽回。調理二十日而平。

一爲黃順昌全家患霍亂者十三人。十二人皆已治愈。惟第四女獨重。延至第八日。肢黑雖退。仍聲啞不食煩躁。脈轉數大。徧體發出三寸圍之大熱瘤。多至五十餘枚。於是治以金汁花露之類頻

一为陆顺福，症同治亦同，青黑退，隔二日而下血半桶，神昏烦躁，遂加犀角、地黄、熟大黄及诸炭以遏血，又四日而愈。

一为张兰生，在上海染是症，次日即返家，然已体冷、面青、肢黑、脉伏、声哑、渴饮、烦躁、吐泻不休。余亦投以陈女之方，至第四日吐止泻停，而诸症不减，更进以濂珠西黄，烦躁略定，身冷略退，脉细如此。再进珠粉三分，西黄一分，音既响而肢黑仍不退。又进以三黄、石膏加羚羊角，下珠黄四分，然后黑去阳回，调理二十日而平。

一为黄顺昌全家患霍乱者十三人，十二人皆已治愈，惟第四女独重。延至第八日，肢黑虽退，仍声哑不食烦躁，脉转数大，遍体发出三寸围之大热疖，多至五十余枚，于是治以金汁花露之类，频

下珠黃散。至十六日方漸愈。調理月餘而痊。

光緒三十三年之秋。劉河之患霍亂吐瀉。余所治者九人。皆能轉危爲安。獨鄰右馬姓一症。至今耿耿。馬姓者。以柴行爲業。有女嫁太倉城內陳姓爲婦。是年崑山太倉兩屬。疫癘盛行。其首面手足之青黑。與二十三年之見症無異。大抵肢黑而及首面者必死。其女以避疫回母家。時爲七月十七夕。至十八夜。即吐瀉大作。夜半邀余診。知懷孕五月。脈見沉細。舌白不渴。乃書四逆湯加苓澤投之。服下即吐出不受。十九日黎明再診。吐瀉未止。汗出甚多。身冷如冰。面青舌白。手足烏黑。形脫脈伏。聲啞懊憹。煩躁渴求冷飲。余曰。此黑手足之疫毒也。先囑其家人毋空腹入病室。以免傳染。即

下珠黄，至十六日方渐愈，调理月余而痊。

光绪三十三年之秋，刘河之患霍乱吐泻。余所治者九人，皆能转危为安，独邻右马姓一症，至今耿耿。马姓者，以柴行为业，有女嫁太仓城内陈姓为妇，是年昆山太仓两属，疫疠盛行，其首面手足之青黑，与二十三年之见症无异。大抵肢黑而及首面者必死。其女以避疫回母家，时为七月十七，至十八夜，即吐泻大作，夜半邀余诊。知怀孕五月，脉见沉细，舌白不渴，乃书四逆汤加苓泽投之，服下即吐出不受。十九日黎明再诊，吐泻未止，汗出甚多，身冷如冰，面青舌白，手足乌黑，形脱脉伏，声哑懊侬，烦躁渴求冷饮。余曰：此黑手足之疫毒也。先嘱其家人毋空腹入病室，以免传染。即

爲其書龍胆草、寒水石、黃連、黃蘗、厚朴、半夏、枳殼、白芍、板藍根等大劑投之。並以西牛黃五厘研末用荷花露先調服。竟不吐。乃再以濂珠三分、西黃一分。共同研細。以前藥煎好送下。並繼之以花露。迨至下午。汗止吐止。火亦退。手面尙青黑。身冷。脈未出。余曰病仍在也。再以濂珠西黃如上法。以二煎藥汁送下。時已暮矣。是日除前藥外。又前後飲花露至六斤之多。至二十日晨。手面青黑退。身煖陽回。脈出胎動。下利稀而霍亂定。惟胸中氣悶。太息頻頻。此胎氣上逆之候。遂與順氣安胎法。投以蘇梗、枳殼、陳皮、半夏、白芍、厚朴、茯神、沉香、佛手。並囑勿與飲食。至未刻。又急邀覆診。曰病變矣。余診其脈。模糊欲絕。冷汗頻作。氣促神疲。成虛脫象。即問於湯

为其书龙胆草、寒水石、黄连、黄檗、厚朴、半夏、枳壳、白芍、板蓝根等大剂投之，并以西牛黄五厘研末，用荷花露先调服，竟不吐。乃再以濂珠三分、西黄一分，共同研细，以前药煎好送下，并继之以花露。迨至下午，汗止吐止，火亦退，手面尚青黑，身冷，脉未出。余曰：病仍在也。再以濂珠、西黄如上法，以二煎药汁送下，时已暮矣。是日除前药外，又前后饮花露至六斤之多，至二十日晨，手面青黑退，身暖阳回，脉出胎动，下利稀而霍乱定，惟胸中气闷，太息频频，此胎气上逆之候。遂与顺气安胎法，投以苏梗、枳壳、陈皮、半夏、白芍、厚朴、茯神、沉香、佛手，并嘱勿与饮食。至未刻，又急邀覆诊，曰：病变矣。余诊其脉，模糊欲绝，冷汗频作，气促神疲，成虚脱象。即问于汤

药外曾饮何物。家人答云，惟花露二斤耳。余曰是矣，今晨霍乱已止，火平胃虚，仍饮凉物，必至亡阳而腹泻。家人曰：果已连下三次。余曰：虚脱确矣，症热极危。遂与固脱回阳法，用参须、附片、炮姜各一钱，黄连、桂枝各五分，茯苓、石斛、泽泻各三钱，白芍钱半为剂，并告以症势甚危，宜请他医评而服之。不意于下午，遂为周姓医投藿香正气散一剂。至夜半，复来邀诊，冷汗不收，脉微如伏。余曰：上午既误于花露二斤，下午又误于疏导之药，致神气益加虚散，非速服余方，无可挽回，马姓遂从余言而急投之。二十一日上午再诊，果然身暖、汗停、气顺，但困倦脉弱，两寸动滑，是向愈也，嘱其继服二煎，再渐与粥饮，午后药服尽，并知饥，进麦粥二次，小便通，大

藥外曾飲何物。家人答云。惟花露二斤耳。余曰是矣。今晨霍亂已止。火平胃虛。仍飲涼物。必至亡陽而腹瀉。家人曰果已連下三次。余曰虛脱確矣。症勢極危。遂與固脱回陽法。用參鬚、附片、炮姜各一錢。黃連、桂枝各五分。茯苓、石斛、澤瀉各三錢。白芍錢半爲劑。並告以症勢甚危。宜請他醫評而服之。不意於下午遂爲周姓醫投藿香正氣散一劑。至夜半復來邀診。冷汗不收。脈微如伏。余曰上午既誤於花露二斤。下午又誤於疏導之藥。致神氣益加虛散。非速服余方。無可挽回。馬姓遂從余言而急投之。二十一日上午再診。果然身煖汗停氣順。但困倦脈弱。兩寸動滑。是向愈也。囑其繼服二煎。再漸與粥飲。午後藥服盡。並知飢。進麥粥二次。小便通。大

便止。惟困倦厭煩耳。其夕。夫家又邀太倉徐姓醫來診。投梔子、豆豉、猪苓、澤瀉、蔞皮各三錢。厚朴一錢。佩蘭、枳殼、白芍各一錢五分。適爲余見。未便阻之。但曰。梔豉吐劑。霍亂恐不相宜。徐曰。去此可也。二十二日清晨。徐子來曰。病變矣。余曰。少遲即來。比至。見病者仰臥氣促。面色灰白。目閉口開。無可著手。問徐醫何在。曰。回太倉矣。未至午而氣絕。嗚呼。是天之命耶。人之誤耶。

瘧疾

一日余在成記行診脈。忽山東人丁敬齋來候云。此處方脈畢。爲我敝友一診。渠在申江染病月餘。服藥二十五劑無效。此次來劉。擬僱船送回山東。又恐在途有變。今請一診。如十日內不死則我

便止，惟困倦厌烦耳。其夕，夫家又邀太仓徐姓医来诊，投栀子、豆豉、猪苓、泽泻、蒌皮各三钱，厚朴一钱，佩兰、枳壳、白芍各一钱五分，适为余见，未便阻之。但曰：栀豉吐剂，霍乱恐不相宜。徐曰：去此可也。二十二日清晨，徐子来曰：病变矣。余曰：少迟即来，比至，见病者仰卧气促，面色灰白，目闭口开，无可著手。问徐医何在？曰：回太仓矣。未至午而气绝。呜呼！是天之命耶，人之误耶。

疟疾

一日余在成记行诊脉，忽山东人丁敬斋来候云，此处方脉毕，为我敝友一诊。渠在申江染病月余，服药二十五剂无效，此次来刘，拟雇船送回山东，又恐在途中有变，今请一诊，如十日内不死，则我

之责任卸矣。余随往，见一年四十许人，问其姓氏。以笔代口，书管润甫三字。面黄形瘦，切其脉，两关弦而右细，舌白食少，胸脘痞窒，问是否发寒发热？据云病已一月，在上海曾请六大夫服药，皆不应，不知老夫子可能救我一命否？一家七口，仰事俯畜，在我一人，望老夫子格外注意。余谓敬斋曰：不须回籍，从余禁忌，服药二剂，病当可愈，此病《内经》谓之痎疟，非大病也。时有山东号客三四人，皆云板子（即寒热病俗语也），是了不得的病，不可大意。余曰：诸君如不信，姑试一方。用鳖血炒柴胡、乌梅肉各八分，半夏、陈皮各一钱五分，草果、甜茶、厚朴各一钱，槟榔、茯苓各三钱，水一碗半，煎至六分一碗，另吞鸡哪霜六厘，分二服，照方两剂，一日一剂，外用

之責任卸矣。余隨往。見一年四十許人。問其姓氏。以筆代口。書管潤甫三字。面黃形瘦。切其脈。兩關弦而右細。舌白食少。胸脘痞窒。問是否發寒發熱。據云病已一月。在上海曾請六大夫服藥。皆不應。不知老夫子可能救我一命否。一家七口。仰事俯畜。在我一人。望老夫子格外注意。余謂敬齋曰。不須回籍。從余禁忌。服藥二劑。病當可愈。此病內經謂之痎瘧。非大病也。時有山東號客三四人。皆云板子（即寒熱病俗語也）是了不得的病。不可大意。余曰。諸君如不信。姑試一方。用鼈血炒柴胡、烏梅肉各八分。半夏、陳皮、各一錢五分。草果、甜茶、厚朴各一錢。檳榔、茯苓各三錢。水一椀半。煎至六分一碗。另吞雞哪霜六厘。分二服。照方兩劑。一日一劑。外用

寶珍膏一張。加丁桂散少許貼大椎上。但服藥須按時。爲之訂定服藥時刻。並囑忌食生冷寒凝等物。又囑發寒時不可烘火。發熱時不可浸水。及臥地取凉。切切勿忘。第三日來邀覆診。余至丁管二人。喜形於色。拱手而謝曰。病果愈。惟胃尙呆滯。神氣困倦。余再切其脈細而輭。乃爲之改用六君子湯。加乾姜、益智、厚朴各一錢。檳榔三錢。且云三劑可痊。後一月。上海寄來酬物頗厚。余遜謝嫌其太費。來人云。卽以送回山東川資計之。已省去五拾貳圓。况又保全性命。何費之有。

余因前聞福記行之山東客薛老五發瘧。先起寒戰。以炭火烘之。及熱甚。以井水浸其手。以高粱席帖地而身臥其上。後病延兩月

宝珠膏一张，加丁桂散少许贴大椎上，但服药须按时，为之订定服药时刻，并嘱忌食生冷寒凝等物。又嘱发寒时不可烘火，发热时不可浸水，及卧地取凉，切切勿忘。第三日来邀覆诊，余至，丁管二人，喜形于色，拱手而谢曰：病果愈，惟胃尚呆滞，神气困倦。余再切其脉细而软，乃为之改用六君子汤，加干姜、益智、厚朴各一钱，槟榔三钱，且云三剂可痊。后一月，上海寄来酬物颇厚，余逊谢嫌其太费。来人云：即以送回山东川资计之，已省去五拾贰圆，况又保全性命，何费之有。

余因前闻福记行之山东客薛老五发疟，先起寒战，以炭火烘之，及热甚，以井水浸其手，以高粱席帖地而身卧其上，后病延两月

而死。所以治营润甫，切戒不可如此也。

凡疟疾必先恶寒而发热，然有恶寒而身已热者，有恶寒而身未热者，已热者阳气盛，未热者阳衰而寒邪重也。有微凛寒而发，有战慄动摇而发，有先肢清，有先背寒，有先伸欠而发者。微寒而热甚，为外感轻而伏火甚；微寒而微热，为病邪浅，其或面青白不泽，肢体弱倦，是阳虚之积劳也。若微寒而微热，脉来细数、紧数、弱数，皆属虚劳，不得与疟同语。有寒热至而汗出乃解；有寒热至而不汗出亦解；有汗为营卫尚和，不汗为肌表痹者；有热至而口渴狂饮者；有热至而略渴不饮者。口渴者，肝胆之火，上火至颃颡，致咽腭舌龈干燥，故饮过仍渴，虽饮至上脘膨胀，而渴不能解，是木火

而死。所以治營潤甫。切戒不可如此也。
凡瘧疾必先惡寒而發熱。然有惡寒而身已熱者。有惡寒而身未
熱者。已熱者陽氣盛。未熱者陽衰而寒邪重也。有微凜寒而發。有
戰慄動搖而發。有先肢清。有先背寒。有先伸欠而發者。微寒而熱
甚。爲外感輕而伏火甚。微寒而微熱。爲病邪淺。其或面青白不澤。
肢體弱倦。是陽虛之積勞也。若微寒而微熱。脈來細數緊數弱數。
皆屬虛勞。不得與瘧同語。有寒熱至而汗出乃解。有寒熱至而不
汗出亦解。有汗爲營衛尚和。不汗爲肌表痹着。有熱至而口渴狂
飲者。有熱至而略渴不飲者。口渴者。肝膽之火。上炎至顛顙。致咽
腭舌齦乾燥。故飲過仍渴。雖飲至上脘膨脹。而渴不能解。是木火

盛而尅土。致脾津不能上注廉泉。故嗌爲之乾也。略渴不飲者。是雷火未入嗌也。有熱則神昏妄言。或哭或怒者。肝陰實而膽火大則怒。木火反侮金。肺氣盛則哭。木火亂膻中、則妄言。相火犯君主。則神魂發越而昏不自主。自瘧發至於退時。總不過半日。其一日一發。或間日一發。或三日一發。亦有四五日一發者。皆名瘧疾。其有身熱未解。應時而惡寒。即少陽篇中之往來寒熱。仲聖以小柴胡湯和之。其有身熱汗出惡風。頻覺凜寒。即太陽篇中。有太陽中風。陽浮則陰弱。陽浮者熱自發。陰弱者汗自出。嗇嗇惡寒。淅淅惡風。翕翕發熱。鼻鳴乾嘔者。桂枝湯主之。又曰。病人藏無他病。時發熱。自汗出而不愈者。此爲衛氣不和也。先其時發汗則愈。宜桂枝

盛而克土，致脾津不能上注廉泉，故嗌为之干也。略渴不饮者，是雷火未入嗌也。有热则神昏妄言，或哭或怒者，肝阴实而胆火大则怒。木火反侮金，肺气盛则哭，木火乱膻中，则妄言。相火犯君主，则神魂发越而昏不自主，自疟发至于退时，总不过半日，其一日一发，或间日一发，或三日一发，亦有四五日一发者，皆名疟疾。其有身热未解，应时而恶寒，即少阳篇中之往来寒热，仲圣以小柴胡汤和之。其有身热汗出恶风，频觉凛寒，即太阳篇中，有太阳中风，阳浮则阴弱，阳浮者热自发，阴弱者汗自出，啬啬恶寒，淅淅恶风，翕翕发热，鼻鸣干呕者，桂枝汤主之。又曰：病人藏无他病，时发热，自汗出而不愈者，此为卫气不和也，先其时发汗则愈，宜桂枝

汤主之。时发热者，有时热，有时不热，故先于未发热时用桂枝汤，即解肌表之邪之法也。此二者，亦不得与疟同语也。疟至时，战慄、热甚、神昏者为轻，原疟邪与正气分争，正气盛，争必急，邪伏深，发必暴，火性猛，故剧则火盛生风。至于战动，是故病虽盛，而反为轻，乃正气之盛也。若正气自虚，邪入未深，正气不能与邪分争，任邪波荡，病不愈而邪日进日多，病延长而正日损日衰，故见症轻而论，治反为重也。若外寒重而犯太阳之经，必背先寒。若脾胃虚而积湿化寒，必四肢先冷，此为疟疾轻重虚实之分也。

疟疾之名，各省不同，一日一发，间日一发，三日一发，总谓之疟，不过远发近发而已。考《内经》谓之痎疟，江北人谓之天上事，言疟有

湯主之時發熱者有時熱有時不熱故先於未發熱時用桂枝湯即解其肌表之邪之法也此二者亦不得與瘧同語也瘧至時戰慄、熱甚、神昏者爲輕原瘧邪與正氣分爭正氣盛、爭必急邪伏深、發必暴火性猛、故劇則火盛生風至於戰動是故病雖盛、而反爲輕乃正氣之盛也若正氣自虛邪入未深正氣不能與邪分爭任邪波蕩病不愈而邪日進日多病延長而正日損日衰故見症輕而論治反爲重也若外寒重而犯太陽之經必背先寒若脾胃虛而積溼化寒必四肢先冷此爲瘧疾輕重虛實之分也

瘧疾之名各省不同一日一發間日一發三日一發總謂之瘧不過遠發近發而已攷內經謂之痎瘧江北人謂之天上事言瘧有

鬼主之。人無一世不瘧者。山東人謂之打板子。天津、關東、兩湖、四川、安徽、江西統稱發岳子。浙江甯紹稱賣柴病。言其一日只病半日。猶賣柴之重担出而輕身歸。有謂之發寒熱。有謂之發脾寒。此皆各處發寒發熱命名之不同也。總之瘧疾爲病名。脾寒是病體耳。

瘧疾。人以爲少陽症而用小柴胡湯。概可治也。然瘧之標固少陽症。瘧之本實在太陰。太陰至陰之藏。爲受寒溼生痰而發瘧者也。然治瘧。必用柴胡以和解少陽。原柴胡性升。故用鼈血拌炒。以清肝熱。而調達肝胆之氣火。用草果仁去太陰獨勝之寒溼。寒溼化痰。故發瘧。所謂無痰不作瘧是也。用半夏陳皮。以豁痰利氣。然陳

鬼主之，人无一世不疟者。山东人谓之打板子。天津、关东、两湖、四川、安徽、江西统称发岳子。浙江、宁、绍称卖柴病，言其一日只病半日，犹卖柴之重担出而轻身归。有谓之发表热，有谓之发脾寒，此皆各处发寒发热命名之不同也。总之疟疾为病名，脾寒是病体耳。

疟疾，人以为少阳症而用小柴胡汤，概可治也。然疟之标固少阳症，疟之本实在太阴，太阴至阴之藏，为受寒湿生痰而发疟者也。然治疟，必用柴胡以和解少阳，原柴胡性升，故用鳖甲拌炒，以清肝热，而调达肝胆之气火。用草果仁去太阴独胜之寒湿，寒湿化痰，故发疟，所谓无痰不作疟是也。用半夏、陈皮，以豁痰利气。然陈

夏可豁之痰，尚不成疟，成疟之痰，必顽而凝结，故重则常山，轻则甜茶，方足以去顽痰。常山之苗叶曰蜀漆，蜀漆即甜茶是也，更佐以槟榔、厚朴，以宽胸破滞下气，使其顽痰下逐。用乌梅之酸，非收敛之用，乃泻厥少之火，而使柴胡不升，独行调达之用。徐子才十剂云：肝苦急，急食酸以泻之，此八味是余袭疟之方。古之所谓截，是止断之意。余之所谓袭，是兵家之掩其不备而袭之之义也。

袭疟方

鳖血炒柴胡六分　煨草果仁一钱　制半夏一钱五分　酒净甜茶八分　鸡心槟榔三钱　制川朴一钱　乌梅肉六分　广陈皮一钱五分

如气虚加人参；多汗加炙耆，热难解而虚，加生耆、地骨皮。如左关

夏可豁之痰。尚不成瘧。成瘧之痰。必頑而凝結。故重則常山。輕則甜茶。方足以去頑痰。常山之苗葉曰蜀漆。蜀漆即甜茶是也。更佐以檳榔、厚朴。以寬胸破滯下氣。使其頑痰下逐。用烏梅之酸。非收斂之用。乃瀉厥少之火。而使柴胡不升。獨行調達之用。徐子才十劑云。肝苦急急食酸以瀉之。此八味是余襲瘧之方。古之所謂截。是止斷之意。余之所謂襲。是兵家之掩其不備而襲之之義也。

襲瘧方　鼈血炒柴胡六分　煨草果仁一錢　製半夏一錢五分

酒淨甜茶八分　雞心檳榔三錢　製川朴一錢

烏梅肉六分　廣陳皮一錢五分

如氣虛加人參。多汗加炙耆。熱難解而虛。加生耆地骨皮。如左關

脈獨絃數甚加青蒿黃連。中虛而不渴加白朮。舌胎黃滑加茅朮。多嘔、火甚加黃連。嘔從氣逆加代赭石。陽虛加附子。陰虛加製首烏。中焦寒溼加乾薑。有遺泄怪夢，加龍骨牡蠣。神虛加人參辰神製首烏。其有瘧退脈絃甚，加威靈仙。如頭痛甚加川芎。腹痛而痞脹痛。加玄胡脹加青皮上古有治未病。不治已病。今余治瘧。服藥必病先一時。如瘧已發不可服藥。夫瘧發必邪正分爭。適分爭之際。再加以藥之袪病。胸中既如戰場而還加助門之人其可耐乎。故有服藥隨口而出者。緣當其病氣之旺時故也。是以將服藥而病至者。須待其退而服之。此古人治未病之法。後世宜遵而從之。

瘧母

脉独弦数甚加青蒿、黄连；中虚而不渴加白术；舌胎黄滑加茅术；多呕，火甚加黄连；呕从气逆加代赭石；阳虚加附子；阴虚加制首乌；中焦寒湿加干姜，；有遗泄怪梦，加龙骨、牡蛎；神虚加人参、辰神、制首乌。其有疟退脉弦甚，加威灵仙；如头痛甚加川芎；腹痛而痞胀痛，加玄胡；胀加青皮。上古有治未病，不治已病。今余治疟，服药必病先一时，疟已发，不可服药。夫疟发必邪正分争，适分争之际，再加以药之祛病，胸中既如战场，而还加助斗之人，其可耐乎。故有服药随口而出者，缘当其病气之旺时故也。是以将服药而病至者，待其退而服之，此古人治未病之法，后世宜遵而从之。

疟母

茅银官者，西乡老农也，年近六旬，发间日疟六次，用符禁法止之，病去而饥不能食，食即呕，屡治罔效。第七日邀余诊，切其脉弦，左细、右急，舌苔如平人，按其胸脘，柔顺无声，病者自觉闷且疼，前医皆谓之膈气。余曰：无一日而成膈气，病始由疟，今变脘上格拒不得食下，是必有疟母也。为之用桂枝、白芍、常山、穿山甲、黄连、干姜、草果、槟榔、厚朴、半夏、陈皮、代赭石，十二味一方，服下格不相入。如欲吐而强咽之，然又不安，激动六次，觉一痛而大吐，吐出一物，以火烛之，形如饼，径三寸，其色紫灰青白，以篾挑之，坚韧不得碎，吐后胸宽，遂食粥二大碗，即安睡。翌晨啖饭，如无病时，惟不识吐下之物。余曰：此系疟痰凝成，即名疟母。余向知疟痰积于脾膜，讵意

茅銀官者。西鄉老農也。年近六旬。發間日瘧六次。用符禁法止之。病去而飢不能食。食即嘔。屢治罔效。第七日邀余診。切其脈弦。左細。右急。舌苔如平人。按其胸脘。柔順無聲。病者自覺悶且疼。前醫皆謂之膈氣。余曰。無一日而成膈氣。病始由瘧。今變脘上格拒不得食下。是必有瘧母也。爲之用桂枝、白芍、常山、穿山甲、黃連、乾薑、艸果、檳榔、厚朴、半夏、陳皮、代赭石。十二味一方。服下格不相入。如欲吐而強嚥之。然又不安。激動六次。覺一痛而大吐。吐出一物。以火燭之。形如餅。徑三寸。其色紫灰青白。以篾挑之。堅韌不得碎。吐後胸寬。遂食粥二大碗。即安睡。翌晨啖飯。如無病時。惟不識吐下之物。余曰。此係瘧痰凝成。即名瘧母。余向知瘧痰積於脾膜。詎意

瘧母之結於胃口也。

襲瘧母方　桂枝六分　白芍一錢五分　草果一錢　常山一錢　厚朴一錢　甲片一錢五分　半夏一錢五分　陳皮一錢五分　川連五分　乾姜一錢　梹榔三錢　赭石四錢

疝氣

疝氣之症。屬於酒客溼熱者居多。或因勞而發。或感寒而發。感寒者。身不甚熱。但寒邪與溼熱相併。下墜氣街。與睾丸迸結不散。脹痛欲死。因勞者。勞火與溼熱相併。身必熱。熱甚則多汗如脫。其脹痛而有變化者。爲狐疝。多發於右丸。俗謂崑崙氣。前人皆視爲寒溼。而以溫通利溼法治之。然多不應。有南京人張小亭者。素患狐

疟母之结于胃口也。

袭疟母方

桂枝六分　白芍一钱五分　草果一钱　常山一钱　厚朴一钱　甲片一钱五分　半夏一钱五分　陈皮一钱五分　川连五分　干姜一钱　槟榔三钱　赭石四钱

疝　气

疝气之症，属于酒客湿热者居多，或因劳而发，或感寒而发，感寒者，身不甚热，但寒邪与湿热相并，下坠气街，与睾丸并结不散，胀痛欲死。因劳者，劳火与湿热相并，身必热，热甚则多汗如脱。其胀痛而有变化者，为狐疝，多发于右丸，俗谓昆仑气。前人皆视为寒湿，而以温通利湿法治之，然多不应。有南京人张小亭者，素患狐

疝，忽作痛甚剧，身热汗多如脱。余亦以温通利气为治。小亭见方药，与前医所用者相类，亟谓余曰：方非不佳，但我已粘汗三身，剧痛不止，如无他策，必支不持，言犹未已，渐有发厥之象。余急用蜘蛛散法，以大蜘蛛一枚，肉桂三钱，为末调服，服下片刻即腹中盘旋作响，时痛止汗收，其病若失。

又盛本诚之妾名宝娘者，患小腹痛甚剧，邀余诊治。身不甚热，脉弦尺大，但狂呼阴中作痛，刻不能支。余亦于温通剂中，加蜘蛛散调服，顷刻痛定。总之疝发于左者，吴萸汤最效；疝发于右者，蜘蛛散为惟一方法。余常患左乳斜里下一寸内痛，痛如一筋牵急状，知为心疝之症，常用吴萸六分，去其蒂，以热茶饮送下，即觉痛处

疝。忽作痛甚劇。身熱汗多如脫。余亦以溫通利氣爲治。小亭見方藥。與前醫所用者相類。亟謂余曰。方非不佳。但我已粘汗三身。劇痛不止。如無他策。必支不持。言猶未已。漸有發厥之象。余急用蜘蛛散法。以大蜘蛛一枚。肉桂三分。爲末調服。服下片刻。卽腹中盤旋作響。登時痛止汗收。其病若失

又盛本誠之妾名寶娘者。患小腹痛甚劇。邀余診治。身不甚熱。脈弦尺大。但狂呼陰中作痛。刻不能支。余亦於溫通劑中。加蜘蛛散調服。頃刻痛定。總之疝發於左者。吳萸湯最效。疝發於右者。蜘蛛散爲惟一方法。余常患左乳斜裏下一寸內痛。痛如一筋牽急狀。知爲心疝之症。常用吳萸六分。去其蒂。以熱茶飲送下。卽覺痛處

送氣下行。直達左睾丸。作脹而痛自失。屢試屢驗。

小腹痛 曰痃氣少腹痛各一案

高子明好讀醫書。親戚有恙。常爲開方治理。每多取效。所用之方。不今不古。頗合時宜。其弟七歲。忽小腹陣痛。屢治無效。始邀余商。見其弟形寒。切脈弦緊。按其腹柔輭。子明云。近日痛甚。至於咬牙發厥。余曰。此寒邪入腹也。與以炮姜、吳萸、川楝子、小茴香、木香、元胡索。一方不應。繼之以肉桂、肉果、橘核、烏藥、川芎、沉香。又不應。其母曰。照此發厥。命難保矣。然余兩日來。未見其發厥之狀。第三日余至。適逢其發厥。子明導余入室。見其咬牙直視。口不能言。肢冷脈伏。有戰慄之象。復按其腹。臍之兩傍。如有竹竿兩枝。挺於腹內。

送气下行，直达左睾丸，作胀而痛自失，屡试屡验。

小腹痛

曰痃气、少腹痛各一案

高子明好读医书，亲戚有恙，常为开方治理，每多取效，所用之方，不今不古，颇合时宜。其弟七岁，忽小腹阵痛，屡治无效，始邀余商。见其弟形寒，切脉弦紧，按其腹柔软。子明云，近日痛甚，至于咬牙发厥。余曰：此寒邪入腹也。与以炮姜、吴萸、川楝子、小茴香、木香、元胡索，一方不应；继之以肉桂、肉果、橘核、乌药、川芎、沉香，又不应。其母曰：照此发厥，命难保矣。然余两日来，未见其发厥之状。第三日余至，适逢其发厥。子明导余入室，见其咬牙直视，口不能言，肢冷脉伏，有战慄之象，复按其腹，脐之两旁，如有竹竿两支，挺于腹内，坚硬异常。余曰：此病名为痃气也。乃书以川乌、良姜、乳香、木香、防风、乌药，煎调苏合油三分，一剂而安。

浮桥杜守贞妇，小腹痛久不止，至于形瘠食少，岁底烦劳，致不能起居，略食少许，即厥呕。至新岁，竟至昏厥。初四日专人来邀，余于初五日至。据云，已三日不食不寐，终夜常昏厥，切其脉沉细无力。问其厥时有汗否？云：每厥必有汗。余曰：此痛极而厥脱之兆已显矣，然病久，服药必多，请观从前所服之方。方十数纸，如温中、利气、平肝、止痛等药，皆已用过而不应。余曰：止痛法已尽，病已危急，若用平常方，与不治同。守贞又出一纸，系昨日蒋医之方，用当归生姜羊肉汤。余曰：方虽别有意味，恐亦未必得手。守贞云，昨服下即

堅硬異常余曰此病名爲痃氣也乃書以川烏良薑乳香木香防風烏藥煎調蘇合油三分一劑而安

浮橋杜守貞婦小腹痛久不止至於形瘠食少歲底煩勞致不能起居略食少許即厥嘔至新歲竟至昏厥初四日專人來邀余於初五日至據云已三日不食不寐終夜常昏厥切其脈沉細無力問其厥時有汗否云每厥必有汗余曰此痛極而厥脫之兆已顯矣然病久服藥必多請觀從前所服之方方十數紙如溫中利氣平肝止痛等藥皆已用過而不應余曰止痛法已盡病已危急若用平常方與不治同守貞又出一紙係昨日蔣醫之方用當歸生薑羊肉湯余曰方雖別有意味恐亦未必得手守貞云昨服下即

大嘔。而厥至一時許。幾至不醒。由是身不能動。動則厥嘔立至。余曰。病不伐根。痛不得止。爲議一方。用川烏、肉桂、椒紅、吳萸、䗪蟲、大蘹香、葫蘆巴、乳香、磁石。加焙蜘蛛、伽南沉香。研末爲丸。湯藥送下。服藥後。厥止痛減。略能睡片時。初六日余再診。問昨日之方服後如何。云既不嘔。略可睡。食粥二匙。身亦可轉動無妨。余曰。今病已減。但不可謂愈。照昨定之方。再一劑煎服。更將此方去磁石。配五帖爲末。糊爲丸。每服一錢。如寒積未除。可再丸服。必得復元而止。

脚氣

滕春臺表兄有子二。長曰桂芬。次曰壽眉。壽眉患脚氣冲心而死。未幾。桂芬又病。春臺來邀余診。至則已神昏不知痛癢。形盛色如

大呕，而厥至一时许，几至不醒，由是身不能动，动则厥呕立至。余曰：病不伐根，痛不得止。为议一方，用川芎、肉桂、椒红、吴萸、䗪虫、大茠香、葫芦巴、乳香、磁石，加焙蜘蛛、伽南沉香，研末为丸，汤药送下。服药后，厥止痛减，略能睡片时。初六日，余再诊，问昨日之方服后如何？云既不呕，略可睡，食粥二匙，身亦可转动无妨。余曰：今病已减，但不可谓愈。照昨定之方，再一剂煎服，更将此方去磁石，配五帖为末，糊为丸，每服一钱。如寒积未除，可再丸服，必得复元而止。

脚气

滕春台表兄有子二，长曰桂芬，次曰寿眉。寿眉患脚气冲心而死。未几，桂芬又病，春台来邀余诊。至则已神昏不知痛痒，形盛色如

常，六脉涩滞不流利，略有气喘之状，是亦脚气冲心之候，法当不治。春台必欲一治。余乃用千金法龙宫方，改订为一十九味。以犀角、羚角、石膏之凉去火；川乌、桂枝之温去寒；羌活、细辛、葛根之散去风；甘遂、芫花、大戟之泻去湿；赤小豆、杏仁之涌以豁利上焦；半夏、胆星之涤以和畅中焦；槟榔、沉香之降以通利下焦。再加紫贝齿、石决明以潜之。春台问此方宗旨安在，抑汗、吐、下三法兼行耶？余曰：弟但知《千金方》有是法而已，不信，当检书奉阅。春台曰：此病已无从著手，姑从此法试之，效否付诸天命而已。遂浓煎进之，二鼓服毕，比至天明，已下十六次，粪秽满桶，形未减而神识清，脉转细弦，渐知思食。后六日，病又如前，乃照前方去桂枝、甘遂，加肉桂，

常。六脈澁滯不流利。略有氣喘之狀。是亦脚氣衝心之候。法當不治。春臺必欲一治。余乃用千金法龍宮方。改訂爲一十九味。以犀角羚角石膏之凉去火。川烏桂枝之溫去寒。羌活細辛葛根之散去風。甘遂芫花大戟之瀉去溼。赤小豆杏仁之湧以豁利上焦。半夏胆星之滌以和暢中焦。檳榔沉香之降以通利下焦。再加紫貝齒石决明以潛之。春臺問此方宗旨安在。抑汗、吐、下三法兼行耶。余曰。弟但知千金方有是法而已。不信。當檢書奉閱。春臺曰。此病已無從著手。姑從此法試之。效否付諸天命而已。遂濃煎進之。二鼓服畢。比至天明。已下十六次。糞穢滿桶。形未減而神識清。脈轉細弦。漸知思食。後六日。病又如前。乃照前方去桂枝、甘遂。加肉桂。

服後瀉十二次。明日神又淸。後七日、病又如前。乃照第二方再去
犀角、芫花、赤小豆、紫貝。加元明粉、桑皮、菊花。連服二劑。連瀉二十
次。繼以八風散。重用元明粉、竹瀝。調理一月而痊。從此不發矣。劑
中所用之元明粉。乃照綱目法所製。與肆中尋常所製者不同。誠
所謂眞元明粉也。桂芬前後服至十兩許。宜乎痼疾可除也。
洞庭山石哲夫。劉河陸仁堂壻也。患脚氣半年。至岳家養病。邀余
診治。形頗壯盛。微帶氣喘。而出言慌張。脈來模糊。并自言我體虛
甚。方中非有高麗參二兩、大熟地半斤不可。余問病幾時矣。答曰
半年。又問汝知此病爲脚氣否。答曰知之。又問曾服藥酒否。答曰。
在上海已服三月有餘。至今未停。余乃出謂其叔杏亭曰。令姪病

服后泻十二次，明日神又清。后七日，病又如前，乃照第二方再去犀角、芫花、赤小豆、紫贝，加元明粉、桑皮、菊花，连服二剂，连泻二十次。继以八风散，重用元明粉、竹沥，调理一月而痊，从此不发矣。剂中所用之元明粉，乃照纲目法所制，与肆中寻常所制者不同，诚所谓真元明粉也。桂芬前后服至十两许，宜乎痼疾可除也。

洞道山石哲夫，刘河陆仁堂婿也，患脚气半年，至岳家养病，邀余诊治。形颇壮盛，微带气喘，而出言慌张，脉来模糊，并自言我体虚甚，方中非有高丽参二两、大熟地半斤不可。余问病几时矣？答曰：半年。又问汝知此病为脚气否？答曰：知之。又问曾服药酒否？答曰：在上海已服三月有余，至今未停。余乃出谓其叔杏亭曰：令侄病

脚气，已入腹冲心，药已无及，如不服药，还可延日，倘服参、地，下咽即毙。兹姑拟八风散，合舟车丸，改汤之法，存府备查，俾将来贵乡有能治脚气者览之，可知刘河傅崧园之医理，尚不谬也。余出，时已黄昏。其家请小周诊治，竟用党参三钱，熟地四钱进之，四更而逝。吁！今时之医，但知谄谀奉承，迎合病家之意，或有官场相识，或与缙绅浮交，自以为名重一时，无怪贤人君子之不愿与医者为伍矣。

脚气肿者名湿痹，不肿名缓风，始于两足麻木，滞重难行，皮肤不仁，浸及踹膝。若至腹皮亦木，手臂无力，小便不利，则重候矣。其原皆因肾肝不足，寒湿从下侵入，所谓伤于湿者，下先受之。蕴于经

脚氣。已入腹衝心。藥已無及。如不服藥。還可延日。倘服參地。下咽即毙。茲姑擬八風散、合舟車丸。改湯之法。存府備查。俾將來貴鄉有能治脚氣者覽之。可知劉河傅崧園之醫理。尚不謬也。余出時已黃昏。其家請小周診治。竟用黨參三錢。熟地四錢。進之。四更而逝。吁。今時之醫。但知諂諛奉承。迎合病家之意。或有官場相識。或與縉紳浮交。自以爲名重一時。無怪賢人君子之不願與醫者爲伍矣。

脚氣腫者名溼痺。不腫名緩風。始於兩足麻木。滯重難行。皮膚不仁。浸及踹膝。若至腹皮亦木。手臂無力。小便不利。則重候矣。其原皆因腎肝不足。寒溼從下侵入。所謂傷於溼者。下先受之。蘊於經

隧。鬱而生風。風寒濕化火逆上。二便不利。即謂入腹。風火鼓溼。上
壅中焦。致手臂心胸俱病。是曰衝心。入腹已危。衝心多死。蓋神志
慌張。已不可治。若至神智模糊。更不必治矣。是病有三五日入腹
衝心者。有數月後入腹衝心者。有十年不發而忽然衝心者。治法
惟千金方獨擅其長。服以湯散。攻以艾灸。忌酒忌補。余從此得手
良多。若但灸而不湯不散。但湯而不散不灸。但散而不灸不湯。皆
難有效。其方其法。備載古書。茲不贅述。
徽州程用時作客於劉河。患手足不能舉。二便不通利。迨返至富
陽。不藥而步履漸便。抵家而病若失。嗣來劉河又病。乃回徽改業
矣。又江陰胡姓。患脚氣不能起床。食入則脘悶氣怯。勢已入腹。雇

隧，郁而生风，风寒湿化逆上，二便不利，即谓入腹，风火鼓湿，上壅中焦，致手臂心胸俱病，是曰冲心。入腹已危，冲心多死。盖神志慌张，已不可治。若至神智模糊，更不必治矣。是病有三五日入腹冲心者，有数月后入腹冲心者，有十年不发而忽然冲心者，治法惟《千金方》独擅其长，服以汤散，攻以艾灸，忌酒忌补。余从此得手良多，若但灸而不汤不散，但汤而不散不灸，但散而不灸不汤，皆难有效。其方其法，备载古收，兹不赘述。

徽州程用时作客于刘河，患手足不能举，二便不通利，迨返至富阳，不药而步履渐，便抵家而病若失。嗣来刘河又病，又回徽改业矣。又江阴胡姓，患脚气不能起床，食入则脘闷气怯，势已入腹，雇

舟回家，至无锡，不药而愈。此所谓迁地疗法，避去海滨之湿毒者是也。

手 气

陈吉甫者，唐家行镇董理也，一日以襁络右手至余舍，云：请视是为何症？余按之肿而软，肉色不变，手背肿至臂而不痛，但常见胀耳。余曰：此手气也。吉甫云：昨请外科医诊，彼以为疔，刺三刀敷以药，渐痛不可耐，即洗去之。今朝又往请诊，渠云：昨手背肿，今至臂，势已走黄，须砭四十刀，不然肿至臑而肩，将不治焉。我因刀刺可畏，故请先生一决。余曰：无须砭也，砭则三二月不得收口，但不知从何而受湿之深如此。吉甫闭目而思曰：是矣，我因夏月多汗，常

舟回家。至無錫。不藥而愈。此所謂遷地療法。避去海濱之濕毒者是也。

手氣

陳吉甫者。唐家行鎮董事也。一日以襁絡右手至余舍。云請視是爲何症。余按之腫而軟。肉色不變。手背腫至臂而不痛。但覺脹耳。余曰。此手氣也。吉甫云。昨請外科醫診。彼以爲疔。刺三刀敷以藥。漸痛不可耐。即洗去之。今朝又往請診。渠云。昨但手背腫。今至臂。勢已走黃。須砭四十刀。不然腫至臑而肩。將不治焉。我因刀刺可畏。故請先生一決。余曰。無須砭也。砭則二三月不得收口。但不知從何而受溼之深如此。吉甫閉目而思曰。是矣。我因夏月多汗。常

以溼巾拭之。夜臥。則以巾置枕傍。以手枕巾。取其拭汗無須他索。受溼之深。殆由於此。想我兄必有妙法治之。余曰易事耳。回府後用厚綿包裹腫處。不令透風。務使得汗。則腫自消。彼又問須湯藥否。余曰亦可。爲疏桂枝、防風、羌活、姜黄四味。囑服二劑。第三日遇諸塗。吉甫以手示余云。愈矣。遂同至吉慶樓瀹茶。笑謝而散。

肺癰

程少豐者。暑症退後。伏熱未清。因食物不慎。致餘邪流連上焦。氣蒸肺藏。至秋轉爲咳嗽。引起膈痛。痰涎多而臭惡。且熱蒸肌表。咳則小有汗。不能食。按其脈兩寸浮緊滑急。余曰。此爲肺癰。宜先清泄上焦。乃用石膏、牛蒡、羚角、連翹、桔梗、貝母、甜瓜子、鮮薏根、葦莖

以湿巾拭之，夜卧，则以巾置枕旁，以手枕巾，取其拭汗无须他索，受湿之深，殆由于此，想我兄必有妙法治之。余曰：易事耳，回府后用厚绵包裹肿处，不令透风，务使得汗，则肿自消。彼又问须汤药否？余曰：亦可。为疏桂枝、防风、羌活、姜黄四味，嘱服二剂。第三日，遇诸涂，吉甫以手示余云，愈矣。遂同至吉庆楼瀹茶，笑谢而散。

肺痈

程少丰者，暑症退后，伏热未清，因食物不慎，致余邪流连上焦，气蒸肺藏，至秋转为咳嗽，引起膈痛，痰涎多而臭恶，且热蒸肌表，咳则小有汗，不能食。按其脉，两寸浮、紧、滑、急。余曰：此为肺痈，宜先清泄上焦。乃用石膏、牛蒡、羚角、连翘、桔梗、贝母、甜瓜子、鲜薏根、苇茎

等二三剂。咳吐血痰日二三碗，后竟吐如猪肺之成块者，二茶杯，身热仍不解。改用鲜沙参、鲜生地、元参、麦冬、光杏、蒌皮，前方中除去石膏、羚角、甜瓜子、牛蒡子，又三剂。表热虽退，不思谷食，肺块虽无，而痰尚红色。又改用北沙参、白芨片、鲜薏根、薏苡仁等，二三剂。痰少红止，咳稀食进，历时十九日，后以保元益肺滋养，如燕窝、阿胶等调理弥月而痊。

肺疽

顾哲甫者，六里桥榨油厂之主人也，一日邀余至其家，见其家人多拭泪，余问谁病？答云哲甫。导入其室，则哲甫扶坐在床，喘嗽不休，汗下如雨。左右云，左肩背高肿甚于右，肉色不变，亦不觉痛，惟

等二三劑。咳吐血痰日二三碗。後竟吐如猪肺之成塊者、二茶杯、身熱仍不解。改用鮮沙參、鮮生地、元參、麥冬、光杏、蔞皮、前方中除去石膏、羚角、甜瓜子、牛蒡子、又三劑。表熱雖退。不思穀食。肺塊雖無。而痰尚紅色。又改用北沙參、白芨片、鮮薏根、薏苡仁等。二三劑痰少紅止。咳稀食進。歷時十九日。後以保元益肺滋養。如燕窩、阿膠等調理彌月而痊。

肺疽

顧哲甫者。六里橋榨油廠之主人也、一日邀余至其家。見其家人多拭淚。余問誰病。答云哲甫。導入其室。則哲甫扶坐在床。喘嗽不休。汗下如雨。左右云左肩背高腫甚於右。肉色不變。亦不覺痛。惟

咳嗽引起腋痛。不發熱而食量大減。今六日矣。請外科醫診視云是流注。開三刀。皆鮮血。插降藥三條。外帖膏藥。服其藥一劑。因刀口痛不可忍。即起膏藥。抽去藥條。但服藥後。喘咳益甚。自汗不休。今日復請來診。刀口已閉。腫處仍不痛。開方已持往肆中撮藥。昨方諸親友云恐誤治。故請先生决之。余見昨服之方爲陽和湯。今喘逆將脫。勢不可爲。其家定欲開方。余曰。此爲肺疽。病在內而形諸外。非流注也。昨服流注之方。安得不變喘脫。治恐無及矣。姑從爾請試之。不識近地有薏苡之根乎。曰有。余囑令速取。遲恐不救。乃爲書葶藶、蘇子、光杏、貝母、沙參、桔梗、白前、通草、甜瓜子、鮮薏根一方。少頃前方之藥至。觀其方。乃用川烏、草烏各二錢。余大驚曰。

咳嗽引起腋痛，不发热而食量大减，今六日矣。请外科医诊视，云是流注，开三刀，皆鲜血，插降药三条，外帖（贴）膏药，服其药一剂，因刀口痛不可忍，即起膏药，抽去药条。但服药后，喘咳益甚，自汗不休，今日复请来诊，刀口已闭，肿处仍不痛，开方已持往肆中撮药，昨方诸亲友云恐误治，故请先生决之。余见昨服之方为阳和汤，今喘逆将脱，势不可为，其家定欲开方。余曰：此为肺疽，病在内而形诸外，非流注也，昨服流注之方，安得不变喘脱，治恐无及矣，姑从尔请试之，不识近地有薏苡之根乎？曰有。余嘱令速取，迟恐不救。乃为书葶苈、苏子、光杏、贝母、沙参、桔梗、白前、通草、甜瓜子、鲜薏根一方。少顷前方之药至，观其方，乃用川乌、草乌各二钱。余大惊曰：

此杀人之方也，若服之，可立而待毙。明日复诊，知其服余方后，胸中格格不相安，旋即吐出痰涎一盆许，喘遂平，汗渐止，食已进，肩背之肿，亦复无形，惟稍有嗽，神倦脉弱。余曰：此邪去正虚。宜与沙参、麦冬、桑皮、薏苡、甜杏、橘白等理虚利肺之方，三剂而安。

卷之三终　学古堂藏版

此殺人之方也。若服之。可立而待斃。明日復診。知其服余方後胸中格格不相安。旋卽吐出痰涎一盆許。喘遂平。汗漸止。食已進。肩背之腫。亦復無形。惟稍有嗽。神倦脈弱。余曰。此邪去正虛。宜與沙參、麥冬、桑皮、薏苡、甜杏、橘白等理虛利肺之方。三劑而安。

卷之三終

學古堂藏版

医案摘奇卷之四

太仓傅松元耐寒父著
长男制　然雍言校

胎　气

唐鸿甫之夫人，怀孕两月，胎气上逆，恶阻厌食，背凛寒而面升火，头昏作呕，自去岁底起，食入必吐，不食则饥。至正月底，则但恶心干呕，因饮食不能进，故无所吐也。遂致形消肉脱，延至三月初，诸女科皆称不治，鸿甫忆及余，遂邀往诊。见病者耳吊人中缩，眶陷颐急，指如鸡爪，臂如竹爿，腘肉尽脱，但存皮骨，形如骷髅，惟隼未瘦，脉仍流利，腹仍高大，胃中则干呕无定，食物固不能进，即汤

醫案摘奇卷之四

太倉傅松元耐寒父著　長男制然雍言校

胎氣

唐鴻甫之夫人。懷孕兩月。胎氣上逆。惡阻厭食。背凛寒而面升火。頭昏作嘔。自去歲底起。食入必吐。不食則飢。至正月底。則但惡心乾嘔。因飲食不能進。故無所吐也。遂致形消肉脫。延至三月初。諸女科皆稱不治。鴻甫忽憶及余。遂邀往診。見病者耳弔人中縮。眶陷顴急。指如雞爪。臂如竹爿。䐃肉盡脫。但存皮骨。形如骷髏。惟隼未瘦。脈仍流利。腹仍高大。胃中則乾嘔無定。食物固不能進。即湯

飲亦少進。歷觀前醫諸方。多用苦辛酸爲主。細察病况。胃中所存酸汁已多。任憑甜苦辣醎淡。下咽必變酸味。矧再加以酸藥。以酸濟酸。宜乎嘔噁不止而不食矣。乃試與白石粉一錢。開水調服。入胃竟不吐。由此一日進三服。共計三錢。吐酸遂止。繼以金斛、冬朮、陳皮、穀芽等味以養胃。穀食漸進。形氣漸充。至十月分娩。而孿生雙子。一死一生。生者。即今唐百和也。

堂姪福生之婦黃氏。新婚後歸甯。時在臘月初旬。至十二日經來。三日而淨。二十三日回家。新正初三日忽患腹痛如疝氣。在未嫁時。即有是症。福生來問方。余問欲診乎。云不欲診。緣新婦怕羞。又厭大驚小怪。只須以小方止痛。余疏肉桂三分與之。痛雖稍减。亦

饮亦少进。历观前医诸方，多用苦辛酸为主，细察病况，胃中所存酸汁已多，任凭甜、苦、酸、咸、淡，下咽必变酸味，矧再加以酸药，以酸济酸，宜乎呕恶不止而不食矣。乃试与白石粉一钱，开水调服，入胃竟不吐，由此一日进三服，共计三钱，吐酸遂止。继以金斛、冬术、陈皮、谷芽等味以养胃，谷食渐进，形气渐充。至十月分娩，而孪生双子，一死一生，生者，即今唐百和也。

堂侄福生之妇黄氏，新婚后归宁，时在腊月初旬，至十二日经来，三日而净，二十三日回家，新正初三日忽患腹痛如疝气，在未嫁时，即有是症，福生来问方。余问欲诊乎？云不欲诊，缘新妇怕羞，又厌大惊小怪，只须以小方止痛。余疏肉桂三分与之，痛虽稍减，亦

未认真服药，从此淹缠不下楼者旬日。过元宵，遂再回母家，延医调治。痛止，而恶寒、发热、恶吐、头昏，食大减，连易数医，皆无效。福生请余往诊，遂于正月廿四日抵黄宅。察其色，如无病，诊其脉，寸大而不数。问其苦，则微有寒热，头眩而不渴，颇似孕兆，而其母金氏不以为然，再延女科。医某曰：安有怀孕一月，而病势垂危若此哉。由是二十七日再邀覆诊，仍断为孕，处方未及两行。金氏即邀集多人，围余诘责，诟詈万端，几至用武。余思妄人无可与辨，遂乘间而逸。延至二月，其母尚有与余构讼之说，种种侮辱，殊难笔述，而侄媳则呕吐不食者月余矣。三月初，乃使雍儿同媒人至黄宅探病，切其脉，孕益显，乃出所怀白石粉与服，呕遂止，禁服杂药，食渐

未認眞服藥。從此淹纏不下樓者旬日。過元宵。遂再回母家延醫調治。痛止。而惡寒、發熱、嘔吐、頭昏。食大減。連易數醫皆無效。福生請余往診。遂於正月廿四日抵黃宅。察其色如無病。診其脈寸大而不數。問其苦。則微有寒熱。頭眩而不渴。頗似孕兆。而其母金氏不以爲然。再延女科。醫某曰。安有懷孕一月。而病勢垂危若此哉。由是二十七日再邀覆診。仍斷爲孕。處方未及兩行。金氏即邀集多人。圍余詰責。詬詈萬端。幾至用武。余思妄人無可與辨。遂乘間而逸。延至二月。其母尙有與余搆訟之說。種種侮辱。殊難筆述。而姪媳則嘔吐不食者月餘矣。三月初。乃使雍兒同媒人至黃宅探病。切其脈。孕益顯。乃出所懷白石粉與服。嘔遂止。禁服雜藥。食漸

進。至四月。病退。十月朔。產一男。福生來懇余命名。余遂名之曰慶奇。藉誌診孕時之受侮耳。

北鄉沈小史之媳。懷孕三月。忽癃閉不通者兩日。延醫服藥。初劑有效。次劑輒不應。連易數醫。皆然。繼邀茜涇陶福田診。陶曰胎脈不見。腹脹如鼓。應作血鼓治。始以牽牛、桃仁、五靈脂、地龍等。合五苓散投之。繼以大黃、芒硝、芫花、大戟、乾漆、蟋蟀等投之。竭種種變換方法。連服八劑。仍是初服時一通。即不復再解矣。至第二十四日。乃邀余診。兩脈俱弦。腹脹而癃。食少不渴。按其腹。堅硬不痛。脘左高如覆缶。此血氣結於脾外。脈絡既阻。故不見胎象。是以陶君作血鼓治。雖不應手。然種種方法皆已用盡。乃以別無善策告之。

进。至四月，病退。十月朔，产一男，福生来恳余命名。余遂名之曰庆奇。藉志诊孕时之受侮耳。

北乡沈小史之媳，怀孕三月，忽癃闭不通者两日，延医服药，初剂有效，次剂辄不应，连易数医，皆然。继邀茜泾陶福田诊，陶曰：胎脉不见，腹胀如鼓，应作血鼓治。始以牵牛、桃仁、五灵脂、地龙等，合五苓散投之，继以大黄、芒硝、芫花、大戟、干漆、蟋蟀等投之，竭种种变换方法，连服八剂，仍是初服时一通，即不复再解矣。至第二十四日，乃邀余诊。两脉俱弦，腹胀而癃，食少不渴，按其腹，坚硬不痛，脘左高如覆缶，此血气结于脾外，脉络既阻，故不见胎象。是以陶君作血鼓治，虽不应手，然种种方法，皆已用尽，乃以别无善策告之。

其家人再四哀恳，余曰：无已，但有用砒石一法，名椒仁丸，姑制方相授，信则服之，不信则弃之可也。沈氏接此方，果疑不敢服。又延二日，病者呼曰：与其胀死，无宁服砒霜，而或有不死之望。乃配合而服四丸。第五日，又邀往诊，途遇其邻，询其致病之由，知因夫妻淘气而得此。诊其病，则脘左之肿硬已退，少腹之坚硬未除，小便略通而未畅，乃注重于疏肝和气，以乌药、枳壳、青皮、木香，合四七汤，再下椒仁丸四粒，服如前法。服后月余，不闻消息。至五月中，遇插秧农夫，始知其人早愈，能作田间生活，孕亦未坠，乃知硝、黄、灵脂、桃仁、砒石虽甚毒烈，在当用时，亦不伤胎。经云，有故无殒，诚不我欺，特用时必须审慎耳。

其家人再四哀懇。余曰。無已。但有用砒石一法。名椒仁丸。姑製方相授。信則服之。不信則棄之可也。沈氏接此方。果疑不敢服。又延二日。病者呼曰。與其脹死。無甯服砒霜。而或有不死之望。乃配合而服四丸。第五日。又邀往診。途遇其鄰。詢其致病之由。知因夫妻淘氣而得此。診其病。則脘左之腫硬已退。少腹之堅硬未除。小便略通而未暢。乃注重于疏肝和氣。以烏藥、枳殼、青皮、木香。合四七湯。再下椒仁丸四粒。服如前法。服後月餘。不聞消息。至五月中。遇插秧農夫。始知其人早愈。能作田間生活。孕亦未墜。乃知硝、黃、靈脂、桃仁、砒石雖甚毒烈。在當用時。亦不傷胎。經云。有故無殞。誠不我欺。特用時必須審慎耳。

崩漏

東北鄉吳姓婦。年三十許。自正月血崩後。漏不止。至十二月初。始邀余診。謂自春至冬。計大崩六次。至漏下則未嘗有一日淨。凡崑山太倉嘉定婁塘茜涇劉河有名婦科。遍診無效。余切其脈。沉細緊急如刀刃。唇舌熟白。肌色鮮然。小溲熱痛大便燥結惟粥飯尚可每餐一椀。余思崩漏日久。失血已多。理當色白聲萎而脈芤弱。今聲音洪亮。脈細緊急便燥溲痛。非火而何。陰血日少相火日熾。治宜瀉火涼血。火去則陰不沸溢乃用龍胆瀉肝湯。加蘆薈、地榆、知母、黃柏兩劑。而大便潤。小便不痛。繼以生地、歸、芎、地榆、龜板、知母、川檗及血餘、蒲黃等炭又二劑而漏漸減。再以前方去黃柏、血

崩漏

东北乡吴姓妇，年三十许，自正月血崩后，漏不止，至十二月初，始邀余诊。谓自春至冬，计大崩六次，至漏下则未尝有一日净。凡昆山、太仓、嘉定、娄塘、茜湿、刘河有名妇科，遍诊无效。余切其脉，沉、细、紧、急如刀刃，唇舌熟白，肌色鲜然，小溲热痛，大便燥结，惟粥饭尚可每餐一碗。余思崩漏日久，失血已多，理当色白、声萎而脉芤弱，今声音洪亮，脉细紧急，便燥溲痛，非火而何？阴血日少，相火日炽，治宜泻火凉血，火去则阴不沸溢，乃用龙胆泻肝汤，加芦荟、地榆、知母、黄柏两剂，而大便润，小便不痛。继以生地、归、芎、地榆、龟版、知母、川檗及血余、蒲黄等炭，又二剂而漏渐减。再以前方去黄柏、血

余，加阿胶、丝绵炭，四剂而漏止，便调，食增。又与人参、黄芪、当归、地黄、龟版、阿胶、知母、续断、地榆、首乌等六剂，适因年关节近而药止。卅年后复遇之，据云，自此即未再发也。

浮桥闵理斋夫人患崩淋，常不止。某年深秋，邀余诊，其形瘦削，谷食不过二三口，声嘶脉细，厌烦不寐。余用参、芪、归、地、续断、川檗、陈棕、丝绵皆炒成炭，与龟版、阿胶、胆草为剂，两服而寐安淋止。再由大多溪侄孙为之善后而愈。隔一年余，前症又发他医无效。复邀余同梦溪往诊，乃进益气滋阴法，加乌梅、地榆及蒲黄、血余等炭，调理月余而愈（梦溪瑶民父也）。

裂胞干

餘。加阿膠、絲綿炭。四劑而漏止、便調、食增。又與人參、黄芪、當歸、地黄、龜版、阿膠、知母、續斷、地榆、首烏等六劑。適因年關節近而藥止。卅年後復遇之。據云自此卽未再發也。

浮橋閔理齋夫人患崩淋。常不止。某年深秋。邀余診。其形瘦削。穀食不過二三口。聲嘶脈細。厭煩不寐。余用參芪歸、地續斷、川檗、陳棕、絲綿皆炒成炭。與龜版、阿膠、胆星、胆草爲劑。兩服而寐安淋止。再由夢溪姪孫爲之善後而愈。隔一年餘。前症又發。他醫無效。復邀余同夢溪往診。乃進益氣滋陰法。加烏梅、地榆及蒲黄、血餘等炭。調理月餘而愈。夢溪瑤民父也

裂胞乾

總戎王厚山之寄媳。有娠八月餘。某晨努力提水。及黃昏腹痛。夜半胞漿破。天明惡露大行。胎不下。延至午未。女科云不救矣。穩婆云。只得以手術取出嬰兒。保產母命。總戎不許。使人速余治。至已上燈時。切其脈。胎未死。惟產婦力已竭。胞已乾。恐不救。勉書一方。用生地、龜版、當歸、牛膝、阿膠、黃楊腦各三錢。煎送回生丹一丸服之。二鼓即產。兒果未死。產婦自痊。余曰。胎乾一日。欲望兒之長養難矣。後知兒果七日而死。王公即海門營協鎮也

產後傷寒

陸少梅者。鎮洋縣吏也。俗稱房科。其媳產後因勞受寒。致畏寒身熱。痺痛腹疼。惡露已止。及第十二日。少梅邀余診。據云城中醫生。

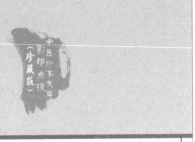

总戎王厚山之寄媳，有妊八月余，某晨努力提水，及黄昏腹痛，夜半胞浆破，天明恶露大行，胎不下，延至午未，女科云不救矣。稳婆云：只得以手术取出婴儿，保产母命。总戎不许，使人速余治，至已上灯时。切其脉，胎未死，惟产妇力已竭，胞已干，恐不救，勉书一方，用生地、龟版、当归、牛膝、阿胶、黄杨脑各三钱，煎送回生丹一丸服之，二鼓即产。儿果未死，产妇自痊。余曰：胎干一日，欲望儿之长养，难矣！后知儿果七日而死（王公即海门营协镇也）。

产后伤寒

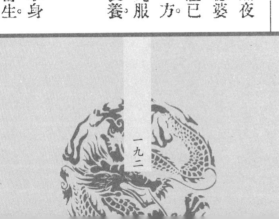

陆少梅者，镇洋县吏也，俗称房科，其媳产后因劳受寒，致畏寒身热，痹痛腹疼，恶露已止，及第十二日，少梅邀余诊。据云城中医生，

群谓将成蓐劳，并出其所服之方相示，大抵用荆芥、防风、乌药、香附、查炭、泽兰等药。余诊其脉，轻取则浮弦，重按则紧细，断其为表里受寒之症。因告之曰：前方虽平稳，无如病重药轻，久延必致蓐劳，当此正气未衰，急宜开发，不可留邪，惟恐或嫌药峻，奈何？少梅请余毋顾忌。乃书生化汤重加泡姜、麻、桂，一剂退，二剂愈矣。

偏痹

蒋少怀之妇，得半身不遂之症，邀余诊。切其脉左细紧，右缓滑，问病起几日？云：六七日。时六月也。问所苦？云：左半身痠痛不能动。问何以得人扶而能出。云：此刻才能强行。复问现在乳子乎？云：然。问左手枕儿而睡乎？云：然。问汝卧床之席下无絮乎？云：然。问汝床下

羣謂將成蓐勞。并出其所服之方相示。大抵用荆芥、防風、烏藥、香附、查炭、澤蘭等藥。余診其脈。輕取則浮弦。重按則緊細。斷其爲表裏受寒之症。因告之曰。前方雖平穩。無如病重藥輕。久延必致蓐勞。當此正氣未衰。急宜開發。不可留邪。惟恐或嫌藥峻。奈何。少梅請余毋顧忌。乃書生化湯重加炮姜、麻、桂。一劑退。二劑愈矣。

偏痺

蔣少懷之婦。得半身不遂之症。邀余診。切其脈左細緊。右緩滑、問病起幾日。云六七日。時六月也。問所苦。云左半身痠痛不能動。問何以得人扶而能出。云此刻纔能强行。復問現在乳子乎。云然。問左手枕兒而睡乎。云然。問汝臥床之席下無絮乎。云然。問汝床下

無地板乎。云然。余曰。汝病幸早治。若怠緩。不致痓症。卽成痺症也。此後床下須以蘆蓆兩張覆於地。床上須墊棉絮於蓆下。乃與柴胡、桂枝、附子、枳殼、黃芪、當歸、乳香、木香一方。服兩劑得汗。而半身痿痛亦去矣。

流注 附流注流經案各二

一日黃昏後。有張姓邀余往治。至則見病者年三十許。農人也。日中惡寒發熱無汗。至日夕時。神煩志糊。切其脈細濇而數。是陽症見陰脈之凶候也。雖不渴不食。察其身難轉側。問其有痛處否。答云痛雖無。但身不能動。余曰。雖煩而未昏。惟陽症見陰脈。殊非傷寒。使二人反其身。余以手按其背。摩挲而問曰。有木處者爾言之。

无地板乎？云：然。余曰：汝病幸早治，若怠缓，不致痉症，即成痹症也。此后床下，须以芦席两张覆于地，床上须垫棉絮于席下。乃与柴胡、桂枝、附子、枳壳、黄芪、当归、乳香、木香一方，服两剂得汗，而半身痿痛亦去矣。

流 注附流注流经案各二

一日黄昏后，有张姓邀余往治。至则见病者年三十许，农人也，日中恶寒发热无汗，至日夕时，神烦志糊，切其脉细涩而数，是阳症见阴脉之凶候也。虽不渴不食，察其身难转侧，问其有痛处否？答云：痛虽无，但身不能动。余曰：虽烦而未昏，惟阳症见阴脉，殊非伤寒。使二人反其身，余以手按其背，摩挲而问曰：有木处者尔言之。

得膊、胁、股、髀五处，皆略高耸。余曰：此发流注，是外科病，为其书仙方活命饮，加桂枝，嘱其家明日速请疡科诊治。后知其开刀十一处，卧床半年而愈。

又孙廷贵之妇，赴陶松家喜筵，至尚未食，即寒热吐泻交作，其夫以为祟，乃往卜之，便道候余诊。至则陶家正开宴，亲戚满堂，领余至卧室，病妇卧床，吐泻未止，臭恶难堪。切其脉弦涩，观其形，丰体而白质，头项手足能动，而身躯木强也。凡痉症项必强，今但身体木强，得非流注乎？廷贵云，王瞎子占云，霍乱吐泻，是非外症，先生照霍乱治可也。余曰：卜者，盲人也，虽可卜其吉凶，何能识其病证。廷贵则信从不疑云，先生但开霍乱方可也。余拂衣而起曰：何不

得膊、脇、股、髀五處。皆略高聳。余曰。此發流注。是外科病。爲其書仙方活命飲。加桂枝。囑其家明日速請瘍科診治。後知其開刀十一處。臥床半年而愈。

又孫廷貴之婦。赴陶松家喜筵。至尚未食。即寒熱吐瀉交作。其夫以爲祟。乃往卜之。便道候余診。至則陶家正開宴。親戚滿堂。領余至臥室。病婦臥床。吐瀉未止。臭惡難堪。切其脈弦澀。觀其形。豐體而白質。頭項手足能動。而身軀木強也。凡痙症項必强。今但身體木強。得非流注乎。廷貴云。王瞎子占云。霍亂吐瀉。是非外症。先生照霍亂治可也。余曰。卜者。盲人也。雖可卜其吉凶。何能識其病證。廷貴則信從不疑云。先生但開霍亂方可也。余拂衣而起曰。何不

延卜者治之。親戚相留云。請先生勿憤開方可耳。余曰醫爲治病之人。眸子既瞭。且又望問聞切。豈反不及隔三里之盲卜人耶。衆皆稱善。余曰方雖開。不許服藥。恐今日服霍亂之方。後日變成流注。反謂有心弄巧耳。方成。囑其家速請外科治。少間有政君從其宅後過而邀之。政君云此流注之初發也。不料內科先生竟能識之。後聞開刀一十五處。臥床六月餘而痊。余見外科之治流注流經。從未有一消退者。其無術耶。或取利耶。竟難言之。夫醫之爲道。本仁術也。爲人除痛苦者也。卽病危甚。有一線之生機。雖留殘廢之體。無不盡心力而爲之。此余八世家傳之不二法門是也。

吳伯漁婦。李懷卿女也。產後半月。僵臥不能動。女科鄭朱二君治

延卜者治之。亲戚相留云：请先生勿愤，开方可耳。余曰：医为治病之人，眸子既瞭，且又望、问、闻、切，岂反不及隔三里之盲卜人耶？众皆称善。余曰：方虽开，不许服药，恐今日服霍乱之方，后日变成流注，反谓有心弄巧耳。方成，嘱其家速请外科治，少间有政君从其宅后过而邀之。政君云：此流注之初发也，不料内科先生竟能识之。后闻开刀一十五处，卧床六月余而痊。余见外科之治流注流经，从未有一消退者，其无术耶？或取利耶？竟难言之。夫医之为道，本仁术也，为人除痛苦者也，即病危甚，有一线之生机，虽留残废之体，无不尽心力而为之，此余八世家传之不二法门是也。

吴伯渔妇，李怀卿女也，产后半月，僵卧不能动，女科郑、朱二君，治

二十日无效。病家与余贴邻，既屡治无效，乃思决之大方脉，而恳余治。见病妇仰卧不能动，诊其六脉涩细，手掌不能握，头项不能转，臂足不能屈，溲便皆在床抽垫，日惟饮粥二碗，不渴，故茶水不多饮。问其产后几何时？答以一月。问女科屡治云何病？答云，产后小有寒热，惟恶露少，食饮减，自女科治后，渐不能动，至于如是。日前朱君云，防变蓐劳也，余无言。伯渔之母，问究为何病？余曰：此非蓐劳，是恶血流经，成疡家之重症，但此症如成，非半年不得起床。时十二月初九日黄昏也，继而思此症，女科既不识，若委之外科，决无能为其消退者。乃问曰：今病已二十日，衣不解带，僵卧如尸，恐背膊股髀，必有隐疮数处，他日内溃而出，外腐而入，其将何以

二十日無效。病家與余貼鄰。既屢治無效。乃思決之大方脈。而懇余治。見病婦仰臥不能動。診其六脈濇細。手掌不能握。頭項不能轉。臂足不能屈。溲便皆在床抽墊。日惟飲粥二碗。不渴。故茶水不多飲。問其產後幾何時。答以一月。問女科屢治云何病。答云。產後小有寒熱。惟惡露少。食飲減。自女科治後。漸不能動。至於如是。日前朱君云。防變蓐勞也。余無言。伯漁之母。問究爲何病。余曰。此非蓐勞。是惡血流經。成瘍家之重症。但此症如成。非半年不得起床。時十二月初九日黃昏也。繼而思此症。女科既不識。若委之外科。決無能爲其消退者。乃問曰。今病已二十日。衣不解帶。僵臥如尸。恐背膊股髀。必有隱瘡數處。他日內潰而出。外腐而入。其將何以

措手。其女僕云。股髀已有二處皮脫。色紅紫。余謂伯漁曰。現在蘇航未開。汝速將錢六千文。囑航人至沐泰山。購回天再造丸五粒。丸至日服一丸。並爲書陽和湯加穿山甲、焙地龍、牛膝、歸尾一方。服二劑。十二日問其家。病如何。答云。頭項已能轉。手足略可動。惟身强。無人不能起也。十三日航來丸至。囑用開水日進一丸。至十八日盡。適其母家做佛事。二十四日化庫。竟能自行拜庫。毋須人扶持。幸其兩股之隱瘡未爛也。

顧仁甫之婦。六月六日分娩。十六日邀余診。問產後幾日始病。答云產後即發熱。食少口渴。因與蒸乳之發熱不同。初七日即請鄭女科治三日。初十日惡露止。熱更甚。食反大減。又請陸女醫連診

措手。其女仆云：股髀已有二处皮脱，色红紫。余谓伯渔曰：现在苏航未开，汝速将钱六千文，嘱航人至沐泰山，购回天再造丸五粒，丸至，日服一丸，并为书阳和汤，加穿山甲、焙地龙、牛膝、归尾一方，服二剂。十二日问其家，病如何？答云：项已能转，手足略可动，惟身强，无人不能起也。十三日航来丸至，嘱用开水日进一丸，至十八日尽，适其母家做佛事，二十四日化库，竟能自行拜库，毋须人扶持。幸其两股之隐疮未烂也。

顾仁甫之妇，六月六日分娩，十六日邀余诊。问产后几日始病？答云：产后即发热，食少口渴，因与蒸乳之发热不同。初七日即请郑女科治三日。初十日恶露止，热更甚，食反大减，又请陆女医连诊

三次，总无一效。不得已舍女科，而请我先生之大方脉也。余问女科云何？答云：郑先生谓产后受凉防变。初十日陆女医云：恶露早停，腹痛有儿枕也。余曰：今十六日是产后之十一朝，身半以下不能动，腹痛下连髀股，两足不能屈伸，是流经之象，欲作外疡也。身热、汗少、不食、耳聋、口干、泛恶，有伏暑发白痦之候，然一身之病，上热下寒，治以温凉并进，又恐难能。若二者舍一而治，得无热者尤热，寒者更寒乎？考古人有合治法，两者各不可舍，勉从合法如何？乃为之用牛蒡、葛根、青蒿、连翘、丹皮、蝉蜕治其上，归尾、牛膝、桃仁、甲片、查炭、地龙治其下，流水煎，微温服。十七日再诊，见白痦，加腹痛，赤白痢，惟身热稍衰，食可略进，开第二方，去葛根、丹皮，加石斛，

三次總無一效不得已捨女科而請我先生之大方脈也余問女科云何答云鄭先生謂產後受涼防變初十日陸女醫云惡露早停腹痛有兒枕也余曰今十六日是產後之十一朝身半以下不能動腹痛下連髀股兩足不能屈伸是流經之象欲作外瘍也身熱汗少不食耳聾口乾泛噁有伏暑發白痦之候然一身之病上熱下寒治以溫涼並進又恐難能若二者捨一而治得無熱者尤熱寒者更寒乎攷古人有合治法兩者各不可捨勉從合治如何乃爲之用牛蒡葛根青蒿連翹丹皮蟬蛻治其上歸尾牛膝桃仁甲片查炭地龍治其下流水煎微溫服十七日再診見白痦加腹痛赤白痢惟身熱稍衰食可略進開第二方去葛根丹皮加石斛

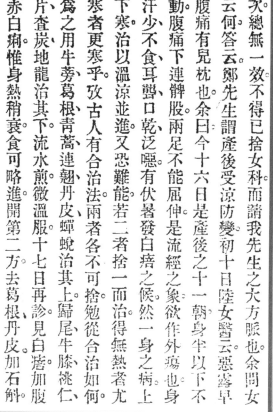

去桃仁。加澤蘭。二劑。十九日覆診。白痦發至腰腹。密而明。腹痛已減。髀股活動。惟痢不止。余曰。可愈矣。惡露皆從痢出。後痦停、耳聰、熱解、痛止、痢已。調理至七月而起床。所云兒枕者。惡露結於胞門。流經者。惡露流走經絡之分別也。吳之流經在嚴寒之際。顧之流經在三伏之時。同一病而治法異。各從其時也。

目珠痛

一女年十七八。早失怙恃。寄養於舅家。勞苦無怨言。忽一日目痛。眼珠脹大而突出。較常人大一倍餘。不辨黑白。脈弦緊。余曰。肝腎陰虧。肝氣逆上所致。當以養陰治之。用大生地、熟首烏、龜版、蒺藜、草決明、石決明、龍齒、麥冬、羚羊角二劑。痛脹均退。目亦復明。

去桃仁，加泽兰，二剂。十九日覆诊，白痦发至腰腹，密而明，腹痛已减，髀股活动，惟痢不止。余曰：可愈也，恶露皆从痢出。后痦停、耳聪、热解、痛止、痢已。调理至七月而起床。所云儿枕者，恶露结于胞门；流经者，恶露流走经络之分别也。吴之流经在严寒之际，顾之流经在三伏之时，同一病而治法异，各从其时也。

目珠痛

一女年十七八，早失怙恃，寄养于舅家，劳苦无怨言，忽一日目痛，眼珠胀大而突出，较常人大一倍余，不辨黑白，脉弦紧。余曰：肝肾阴亏，肝气逆上所致，当以养阴治之。用大生地、熟首乌、龟版、蒺藜、草决明、石决明、龙齿、麦冬、羚羊角二剂，痛胀均退，目亦复明。

唐家妇年五十余，先曾患崩漏十年，愈后，虚火上冲，头痛连两目，至不成寐，羞明怕火，甚至头颅肿胀，自觉如火灼，他人按之，则不甚热也。脉沉弦，尺肤紧涩，此阴虚火炎，火甚生风，风火上入颠顶。肝开窍于目，故眼珠先痛，立方以滋阴、潜阳、熄风火、平肝为治。用大生地、龟版、沙苑蒺藜、草决明、蝎尾、乌梅、川连、胆星、磁石、石决明、滁菊、羚羊角，加生铁落，一服即止。愈后间一年又发，但目珠痛胀羞明，头不肿痛，而心胸烦躁异常，脉弦寸数。余用前方去蝎尾、乌梅、羚角、铁落，加濂珠三分、西黄一分，而目痛即定。

失合症

同窗某君，在上海娶妻某氏，生子女各一而亡。妇抚孤成人，使子

唐家婦年五十餘。先曾患崩漏十年。愈後。虛火上冲頭痛連兩目。至不成寐。羞明怕火。甚至頭顱腫脹。自覺如火灼。他人按之則不甚熱也。脈沉弦尺膚緊濇。此陰虛火炎。火甚生風。風火上入顛頂。肝開竅於目。故眼珠先痛。立方以滋陰、潛陽、熄風火、平肝爲治。用大生地、龜版、沙苑蒺藜、草决明、蝎尾、烏梅、川連、膽星、磁石、石决明、滁菊、羚羊角、加生鉄落。一服即止。愈後間一年又發。但目珠痛脹羞明。頭不腫痛。而心胸煩躁異常。脈弦寸數。余用前方去蝎尾、烏梅、羚角、鉄落。加濂珠三分、西黃一分。而目痛即定。

失合症

同窗某君在上海娶妻某氏。生子女各一而亡。婦撫孤成人。使子

習賈。能勤奮自立。爲之娶媳生孫。雖女尚待字。而家庭和順。溫飽無憂。苦節至此。良爲不易。某氏年近半百。一日忽命其子邀余診。至則屏左右慘然而言曰。下體痒極難忍。殆已月餘。此症何來。令人刻不能支。望先生有以藥之。余曰。此乃相火旺盛所致。故兩脈弦急而數。左强於右。嫂氏苦節多年。余有治法。幸毋過悲。乃投以龍胆瀉肝湯。下青麟丸二劑。不應。又去青麟丸。加焦川檗、蘆薈、川楝子投之。其痒非惟不止。并下注於兩股。上竄於腹脇。乃再用生地、龜版、寒水石、元精石、黃檗、黃連、大青、板藍根、柴胡、荆芥、知母、木通、山梔、黃芩、車前子、冬葵子、烏梅、赤芍等藥。增損至七八劑。其癢竟上及顛頂。下至跟踝。總以左偏爲甚。日夜不休。癢處陣陣如火

习贯，能勤奋自立，为之娶媳生孙。虽女尚待字，而家庭和顺，温饱无忧，苦节至此，良为不易。某氏年近半百，一日，忽命其子邀余诊。至则屏左右惨然而言曰：下体痒极难忍，殆已月余，此症何来，令人刻不能支，望先生有以药之。余曰：此乃相火旺盛所致，故两脉弦急而数，左强于右，嫂氏苦节多年，余有治法，幸毋过悲。乃投以龙胆泻肝汤，下青麟丸二剂，不应。又去青麟丸，加焦川檗、芦荟、川楝子投之，其痒非惟不止，并下注于两股，上窜于腹胁。乃再用生地、龟版、寒水石、元精石、黄檗、黄连、大青、板蓝根、柴胡、荆芥、知母、木通、山栀、黄芩、车前子、冬葵子、乌梅、赤芍等药，增损至七八剂，其痒竟上及颠顶，下至跟踝，总以左偏为甚，日夜不休，痒处阵阵如火

烧。某氏几至痛哭求死。余复以生地、龟版、川檗、五茄皮、牛膝、知母等药为剂，调服珠黄，痒始渐退，火亦渐息，如是一月而平。嗟乎！守节之难如此，旌表之所以不可少也。

痴狂

沈海如之妇，夏季受凉，延周陶诸医杂治，初起时伤暑发热，不知用香薷饮以疏泄。旬余后，月事忽来，热入血室而发癫，又不知用犀角地黄法以凉血，遂臻妄言谵语，曾兼白瘖。诸医仍但彻外邪，不除藏病，于是狂病大作，妄言秽亵，不避亲疏，丑态百出。如是又医两月余，痴妇之名大著矣。忽眷属中有怜其苦况，发愤欲为治愈者，专人来邀曰：素知君喜用重剂，故初起未敢相烦，今则非君

燒。某氏幾至痛哭求死。余復以生地、龜版、川檗、五茄皮、牛膝、知母等藥爲劑。調服珠黃。痒始漸退。火亦漸息。如是一月而平。嗟乎。守節之難如此。旌表之所以不可少也。

癡狂

沈海如之婦。夏季受涼。延周陶諸醫雜治。初起時傷暑發熱。不知用香薷飲以疏泄。旬餘後。月事忽來。熱入血室而發癡。又不知用犀角地黃法以涼血。遂致妄言譫語。曾兼白㾦。諸醫仍但徹外邪。不除藏病。于是狂病大作。妄言穢褻。不避親疏。醜態百出。如是又醫兩月餘。癡婦之名大著矣。忽眷屬中有憐其苦況。發憤欲爲治愈者。專人來邀曰。素知君喜用重劑。故初起未敢相煩。今則非君

不能治。務求拯救。惟痴婦難免有開罪處。總乞包涵。余允諾。迨病
者見余。果狂言大作。詬詈不休。余置諸不理。但使衆女客遮蔽其
體。强執其手而診之。覺脈小急。而左寸關弦甚。詢知食甚多而寐
甚少。終日狂言狂態。閱其前所服諸方。皆係安神清心藥。余曰。藥
雖無誤。尚未當也。乃爲書桃仁承氣湯。重用膽星、乾桃花、生鐵落、
爲劑投之。次日狂言略減。照前方又投一劑。第三日狂定而言尚
亂。乃以前方去鐵落。加石菖蒲及辰茯神。減芒硝。加枳實爲劑。第
四日。大便下數次。兩脈不弦急。狂態止而知羞恥。遂盡除前藥。改
用養陰理痰安神益胃等法。第五日再診。病者已神清氣爽。向余
請罪。遂卽止藥。不復再狂。夫可治之症。因前醫不諳治法。而使此

不能治，务求拯救，惟痴妇难免有开罪处，总乞包涵。余允诺。迨病者见余，果狂言大作，诟詈不休。余置诸不理，但使众女客遮蔽其体，强执其手而诊之，觉脉小急，而左寸关弦甚，询知食甚多而寐甚少，终日狂言狂态。阅其前所服诸方，皆系安神清心药。余曰：药虽无误，尚未当也。乃为书桃仁承气汤，重用胆星、干桃花、生铁落，为剂投之。次日狂言略减，照前方又投一剂，第三日狂定而言尚乱，乃以前方去铁落，加石菖蒲及辰茯神，减芒硝，加枳实为剂。第四日，大便下数次，两脉不弦急，狂态止而知差耻。遂尽除前药，改用养阴、理痰、安神、益胃等法。第五日再诊，病者已神清气爽，向余请罪。遂即止药，不复再狂，夫可治之症，因前医不谙治法，而使此

妇无端出丑，岂不冤哉。

颠疾

倪巽泉表弟之母，余之姨母也，一日谓余曰：小孙阿六，自今年正月底，发惊风症，延请各科医生至十数，服药至八十余剂，至七月方能渐愈。不意愈后又得痴呆之病，两月来迄无转机，前后所服之方，多至六十纸矣。遂授余逐一检阅，殊无一扼要者，遂嘱取陈胆星一物为丸，日服四分，一月后再商办法，服至二十余日，姨母谓余曰：阿六嫌胆星味苦，不肯服，尚有何策？余曰：每日以干桃花瓣五分，开水淬代茶饮之。十日后姨母谓余曰：阿六又变下利矣，将奈何？余问颠状如何？姨母曰：已愈矣。余曰：既愈则不必再服。

婦無端出醜。豈不寃哉。

顛疾

倪巽泉表弟之母。余之姨母也。一日謂余曰。小孫阿六。自今年正月底發驚風症。延請各科醫生至十數。服藥至八十餘劑。至七月方能漸愈。不意愈後又得痴獃之病。兩月來迄無轉機。前後所服之方。多至六十紙矣。遂授余逐一檢閱。殊無一扼要者。遂囑取陳胆星一物爲丸。日服四分。一月後再商辦法。服至二十餘日。姨母謂余曰。阿六嫌胆星味苦。不肯服。尚有何策。余曰。每日以乾桃花瓣五分。開水淬代茶飲之。十日後姨母謂余曰。阿六又變下利矣。將奈何。余問今顛狀如何。姨母曰。已愈矣。余曰。既愈則不必再服。

不服，利自止矣。余以此两物愈一颠病，即古十三科之小方也。

痫　症

痫症虽有五，而以涤痰为治，则通例也。张伯英者，幼丧父母，育于伯叔处。调护未必得宜，弥月中，即发惊风，嗣后年必数发，屡发屡止，迨发育时，仍不愈，又不为治，致神识呆钝，竟成痫症。年至二十，发作尤近，或一月一发，或一月三四发，总无一月安全者，故虽聘姻而不敢娶。适余治倪六官颠疾既愈，其叔正甫来访曰：如吾侄二十年之疾，未识还可治否？余曰：姑试为之，然须令其缓婚也。时方正月，遂使日服陈胆星四分，一月后再商。至二月底诊其脉，三部均弦坚，问此一月内曾发否？答曰：未也。余曰：今当春阳大转，肝木上升之候，居然能一月不发，是前药有效也。但按其脉，仍恐不日大发，独服胆星，药力不足，未知平素大便如何？答曰：素不溏薄。余乃以大黄、元明粉、青礞石、石菖蒲、胆星、陈皮、半夏、枳实、辰神、沉香为丸，日服三钱，并嘱力图静养，连服多月，大便仍干，痫症竟不发。惟七月中因斗牌两夜未眠，发一次。又于十一月中，因姊婿处失火，救护惊跌，发一次。至明年完婚时，则全愈矣。惟二十余年之痫疾，虽因服药一载而止，病根究未去，非将此丸连服三年，不能除也。

失魂症

顾虎林，年十五，仲春垦田，适众农夫与之顽戏，因恶作剧而致恐

木上升之候。居然能一月不發。是前藥有效也。但按其脈。仍恐不日大發。獨服胆星。藥力不足。未知平素大便如何。答曰素不溏薄。余乃以大黃、元明粉青礞石石菖蒲胆星、陳皮半夏、枳實辰神沉香爲丸日服三錢並囑力圖靜養連服多月。大便仍乾癇症竟不發。惟七月中因鬥牌兩夜未眠。發一次。又於十一月中。因姊婿處失火救護驚跌。發一次。至明年完婚時。則全愈矣。惟二十餘年之癇疾雖因服藥一載而止。病根究未去。非將此丸連服三年。不能除也。

失魂症

顧虎林年十五。仲春墾田。適衆農夫與之頑戲。因惡作劇而致恐

嚇。遂患失魂病。延二日。請周醫治。周始以紫蘇、防風。鈎藤。白蔻等、二劑不效。第四日再請周。繼以牛蒡豆卷山梔茯神、琥珀等。又二劑。神躁如狂。第六日邀余。見室中有人二十餘。虎林面紅身不甚熱。不寐不食已六日。切其脈沉弦細。時時煩躁狂妄。欲起走回家。余曰此失魂症也。病室中嫌人太多。只須二人爲伴。靜待魂歸。得熟睡即愈矣。爲之用川連、胆星、龍齒、棗仁翹仁、遠志、茯神、麥冬、辰砂一劑。調服濂珠粉三分。服下即睡。明日邀覆診。余問得睡否。云藥進即睡。今食亦受。余至。虎林不欲看。余入室持其手。問虎林曰。昨日爲爾方脈。知乎。云不知。今食粥乎。云食一椀。令伊伸舌。苔色灰而燥。脈弦不沉細。謂之曰。昨日之藥苦。今日之藥不苦矣。爲之

吓，遂患失魂症。延二日，请周医治，周始以紫苏、防风、钩藤、白蔻等，二剂不效。第四日再请周，继以牛蒡、豆卷、山栀、茯神、琥珀等，又二剂，神躁如狂。第六日邀余，见室中有人二十余，虎林面红身不甚热，不寐不食已六日。切其脉沉、弦、细，时时烦躁狂妄，欲起走回家。余曰：此失魂症也，病室中嫌人太多，只须二人为伴，静待魂归，得熟睡即愈矣。为之用川连、胆星、龙齿、枣仁、翘仁、远志、茯神、麦冬、辰砂一剂，调服濂珠粉三分，服下即睡。明日邀余覆诊，余问得睡否？云：药进即睡，今食亦受。余至，虎林不欲看。余入室持其手，问虎林曰：昨日为尔方脉，知乎？云不知。今食粥乎？云：食一碗。令伊伸舌，苔色灰而燥，脉弦不沉细。谓之曰：昨日之药苦，今日之药不苦矣。为之

用鲜石斛、羚角片、天冬、麦冬、翘仁、龙齿、辰神、远志、石决明一方，嘱服二剂。其父亦梅与其妇出堂而谢云：先生之方，服下即睡，其灵无比。余曰：汝等信我言，听我教，故获救，不然，反怪我药之重贵矣。适有裁缝工二人在旁，皆含首称是。不料五六日后，即有不信我言，不听我教者，一事出焉，事详于后：

二月十九日夜半，雨初停，忽闻叩门声，启视乃许阿春来请医也。云有侄十一岁，因龙灯掉舞，吓而患病，今晨延周先生治，伊用紫苏、防风、白豆蔻、茯神等一方，服之虽有微汗，而神昏如故。未刻再延伊治，用牛蒡、豆卷、琥珀等一方，服之非但心神不安，而更烦躁，舌黄唇焦，频欲起走，此时狂妄无定，我等兄弟四人，惟此一

用鮮石斛、羚角片、天冬、麥冬、翹仁、龍齒、辰神、遠志、石決明一方。囑服二劑。其父亦梅與其婦出堂而謝云先生之方服下即睡。其靈無比。余曰汝等信我言。聽我教。故獲救。不然。反怪我藥之重貴矣。適有裁縫工二人在旁。皆含首稱是。不料五六日後。即有不信我言。不聽我教者。一事出焉。事詳於后。

二月十九日夜半。雨初停。忽聞叩門聲。啓視乃許阿春來請醫也。云有姪十一歲。因龍燈掉舞。嚇而患病。今晨延周先生治。伊用紫蘇、防風、白豆蔻、鈎藤、茯神等一方。服之雖有微汗。而神昏如故。未刻再延伊治。用牛蒡、豆卷、琥珀等一方。服之非但心神不安。而更煩躁。舌黃唇焦。頻欲起走。此時狂妄無定。我等兄弟四人。惟此一

子。因先生曾醫愈顧氏子之病。特請老先生垂救。余乃隨往。登樓見一小兒橫臥床中。左母右父。按捺兒手。使不妄動。更有男子五六人侍側。余持其脈。沉細略弦。面紅身不甚熱。撫其足清冷異常。且不識不知。唇焦舌燥。頻欲去被。妄言不渴。曰。此果失魂症也。魂既失。待魂歸熟睡即愈。前日樓下宅顧氏子年十五。珠用三分。今汝子十一歲。當用濂珠二分。並用川連、胆星、龍齒、棗仁、辰神、麥冬、遠志、翹心、石決明一方。煎調珠粉。一氣下之。望其得睡自愈。方案有得睡再商候裁字樣。二十日清晚。阿春候余於茶坊。云昨夜之方不靈。至今未睡。特請覆診。余問昨夜珠粉是否一氣吞下。云恐其嘔出。故漸次與之。此時尚有三分之一未服也。余曰。誤矣。不必

子，先生曾医愈顾氏子之病，特请老先生垂救。余乃随往，登楼见一小儿横卧床中，左母右父，按捺儿手，使不妄动，更有男子五六人侍侧。余持其脉，沉细略弦，面红身不甚热，抚其清冷异常，且不识不知，唇焦舌燥，频欲去被，妄言不渴。曰：此果失魂症也，魂既失，待魂归熟睡即愈。前日楼下宅顾氏子年十五，珠用三分，今汝子十一岁，当用濂珠二分，并用川连、胆星、龙齿、枣仁、辰神、麦冬、远志、翘心、石决明一方，煎调珠粉，一气下之，望其得睡自愈。方案有得睡再商候裁字样，二十日清晚，阿春候余于茶坊云，昨夜之方不灵，至今未睡，特请覆诊。余问昨夜珠粉是否一气吞下？云：恐其呕出，故渐次与之，此时尚有三分之一未服也。余曰：误矣，不必

再商。乃晓之曰：譬如有二十人来斗，我选十人与之敌，十人一鼓而前，尚恐不济，今分四五队而前，其不败者鲜矣。即今再用前法，亦必无效，阿春固请再诊。余曰：诊则可诊，治恐不及。少顷，至其家，视之，病如昨，惟舌色起灰，彼等请再开方。不得已为书第二方，案中申明服药违理，致不中病，今拟一方候裁正，余思肝火上升，致魂不返舍，须令肝阳下潜，乃可魂归。为开鲜斛、麦冬、天冬、枣仁、龙齿、辰神、翘心、远志、石决明、磁石，加生铁落、真元明粉一方。二十一日早，又来请两次，及余往。阿春之弟阿福云：先生不即来，故请莫先生来诊，莫先生与周先生，皆言伤寒，惟先生独言失魂，所服之药不发汗，致内火烧成黑舌。余曰：伤寒与失魂，各有对证，所谓症

再商。乃曉之曰。譬如有二十人來鬥。我選十人與之敵。十人一鼓而前。尚恐不濟。今分四五隊而前。其不敗者鮮矣。卽今再用前法亦必無效。阿春固請再診。余曰。診則可診。治恐不及。少頃。至其家。視之。病如昨。惟舌色起灰。彼等請再開方。不得已爲書第二方。案中申明服藥違理。致不中病。今擬一方候裁正。余思肝火上升。致魂不返舍。須令肝陽下潛。乃可魂歸。爲開鮮斛、麥冬、天冬、棗仁、龍齒、辰神、翹心、遠志、石决明、磁石。加生鐵落、眞元明粉一方。二十一日早。又來請兩次。及余往。阿春之弟阿福云。先生不卽來。故請莫先生來診。莫先生與周先生。皆言傷寒。惟先生獨言失魂。所服之藥不發汗。致內火燒成黑舌。余曰。傷寒與失魂。各有對證。所謂症

者證也。今彼曰傷寒。我未便干預也。卽憤然而出。至二十三日未刻。此兒果死。阿春之弟阿昌。向守巷門。遂來無理取鬧。窮凶極惡。二十四日。特開醫學研究會。聚合鎭諸醫。共相評論。並使阿春阿福在會聽之。周莫二人實不曾言傷寒而罷。後知許家濂珠只用一分。故致失效。昔人云。道高一尺。魔高一丈。此余之四折肱也。

許氏兄弟四。阿春、阿福、阿昌。其三已死。阿春以裝煙爲生活。阿福爲玩客。阿昌則守巷門夫也。當時在會評論。周莫已抵賴謂未言傷寒。阿福自無怨語。阿昌不敢來。阿春自以爲能言。既聽評論。無可措詞。乃云我以傅大刀爲仙人。仙人治病。亦有死乎。余曰身上未有葫蘆。何以謂我仙。嗟乎此輩妄人。無理取鬧。殆受人慫恿歟。

者证也，今彼曰伤寒，我未便干预也。即愤然而出，至二十三日未刻，此儿果死。阿春之弟阿昌，向守巷门，遂来无理取闹，穷凶极恶。二十四日，特开医学研究会，聚合镇诸医，共相评论，并使阿春、阿福在会听之，周、莫二人，实不曾言伤寒而罢，后知许家濂珠只用一分，故至失效。昔人云，道高一尺，魔高一丈，此余之四折肱也。

许氏兄弟四，阿春、阿福、阿昌，其三已死，阿春以装烟为生活，阿福为玩客，阿昌则守巷门夫也。当时在会评论，周、莫已抵赖谓未言伤寒。阿福自无怨语，阿昌不敢来，阿春自以为能言，既听评论，无可措词，乃云我以傅大刀为仙人，仙人治病，亦有死乎？余曰：身上未有葫芦，何以谓我仙。嗟乎！此辈妄人，无理取闹，殆受耸恿欤。

抑因人称大刀而招忌欤，因口占一绝云：我本凡人不是仙，何能治病必皆痊，近来世事真难说，欲却医宗去学禅。

自缢后

一陆姓养媳，因受屈难伸而自缢，其家觉之，始为解下，气已绝矣。以猪尾正其喉，用口接其气，乃气转而生。由是不饮不食，不知痛苦，延七日，诸医皆束手无法。其戚沈良茂，十都七图之保正也，与余素相识，牵骑至余家请相救。余即乘马至陆宅，宅中人众至百余，汹汹然有成讼之势。余至，见病者卧于篾席垫之木榻上，其人转侧不休，右肩与股膝皮肉已脱，而不知痛，六脉全无，口紧目闭，扳其上睑，两目气轮赤如鸠眼。其家人云：自接气生后，即如此，不

抑因人稱大刀而招忌歟。因口占一絕云。我本凡人不是仙。何能治病必皆痊。近來世事眞難說。欲却醫宗去學禪。

自縊後

一陸姓養媳。因受屈難伸而自縊。其家覺之。始爲解下。氣已絕矣。以猪尾正其喉。用口接其氣。乃氣轉而生。由是不飲不食不知痛苦。延七日。諸醫皆束手無法。其戚沈良茂。十都七圖之保正也。與余素相識。牽騎至余家請相救。余卽乘馬至陸宅。宅中人衆至百餘。汹汹然有成訟之勢。余至見病者臥於篾蓆墊之木榻上。其人轉側不休。右肩與股膝皮肉已脫。而不知痛。六脈全無。口緊目閉。扳其上瞼。兩目氣輪赤如鳩眼。其家人云。自接氣生後。卽如此。不

食不便。反側不休。至肉爛而不知痛。曾請陶張二先生。皆云。此非病無法治。皆不開方而去。時七月下旬也。余問曰。其始生後。喉中聞痰聲否。一鄰女曰。前四日喉中唧唧如蟹沫聲。後三日竟不聞。余曰。雖書一方。恐取效難必。乃立瀉心湯。加石菖蒲、天竺黃、陳胆星、水一碗。煎半碗。燒取竹瀝半碗和入。徐徐灌下。服後至天明日出時。能下大便四遍者。再商後治。不然不必再診。明日午前。其家來云。果下四遍。下後身不翻轉矣。請先生覆診。余午飯後。與來人並騎而往。見宅上人減其大半。視病者身臥而靜。且有羞惡之態。但仍不食不言。切其脈。六部皆出。惟弱而不振。扳其目。白珠尚留一點如血。若綠豆大。左右頻問之。竟不肯言。余決其生機已轉。但

食不便，反侧不休，至肉烂而不知痛，曾请陶、张二先生，皆云：此非病无法治，皆不开方而去。时七月下旬也。余问曰：其始生后，喉中闻痰声否？一邻女曰：前四日喉中唧唧如蟹沫声，后三日竟不闻。余曰：虽书一方，恐取效难必。乃立泻心汤，加石菖蒲、天竺黄、陈胆星，水一碗，煎半碗，烧取竹沥半碗和入，徐徐灌下，服后至天明日出时，能下大便四遍者，再商后治，不然不必再诊。明日午前，其家来云，果下四遍，下后身不翻转矣，请先生覆诊。余午饭后，与来人并骑而往，见宅上人减其大半，视病者身卧而静，且有羞恶之态，但仍不食不言。切其脉，六部皆出，惟弱而不振，扳其目，白珠尚留一点如血，若绿豆大，左右频问之，竟不肯言。余决其生机已转，但

羞忿不肯食饮。或问余曰：先生，此女谅可生矣。余曰：恐未，世有不食饮而能生者乎？皆云：先生必有良方治之。余曰：恐伊家不肯任余治，奈何？众皆表示乐从。余曰诺。尔先取蓬绳上艾叶升许，为我揉绵待用，再需麦粉汤一碗，先与病者食。皆云，不食乃病者不能食也。余曰：凡病七日不食，初食必咽中大痛，三口须忍痛咽下，第四口则可不痛，若再不食，非缢死，是饿死也。今且试与食，若果不能食，余惟用艾火灸其腹，使其食。余即揉艾炷十四团，自心口直下至脐，以艾按其腹排七壮，手执火如将燃之者，乃问麦粉汤烧好否？云已好，但沸耳。余曰：以冷水澄之，可先与麦粉汤。若不能食而后灸之可也。余乃与众人讲灸之为道，且曰灸须从胸口

羞忿不肯食飲。或問余曰。先生。此女諒可生矣。余曰。恐未。世有不食飲而能生者乎。皆云。先生必有良方治之。余曰。恐伊家不肯任余治。奈何。衆皆表示樂從。余曰諾。爾先取蓬繩上之艾葉升許。爲我揉如綿待用。再需麥粉湯一椀。先與病者食。皆云。不食乃病者不能食也。余曰。凡病七日不食。初食必咽中大痛。三口須忍痛嚥下。第四口則可不痛。若再不食。非縊死。是餓死也。今且試與食。若果不能食。余惟用艾火灸其腹。使其食。余即揉艾炷十四團。自心口直下至臍。以艾按其腹排七壯。手執火如將燃之者。乃問麥粉湯燒好否。云已好。但沸耳。余曰。以冷水澄之。可先與麥粉湯。若不能食而後灸之可也。余乃與衆人講灸之爲道。且曰灸須從胸口

起。臍上七次。臍下七次。每次五壯。共七十壯。衆云。若此灸之。腹不灼爛乎。余曰。是無可奈何也。既而一人呼曰。麥粉湯已下矣。余乃回顧見其嚥第二口。頗有驚惕之狀。余曰。三口後即不痛矣。及嚥第四口。女乍呼仍痛。余曰。爾可忍痛而食。我不爲爾灸矣。余乃出至堂中。謂其家長曰。今幸不辱命。少頃宜再與食。如不食。照法火灸可也。又爲其書養正順氣一方。囑服兩劑後。能進厚粥。乃可不藥。及出。路遇其戚。詢問此事。余曰。爲我艾灸所活也。旁一人云。先生未嘗艾灸。何言之誑也。余含笑曰。以灸迫之使食也。彼惡灸。故忍痛而食。是豈非灸而活之耶。

舉重傷胃

起，脐上七次，脐下七次，每次五壮，共七十壮。众云，若此灸之，腹不灼烂乎？余曰：是无可奈何也。既而一人呼曰：麦粉汤已下矣。余乃回顾见其咽第二口，颇有惊惕之状。余曰：三口后即不痛矣。及咽第四口，女乍呼仍痛。余曰：尔可忍痛而食，我不为尔灸矣。余乃出至堂中，谓其家长曰：今幸不辱命，少顷宜再与食，如不食，照法火灸可也。又为其书养正顺气一方，嘱服两剂后，能进厚粥，乃可不药。及出，路遇其戚，询问此事。余曰：为我艾灸所活也。旁一人云：先生未尝艾灸，何言之诳也。余含笑曰：以灸迫之使食也，彼恶灸，故忍痛而食，是岂非灸而活之耶？

举重伤胃

盐城一老者，自上海泛舟来刘，携一子，年十六，特来请教。问其姓？云徐。切其脉，两关虚细带弦，观其面色苍滞，头常俯视。问其胸中痛否？云：痛。问其头何不仰，云仰则痛甚吐血。再问其父，云小儿好胜，努力举重，胸口受伤即痛，饭遂减，第四日咳吐见血，血虽不甚而痛更甚，若面仰，血遂吐，吐血已三日。余为立一方，用当归、川断、地榆、蒲黄各三钱，俱炒炭，净乳香、炮姜各八分，乌药一钱五分，沉水香末二分，同参山七末八分调服，加甘蔗汁半碗，和汤药并服，二剂。后两日来覆，云血止痛定。余为改用四君子加当归、续断、乳香、炮姜、乌药、川芎，仍用山七、甘蔗汁和服，嘱服三剂。又曰：此伤对月不报，对年不报，方可云愈。后一月从申江来诊，头已昂然，脉

鹽城一老者。自上海泛舟來劉。携一子。年十六。特來請教。問其姓。云徐。切其脈。兩關虛細帶弦。觀其面色蒼滞。頭常俯視。問其胸中痛否。云痛。問其頭何不仰。云仰則痛甚吐血。再問其父。云小兒好勝。努力舉重。胸口受傷即痛。飯遂減。第四日咳吐見血。血雖不甚而痛更甚。若面仰。血遂吐。吐血已三日。余為立一方。用當歸、川斷、地榆、蒲黄各三錢。俱炒炭。淨乳香、炮姜各八分。烏藥一錢五分。沉水香末二分。同參山七末八分。調服。加甘蔗汁半椀。和湯藥并服。二劑。後兩日來覆。云血止痛定。余為改用四君子加當歸、續斷、乳香、炮姜、烏藥、川芎。仍用山七甘蔗汁和服。囑服三劑。又曰。此傷對月不報。對年不報。方可云愈。後一月又從申江來診。頭已昂然。脈

已平順。血痛已無。可稱小愈。爲立八珍湯。加杜仲阿膠服五劑而去。

努力墜肛

吳人大便必用便桶、坐桶如坐馬上。故便桶又稱馬桶。有蔣木匠者。因屙坐桶。努力下掙。屎未出而肛已墜。肛門急痛。氣不相續。汗淋如雨。惡心如嘔。正在危急。即請鄰醫周某診。周問因何至此。其婦具以告。周按其脈。若有若無。一身冷汗。以爲因便而嘔又汗。竟以霍亂吐瀉治之。方用附子、乾姜、霍香、厚朴、半夏、陳皮、茅朮、澤瀉等藥。囑令速煎與服。遲則不救等語。蔣婦急煎與服。進一口。木匠即作噁吐出。瞑目閉口。不復言語。其婦大爲慌張。急遣鄰人邀余

已平顺，血痛已无，可称小愈。为立八珍汤，加杜仲、阿胶，服五剂而去。

努力坠肛

吴人大便必用便桶，坐桶如坐马上，故便桶又称马桶。有蒋木匠者，因屙坐桶，努力下挣，屎未出而肛已坠，肛门急痛，气不相续，汗淋如雨，恶心如呕，正在危急，即请邻医周某诊。周问因何至此。其妇具以告。周按其脉，若有若无，一身冷汗，以为因便而呕又汗，竟以霍乱吐泻治之，方用附子、干姜、霍香、厚朴、半夏、陈皮、茅术、泽泻等药，嘱令速煎与服，迟则不救等语。蒋妇急煎与服，进一口，木匠即作恶吐出，瞑目闭口，不复言语。其妇大为慌张，急遣邻人邀余

往。见木匠闭目卧床，身清微汗脉濡，因问病原。妇又具告之。余问：所下之粪若何？云粪未出也。问所呕何物？云但恶心而未呕，顷所呕者，乃周先生之药水一口耳。问冷汗何时始起？云在马桶上，见其大汗身冷色变，故抱之于床。余曰：此因用力太过而肛坠，粪在直肠未出，致气不相续而暴脱，故冷汗如浴也。病者闻言曰：是也。余为之用保元汤，加麻仁、蒌仁一剂，汗止神清气复，第二剂，前方下更衣丸一钱五分，粪出而愈。

虫厥

顾金和妇年五十余，由戚家归，卒倒于路，邻近舁之回，其子来邀余治。切其脉左弦疾急，右手冰冷，三部全伏，见其神昏面赤。余曰：

往。見木匠閉目臥床。身清微汗脈濡。因問病原。婦又具告之。余問所下之糞若何。云糞未出也。問所嘔何物。云但惡心而未嘔。頃所嘔者。乃周先生之藥水、一口耳。問冷汗何時始起。云在馬桶上。見其大汗身冷色變。故抱之於床。余曰。此因用力太過而肛墜。糞在直腸未出。致氣不相續而暴脫。故冷汗如浴也。病者聞言曰。是也。余爲之用保元湯、加麻仁、蔞仁、一劑。汗止神清氣復。第二劑。前方下更衣丸一錢五分。糞出而愈。

蟲厥

顧金和婦年五十餘。由戚家歸。卒倒於路。鄰近舁之回。其子來邀余治。切其脈左弦疾急。右手冰冷。三部全伏。見其神昏面赤。余曰。

奇矣。脈左疾右伏。病者之姪云。方纔左手冷無脈。右手脈極快。此時面紅。方纔面白。惟神昏先後如是。余問其子。爾母平時喜食何物。云生薑。日須半斤。余曰。是矣。此蟲厥症也。厥甚則昏。但此夜分。何處覓得生薑。薑是藥中要物。其子云。可覓。余爲立烏梅安蚘丸方煎湯。用生薑半斤。搗汁和入藥湯灌服。用薑渣置病人口鼻間。不令食。先灌藥。如病人聞薑味索食。則云服過藥與爾食。待蟲先受藥。而後食姜也。明日。知其服藥後嚼薑渣。腹中大動。少頃。大嘔。吐出蟲九條。如水蛭。鄉人謂之大螞蟥。每條有六寸長。下又屙出長蟲二條。每條有尺半長。神卽清。至夜半腹飢。食飯二碗。從此食生薑。不如前此之可嗜。反覺辣難上口云。

奇矣，脉左疾右伏。病者之侄云：方才左手冷无脉，右手脉极快，此时面红，方才面白，惟神昏先后如是。余问其子，尔母平时喜食何物？云：生姜，日须半斤。余曰：是矣，此虫厥症也，厥甚则昏，但此夜分，何处觅得生姜？姜是药中要物。其子云：可觅。余为立乌梅安蛔丸方煎汤，用生姜半斤，捣汁和入药汤灌服，用姜渣置病人口鼻间，不令食，先进药。如病人闻姜味索食，则云服过药与尔食，待虫先受药，而后食姜也。明日，知其服药后嚼姜渣，腹中大动，少顷，大呕，吐出虫九条，如水蛭，乡人谓之大蚂蟥，每条有六寸长，又下屙出长虫二条，每条有尺半长，神即清。至夜半腹肌，食饭二碗，从此食生姜，不如前此之可嗜，反觉辣难上口云。

寸白虫

沈女年五岁，肛门延出寸白虫，乍多乍少，已十月余，别无所苦。余为之用川椒红、芜荑仁、胡黄连、白雷丸、铅粉等五味，椒连各三分，余各一钱五分，共为末，分五服，加砂糖调食而痊。

每见小儿有寸白虫，用此方皆愈。

臭　毒

金占凤之孙年十二，忽腹痛，表无寒热，脐傍有痃气，如梗两竹状，四肢背胁，凡关节处，发红晕如沙碛，脉左右弦急，时时呼痛。余曰：此儿在塾读书，何以得此病。问其家亦不知因。余只得以腹痛方治之，用炮姜、吴萸、乌药、木香、延胡、沉香一剂。明日来邀覆诊，云痛

寸白蟲

沈女年五歲。肛門延出寸白蟲。乍多乍少。已十月餘。別無所苦。余爲之用川椒紅、蕪荑仁、胡黄連、白雷丸、鉛粉等五味。椒連各三分。餘各一錢五分。共爲末。分五服。加砂糖調食而痊。

每見小兒有寸白蟲。用此方皆愈。

臭毒

金占鳳之孫年十二。忽腹痛。表無寒熱。臍傍有痃氣。如梗兩竹狀。四肢背脇。凡關節處。發紅暈如沙磧。脈左右弦急。時時呼痛。余曰。此兒在塾讀書。何以得此病。問其家亦不知因。余祇得以腹痛方治之。用炮姜、吳萸、烏藥、木香、延胡、沉香一劑。明日來邀覆診。云痛

已大減。惟紅暈更大。腹硬已退。余至。見其宅上小童十數人。遂一一詢問。一童云。前面河端。氽一死狗。胖大異常。諸兒以竹竿撑出。金家兒以竹觸破狗腹。其臭無比。諸兒聞臭遠走。獨伊必欲推至河中。余曰。是矣。此病名曰臭毒。余敎一人用針。刺其紅暈之邊出血。再爲用藿香。茅朮。青木香。川連。荆芥。川朴。銀花一方。囑服二劑而愈。

廣瘡

海口上顧春泉。船戶也。秋月邀余治。切其脈。弦數而帶澀滯。問其有痺痛否。云肢節痠疼。致步履不便。啓衣示余。渾身紫黑塊。如錢大者五六十枚。形如楊梅。余曰。此楊梅瘡也。子以大價買之。是有

已大减，惟红晕更大，腹硬已退。余至，见其宅上小童十数人，遂一一询问。一童云：前面河端，氽一死狗，胖大异常，诸儿以竹竿撑出，金家儿以竹触破狗腹，其臭无比，诸儿闻臭远走，独伊必欲推至河中。余曰：是矣，此病名曰臭毒。余教一人用针，刺其红晕之边出血，再为用藿香、茅术、青木香、川连、荆芥、川朴、银花一方，嘱服二剂而愈。

广 疮

海口上顾春泉，船户也，秋月邀余治，切其脉，弦数而带涩滞，问其有痹痛否？云肢节痠疼，致步履不便。启衣示余，浑身紫黑块，如钱大者五六十枚，形如杨梅。余曰：此杨梅疮也，子以大价买之，是有

专科，非我之能治也。顾自称家寒力薄，所以特请施治。余曰：试一为之，若不应，速求他应。乃为其书荆芥、当归、银花、乳香、制军、土茯苓、皂荚子、甘草，加胰脂油，每服四两，土茯苓每服一两，嘱服五剂。后六年，余至其宅，问一人云，前年此地有生杨梅疮者，后如何？其人曰：即我是也，向求先生医治，服先生方五剂而疮如失，今六年矣。余云，竟未请他医治乎？顾云：或请他医，恐至今未必脱体也。

掘港葛氏妇，年五十二，来诊，见其头项发出红紫灰色如痘者无数。问其身上亦然，诊脉细弦带数，且额角至颠，腐烂如酒杯大者二处。余曰：此毒疮之广痘也，苏州、上海有专治此病者，我不擅此，速往苏申医治。妇跪下叩头云：我是穷人，无力至苏申，但求先生

專科非我之能治也顧自稱家寒力薄所以特請施治余曰試一爲之若不應速求他醫乃爲其書荊芥當歸銀花乳香製軍土茯苓皂莢子甘草加胰脂油每服四兩土茯苓每服一兩囑服五劑後六年余至其宅問一人云前年此地有生楊梅瘡者後如何其人曰卽我是也向求先生醫治服先生方五劑而瘡如失今六年矣余云竟未請他醫治乎顧云若請他醫恐至今未必脫體也

掘港葛氏婦年五十二來診見其頭項發出紅紫灰色如痘者無數問其身上亦然診脈細弦帶數且額角至顛腐爛如酒杯大者二處余曰此毒瘡之廣痘也蘇州上海有專治此病者我不擅此速往蘇申醫治婦跪下叩頭云我是窮人無力至蘇申但求先生

救我殘命。余見此情狀。不得已且試爲之。教伊明日取藥。乃爲其用黃升一錢。與大生地五錢。搗糊爲丸。分六服。又用黃連解毒湯三劑。丸用湯藥送下。後八日又來。痘已平。惟留痕跡。爛已定。惟結乾痂而滿口如糜。余爲其再合五寶丹使之吞服。珠黃散使之含嚥。又旬日相遇於途。婦謝曰。先生我病愈矣。此婦計共用洋三元。錢二百而痊。

鬲氣重病

劉河一海口也。五方雜處。光蛋匪類。往來如織。幸不出事者。實賴糧幫文殿玉一人。其手下人既多。又肯慷慨周濟。故雖有匪來。只許一宿。不准久留。此劉河一方之得以安全也。當辛亥光復之際。

救我残命。余见此情状，不得已且试为之，教伊明日取药，乃为其用黄升一钱，与大生地五钱，捣糊为丸，分六服，又用黄连解毒汤三剂，丸用汤药送下。后八日又来，痘已平，惟留痕迹，烂已定，惟结干痂，而满口如糜。余为其再合五宝丹使之吞服，珠黄散使之含咽。又旬日，相遇于途，妇谢曰：先生，我病愈矣。此妇计共用洋三元，钱二百而痊。

鬲气重病

刘河一海口也，五方杂处，光蛋匪类，往来如织，幸不出事者，实赖粮帮文殿玉一人，其手下人既多，又肯慷慨周济，故虽有匪来，只许一宿，不准久留，此刘河一方之得以安全也。当辛亥光复之际，紳商學界。同請文君議練商團。保安全鎮。殿玉乃領隊梭巡。自秋入冬日夜不懈。及春勞瘁太過。漸至食少神疲。脘窒不通。至初夏實已神疲力竭。方始養息。至端午節病益劇。早食暮吐。自知病重。乃買棹赴蘇。就費家醫治一月。非維不減。竟至粒米不進。隨食隨吐。六月中回劉。其徒祁三益往候。謂之曰。曾記老管二十年前。患熱症發斑。幾至危殆。傅先生一力治愈。何不仍請醫之。殿玉云。我病既經費醫之大誤。不必言醫。毋來溷我。三益云。何妨請來一診。匆匆走至余家。告以老管之病。如是如是。余至。見其面不識其人。正食西瓜。食入隨吐。切其脈。沉細無力。形如骷髏。聲音低塞。問其飲食粒米不受者已一月。問其吐出之味變乎。云西瓜食下是甜。吐

绅商学界，同请文君议练商团，保安全镇，殿玉乃领队梭巡，自秋入冬，日夜不懈。及春劳瘁太过，渐至食少神疲，脘窒不通，至初夏，实已神疲力竭，方始养息。至端午节病益剧，早食暮吐，自知病重，乃买掉赴苏，就费家医治一月，非维不减，竟至粒米不进，随食随吐，六月中回刘。其徒祁三益往候谓之曰：曾记老管二十年前，患热症发斑，几至危殆，傅先生一力治愈，何不仍请医之。殿玉云：我病既经费医之大误，不必言医，毋来溷我。三益云：何妨请来一诊。匆匆走至余家，告以老管之病，如是如是。余至，见其面，不识其人，正食西瓜，食入随吐，切其脉，沉细无力，形如骷髅，声音低塞。问其饮食？粒米不受者已一月。问其吐出之味变乎？云西瓜食下是甜，吐

出卽酸。余爲之用炮姜、白蒺、黨參、煨葛、法夏、陳皮、川朴、赭石、白石粉一方。囑伊家煎半杯。白石粉調服。及二帖。云吐已無酸。第三日爲其改用平胃散加虎賭、炮姜、赭石。仍吐。後祁三益相晤告云。今老管吐已不酸。惟食不得下。奈何。余爲疏穞麥細粉。煑稀粥飲之。初食一口卽止。停三時再食。兩口卽止。明日初食二口卽止。第二餐三口便止。以後日漸加增。初不必其多。只須能受也。如是一月後。日可食二椀。兩月後可食三椀。至歲底。雖未盡復元。亦可云小愈矣。穞麥一名元麥非大麥小麥吾鄉磨碎和米煑飯性能下氣也

醫案摘奇卷終

學古堂藏版

出即酸。余为之用炮姜、白蒺、党参、煨葛、法夏、陈皮、川朴、赭石、白石粉一方，嘱伊家煎半杯，白石粉调服。及二帖，云吐已无酸。第三日为其改用平胃散加虎賭、炮姜、赭石，仍吐。后祁三益相晤告云：老管吐已不酸，惟食不得下，奈何？余为疏穞麦细粉，煮稀粥饮之。初食一口即止，停三时再食，两口即止。明日初食二口即止，第二餐三口便止。以后日渐加增，初不必其多，只须能受也。如是一月后，日可食二碗。两月后可食三碗，至岁底，虽未尽复元，亦可云小愈矣（穞麦，一名元麦，非大麦、小麦，吾乡磨碎和米煮饭，性能下气也）。

医案摘奇卷终

学古堂藏版

雪雅堂医案

（清）张士骧 著

雪雅堂医案序

儒有定理，医无定法，病情万变，难守一宗。设如皖之与苏相去匪遥，体气各别，遑论北满蒙古之疖寒，南洋星洲之治热，五带异宜各别，其施已哉。梁新会曰：中国方言，城乡易地，则异粤之人有邑，与村不能通一言者方言。然水土方民亦莫不然，其能南北异治，不守一隅之见，盖鲜也。前清光绪间，余旅寓上海，于友人斋头得阅张伯龙先生《雪雅堂医案》，知君为鲁省蓬莱籍壮游半天下，北起东省，中经申江，南至百粤，虽其自叙服膺叶、王二家为最，而实贯串百家，神明变化不拘一说，玩诵再三，令人景仰难忘。顾遍查坊间无此书流通十余年来，遇鲁省医友，托其采访，亦杳无所得。烟台且传言，张君已归道山，忆杜威博士有云，教育所以不可少，因人有生，必有死，死人而经验、学问与之俱亡，后世之人必须重新经验，故教

雪雅堂醫案序

儒有定理醫無定法病情萬變難守一宗設如皖之與蘇相去匪遙體氣各別遑論北滿蒙古之瘵寒南洋星洲之治熱五帶異宜各別其施已哉梁新會曰中國方言城鄉易地則異粵之人有邑與村不能通一言者方言然水土方民亦莫不然其能南北異治不守一隅之見蓋鮮也前清光緒間余旅寓上海於友人齋頭得閱張伯龍先生雪雅堂醫案知君爲魯省蓬萊籍壯游半天下北起東省中經申江南至百粵雖其自叙服膺葉王二家爲最而實貫串百家神明變化不拘一說玩誦再三令人景仰難忘顧徧查坊間無此書流通十餘年來遇魯省醫友託其採訪亦杳無所得煙台且傳言張君已歸道山憶杜威博士有云教育所以不可少因人有生必有死人死而經驗學問與之俱亡後世之人必須重新經驗故教

育云者將此經驗傳遞下去是也余因此感想前輩著書之經驗若任其湮沒吾人必增一番探討於是覓書之念愈不能已今幸在滬儒倪君銘三處得其原刻假錄一過　裘君吉生讀而善之謀付剞劂風行海內以公同好張君經驗學識足以不朽矣謹按張君身世於中西滙通一書內已見一斑唐著本草問答敘云遊粵得遇張君伯龍天姿英敏文史淹通其父墨園曾膺張香帥保薦循吏政治勞心每生疾疢伯龍以人子須知醫寢饋方書於今數年會父患時疾羣醫束手君即起之由是聲名鵲起與余邂逅相遇便留講貫等云是蓋唐容川氏入室高弟也其本草問答亦本張君之問而著攷醫案用藥寒熱溫涼隨其南北風土人體強弱不偏不倚大可研究原序所謂足跡所至之地訪問高明之士無不深相結納宜其融會貫通著手成春視鄉曲之士墨守師傳範圍甚小以彼例此

育云者，将此经验传递下去是也。余因此感想前辈著书之经验，若任其湮没，吾人必增一番探讨，于是觅书之念愈不能已。今幸在沪儒倪君铭三处得其原刻，假录一过。裘君吉生读而善之，谋付剞劂，风行海内外，公同好张君经验学识足以不朽矣。谨按张君身世，于中西汇通一书内已见一斑。唐著本草问答，叙云游粤得遇张君伯龙，天姿英敏，文史淹通。其父墨园曾膺张香帅保荐循吏，政治劳心，每生疾疢伯龙，以人子须知医，寝馈方书于今数年，会父患时疾，群医束手，君即起之，由是声名鹊起。与余邂逅相遇便留，讲贯等云，是盖唐容川氏入室高弟也。其本草问答亦本张君之问而著考，医案用药，寒、热、温、凉，随其南北风土，人体强弱，不偏不倚，大可研究。原序所谓足迹所至之地，访问高明之士，无不深相结纳，宜其融会贯通，著手成春，视乡曲之士墨守师传范围甚小，以彼例此

其相去霄壤为何如耶？学者探索而敏求之，必能于此道放大光明，为苍生造福无穷也。此序

中华民国九年庚申一月

无锡周　镇小农别署伯华谨识

其相去霄壤爲何如耶學者探索而敏求之必能於此道放大光明爲蒼生造福無窮也此序

中華民國九年庚申一月

無錫周　鎮小農別署伯華謹識

雪雅堂医案原序

医难者乎？医至难也。万病纷歧，人命系焉，孔圣所以有未达不敢尝之，慎医易者乎？医诚易也，略涉医经，工于应酬，即可出而问世，世即以高手推许之，将圣贤济世之深心视为谋食之捷径，而高明者耻与此辈为伍，更深自韬晦而不肯轻以示人。此业医者愈多，而医道反愈衰，良可慨也！余幼因家庭多疾，究心歧（岐）黄十余年于兹矣。凡足迹所经之地，访闻高明之士，无不深相结纳以为师资之助。故余之学得诸读书者，半得诸阅历者，半而生平服膺得力者，尤以叶天士、王孟英两家为最频。年遭于忧患，无复雄心随将此事置诸高阁，今秋侨居燕台，偶检行箧，尚有录存前数年医案一宗，择其纯正者编为两卷，虽不敢云得医学之正宗，然偏执矫枉之弊，自信幸免。爰就枣梨以禅来学，知我罪我其春秋乎，其当与否，自有

雪雅堂醫案原序

醫難者乎醫至難也萬病紛歧人命係焉孔聖所以有未達不敢嘗之慎醫易者乎醫誠易也略涉醫經工於應酬即可出而問世世即以高手推許之將聖賢濟世之深心視爲謀食之捷徑而高明者恥與此輩爲伍更深自韜晦而不肯輕以示人此業醫者愈多而醫道反愈衰良可慨也余幼因家庭多疾究心歧黃十餘年於兹矣凡足跡所經之地訪聞高明之士無不深相結納以爲師資之助故余之學得諸讀書者半得諸閱歷者半而生平服膺得力者尤以葉天士王孟英兩家爲最頻年遭於憂患無復雄心隨將此事置諸高閣今秋僑居燕臺偶檢行篋尚有錄存前數年醫案一宗擇其純正者編爲兩卷雖不敢云得醫學之正宗然偏執矯枉之弊自信幸免爰就棗梨以禪來學知我罪我其春秋乎其當與否自有

能辨之者

光緒二十九年八月蓬萊張士驤序

能辨之者。

光绪二十九年八月
蓬莱张士骧序

凡例

一、是案仿编年之例，自光绪甲午年起至癸卯年止，去其芜杂琐碎者，共存八百余案，又类中秘旨一篇，附于全案之末。

一、方案不分门类，仍沿昔日录存之旧，庶统观前后，亦可觇学问之消长也。

一、地有南北之殊，人有强弱之分，病有轻重之别，所以古人用药分两轻重原难预定，故有载分两者，有不载分两者，一仍昔日录存之旧。

一、全案不加圈点，免蹈明代陋习，因文知义，明眼人自能辨之。

一、所有药味炮制一概不注，知医者自能明之。

一、全案粤省者居其半，申江东者居其半，阅者可以知南北用药之殊。

一、金石之药，重以镇怯，原用其气，非用其质，如龙骨、牡蛎之类，一经煅炼，便成枯灰，焉能治病。故龙骨、牡蛎、磁石、石英、青铅、赭石之类，均用生者，以遵古法。

一、临症医案原为病家而设，均遵简明之例，深文奥义一概不用，俾病家一目了然。

凡例

一是案仿編年之例自光緒甲午年起至癸卯年止去其蕪雜瑣碎者共存八百餘案又類中秘旨一篇附於全案之末

一方案不分門類仍沿昔日錄存之舊庶統觀前後亦可覘學問之消長也

一地有南北之殊人有强弱之分病有輕重之別所以古人用藥分兩輕重原難預定故有載分兩者有不載分兩者一仍昔日錄存之舊

一全案不加圈點免蹈明代陋習因文知義明眼人自能辨之

一所有藥味炮製一概不註知醫者自能明之

一全案粤省者居其半申江東省者居其半閱者可以知南北用藥之殊

一金石之藥重以鎮怯原用其氣非用其質如龍骨牡蠣之類一經煅煉便成枯灰焉能治病故龍骨牡蠣磁石石英青鉛赭石之類均用生者以遵古法

一臨症醫案原爲病家而設均遵簡明之例深文奧義一概不用俾病家一目瞭然

免啓疑惑

免启疑惑。

雪雅堂医案卷上

蓬莱张士骧伯龙著
无锡周　镇小农别署伯华参阅
无锡周　源逢儒重录
绍兴裘庆元　吉生校刊

肺伤于燥嗽呛复作，拟以石苇汤加减。

苦杏仁　川石苇　象贝母　东沙参　枇杷叶　杭菊花　生百合　冬桑叶　紫丹参

牙痛口渴，阳明有余，少阴不足，采用玉女煎意。

大生地　淮牛膝　生石膏　白茯苓　粉丹皮　生白芍　盐知母　大麦冬

肺热咽痛，干咳，治以桑菊加减。

雪雅堂醫案卷上

蓬萊張士驤伯龍著　無錫周　鎮小農別署伯華參閱
無錫周　源逢儒重錄
紹興裘慶元吉生校刊

肺傷於燥嗽嗆復作擬以石葦湯加減

苦杏仁　川石葦　象貝母　東沙參　枇杷葉　杭菊花
生百合　冬桑葉　紫丹參

牙痛口渴陽明有餘少陰不足採用玉女煎意

大生地　淮牛膝　生石膏　白茯苓　粉丹皮　生白芍
鹽知母　大麥冬

肺熱咽痛乾咳治以桑菊加減

冬桑葉　大元參　杭菊花　生薏米　蟬脫肚　天竺黃
浙貝母　乾葦根　乾梨皮

脈細濡左寸沉軟心悸跳蕩烙熱寐則汗出心覺下墜咽中如阻病由陰虛陽氣撼擾水火不能既濟內傷之症斷無一蹴可幾之理

西洋參　二錢　酸棗仁　三錢　生磁石　五錢　塊辰砂　三錢
黑大棗　四枚　柏子仁　三錢　杭白芍　錢半　生牡蠣　五錢
浮小麥　五錢　補心丹　五錢（另服）

兩關大象未解腹痛下痢法宜和中

川厚樸　陳枳殼　雲茯苓　小川連　廣木香　焦穀芽
車前子　赤芍藥　大腹皮

右脈弦大而虛積滯已淨當以六君扶元劑中佐以抑木立局

生潞黨　雲茯苓　杭白芍　白蒺藜　製香附　舊陳皮

冬桑叶　大元参　杭菊花　生薏米　蝉脱肚　天竺黄　浙贝母　干苇根　干梨皮

脉细濡，左寸沉软，心悸跳荡，烙热，寐则汗出，觉下坠，咽中如阻。病由阴虚，阳气撼扰水火，不能既济内伤之症，断无一蹴可几之理。

西洋参二钱　酸枣仁三钱　生磁石五钱　地辰砂三钱　黑大枣四枚　柏子仁三钱　杭白芍钱半　生牡蛎五钱　浮小麦五钱　补心丹五钱（另服）

两关大象未解，腹痛下痢，法宜和中。

川厚朴　陈枳壳　云茯苓　小川连　广木香　焦谷芽　车前子　赤芍药　大腹皮

右脉弦大，而虚积滞已净，当以六君扶元剂中佐以抑木立局。

生潞党　云茯苓　杭白芍　白蒺藜　制香附　旧陈皮

漂白术　炙甘草　法半夏

木火上凌，干咳易怒，治应两清金木。

冬桑叶　刺蒺藜　南杏仁　羚羊角　杭菊花　北沙参　紫丹参　桑白皮　川贝母　代赭石

陈旭庭　水虚不能涵木，木火上炎，齿痛甚，于暮夜引火归原，是议：

旧熟地六钱　粉丹皮钱半　津泽泻钱半　生白芍三钱　白茯苓三钱　制蒺藜三钱　淮牛膝三钱　安边桂三分

王芭香　清阳不升，肺气堵塞，故每感即咳嗽，头胀，鼻渊不止。东垣云：思虑多，则肝热脑虚，易成鼻渊，卫虚易感，应以玉屏风加减主之。

生黄耆钱半　炙升麻三分　仙半夏钱半　青防风一钱　苦杏仁三钱　冬桑叶三钱　香白芷五分　白茯苓三钱　大防党三钱　薄荷尖五分

漂白朮　炙甘草　法半夏

木火上凌乾咳易怒治應兩清金木

冬桑葉　刺蒺藜　南杏仁　羚羊角　杭菊花　北沙參

紫丹參　桑白皮　川貝母　代赭石

陳旭庭　水虛不能涵木木火上炎齒痛甚於暮夜引火歸原是議

舊熟地　六錢　粉丹皮　錢半　津澤瀉　錢半　生白芍　三錢

白茯苓　三錢　刺蒺藜　三錢　淮牛膝　三錢　安邊桂　三分

王芭香　清陽不升肺氣堵塞故每感即咳嗽頭脹鼻淵不止東垣云思慮多則肝熱腦虛易成鼻淵衛虛易感應以玉屏風加減主之

生黃耆　錢半　炙升麻　三分　仙半夏　錢半　青防風　一錢

苦杏仁　三錢　冬桑葉　三錢　香白芷　五分　白茯苓　三錢

大防黨　三錢　薄荷尖　五分

鄭海秋之千金年十一歲患胃寒作痛十餘日約余診胃脘及腹痛疼不堪食入則吐喜飲冷水頃復吐出嘔吐紅綠水身熱面赤頭昏痛口乾而舌苔白潤小便清兩手脈大重按則無應以眞寒假熱論治大建中合吳萸四逆等法治之

眞川椒　二錢　川干姜　四錢　大防黨　五錢　製半夏　五錢
泡吳萸　二錢　公丁香　錢半　炙甘草　二錢　豬胆汁　半匙

再診諸症均退不熱不嘔略可飲食惟餘頭昏腹微痛脈之浮大已退變爲沉遲無力仍以前法消息之

製半夏　三錢　泡吳萸　一錢　炒白朮　三錢　米黨參　四錢
全歸身　二錢　川干姜　錢半　眞川椒　錢半　公丁香　一錢
炙甘草　一錢

福蘭庭　脈來弦滑痰凝經絡培元劑中兼以滌痰立局

潞黨參　六錢　焦白芍　三錢　飛青黛　三錢　雲茯苓　二錢

郑海秋之千金，年十一岁，患胃寒作痛十余日，约余诊。胃脘及腹痛疼不堪，食入则吐，喜饮冷水，顷复吐出，呕吐红绿水，身热面赤，头昏痛，口干而舌苔白润，小便清。两手脉大，重按则无，应以真寒假热论治，大建中合吴萸、四逆等法治之。

真川椒二钱　川干姜四钱　大防党五钱　制半夏五钱　泡吴萸二钱　公丁香钱半　炙甘草二钱　猪胆汁半匙

再诊，诸症均退，不热不呕，略可饮食，惟余头昏，腹微痛，脉之浮大已退，变为沉迟无力，仍以前法消息之。

制半夏三钱　泡吴萸一钱　炒白术三钱　米党参四钱　全归身二钱　川干姜钱半　真川椒钱半　公丁香一钱　炙甘草一钱

福兰庭　脉来弦滑，痰凝经络，培元剂中兼以涤痰立局。

潞党参六钱　焦白芍三钱　飞青黛三钱　云茯苓二钱

小川连一钱　于潜术三钱　代赭石三钱　炙甘草一钱

寸关浮数，风火客于阳明，晡后身热，法宜清解。

金银花　连翘心　象贝母　生甘草　冬前胡　淡黄芩　淡豆豉　黑山栀　牛蒡子

李菊翁　左寸关弦大，风木郁而不达，气机堵塞，不思纳谷，应以逍遥散加减治之。

醋柴胡　制香附　炙甘草　于潜术　全当归　白芍药　云茯苓　金橘干　薄荷尖

再诊，左寸弱，两关弦大，木郁不达，气堵上焦，夜不能寐，母病及子，当从风木施治。

东阿胶　羚羊角　麦门冬　柏子仁　生牡蛎　淮山药　冬桑叶　黑芝麻　川贝母　霍石斛　乌豆衣　生甘草

再诊，右寸虚，左关弦涩，风木郁而不达，而卫阳不固，以逍遥散、玉屏风加减主之。

绵黄耆　醋柴胡　漂白术　白蒺藜　炙甘草　制香附

小川連　一錢　於潛朮　三錢　代赭石　三錢　炙甘草　一錢

寸關浮數風火客於陽明晡後身熱法宜清解

金銀花　連翹心　象貝母　生甘草　冬前胡　淡黃芩

淡豆豉　黑山梔　牛蒡子

李菊翁　左寸關弦大風木鬱而不達氣機堵塞不思納穀應以逍遙散加減治之

醋柴胡　製香附　炙甘草　於潛朮　全當歸　白芍藥

雲茯苓　金橘干　薄荷尖

再診左寸弱兩關弦大木鬱不達氣堵上焦夜不能寐母病及子當從風木施治

東阿膠　羚羊角　麥門冬　柏子仁　生牡蠣　淮山藥

冬桑葉　黑芝麻　川貝母　霍石斛　烏豆衣　生甘草

再診右寸虛左關弦澀風木鬱而不達而衛陽不固以逍遙散玉屏風加減主之

綿黃耆　醋柴胡　漂白朮　白蒺藜　炙甘草　製香附

青防風　酒白芍　酒當歸　小青皮

春令木旺胃爲所制不思納食左關脈弦右弱無力法宜疏泄風木

柴　胡　桑　葉　菊　花　生穀芽　茯　苓　黄　芩

白　芍　生甘草

左關弦數少陽木火上竄午後頭痛用開泄降逆法

苦丁茶　三錢　勾籐勾　一錢　白芍藥　三錢　北杏仁　三錢

蔓荆子　三錢　旋覆花　三錢　黑山梔　二錢　石决明　五錢

生甘草　五分　小川連　一錢

銘　新　白濁澀痛左脈弦數應以苦寒泄熱俾火毒仍從小便而去

銀　花　四錢　乾地黄　三錢　犀角屑　六分　甘草梢　一錢

通　草　一錢　龍胆草　八分　浙貝母　二錢　清寧丸　一錢

患感熱鬱少陽晨早頭痛昏眩牽連耳後考手足少陽經均行耳後按經論治當可

青防风　酒白芍　酒当归　小青皮

春令木旺，胃为所制，不思纳食，左关脉弦，右弱无力，法宜疏泄风木。

柴胡　桑叶　菊花　生谷芽　茯苓　黄芩　白芍　生甘草

左关弦数，少阳木火上窜，午后头痛，用开泄降逆法。

苦丁茶三钱　勾藤勾一钱　白芍药三钱　北杏仁三钱　蔓荆子三钱　旋覆花三钱　黑山栀二钱　石决明五钱　生甘草五分　小川连一钱

铭新　白浊涩痛，左脉弦数，应以苦寒泄热，俾火毒仍从小便而去。

银花四钱　干地黄三钱　犀角屑六分　甘草梢一钱　通草一钱　龙胆草八分　浙贝母二钱　清宁丸一钱

患感热郁少阳，晨早头痛，昏眩，牵连耳后，考手足少阳经均行耳后，按经论治当可奏效。

软柴胡　法夏　栀子　灵磁石　甘菊　黄芩　生石决

蒋宅小儿，后天脾胃虚弱，日久泄泻，不思纳食，面色黄瘦，用疏补脾胃缓治法。

东洋参五钱　于潜术四钱　云茯苓三钱　五谷虫三钱　淮山药三钱　旧枳壳三钱　鸡内金三钱　湘莲子三钱

共为细末，加焦黄锅巴四两，研细入药末，搀匀，每早用开水加白糖调服二钱。

周某（北人），因寒停食，胃脘疼痛欲死，右关紧实，消导之中参以温窜攻坚之品，是为复方。

炒山查（楂）二钱　炒六曲二钱　广槟榔三钱　炒麦芽二钱　金头蜈蚣一条

李某（北人），躯体伟壮，患单腹胀坚，形如鼓，脉来沉坚，是脾滞不主运动，阅前方皆

奏效

軟柴胡　法夏　梔子　靈磁石　甘菊　黄芩

生石決

蔣宅小兒後天脾胃虛弱日久泄瀉不思納食面色黄瘦用疏補脾胃緩治法

東洋參　五錢　於潛朮　四錢　雲茯苓　三錢　五穀虫　三錢

淮山藥　三錢　舊枳殼　三錢　雞内金　三錢　湘蓮子　三錢

共爲細末加焦黄鍋巴四兩研細入藥末攪匀每早用開水加白糖調服二錢

周某（北人）因寒停食胃脘疼痛欲死右關緊實消導之中參以溫竄攻堅之品是爲複方

炒山查　二錢　炒六曲　二錢　廣檳榔　三錢　炒麥芽　二錢

金頭蜈蚣　一條

李某（北人）軀體偉壯患單腹脹堅形如鼓脈來沉堅是脾滯不主運動閱前方皆

主補土失之愈遠雖東垣疏補兼行妙法於此時亦用不着消導一法足矣

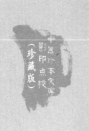

炒山查 一兩 炒麥芽 一兩 炒六曲 一兩 廣檳榔 六錢

青木香 五錢

共爲末黄酒冲服

脈沉澀腰腹痛疼血寒經滯應以溫通導之

製附片 二錢 蘇木 一錢 鹽小茴 錢半 酒白芍 三錢

桃仁泥 二錢 正肉桂 八分 當歸尾 三錢 阿膠珠 三錢

元胡索 二錢 黄酒 一杯

陳朗軒 營虛衛陽不固夜寤冷汗淋漓甘緩養營議治

西洋參 三錢 龍眼肉 三錢 川杞子 三錢 正桂枝 八分

柏子仁 錢半 生黄耆 一錢 酸棗仁 二錢 五味子 六分

炙甘草 一錢

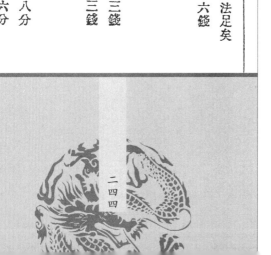

主补土，失之愈远。虽东垣疏补兼行妙法于此时，亦用不着消导一法足矣。

炒山查（楂）一两 炒麦芽一两 炒六曲一两 广槟榔六钱 青木香五钱

共为末，黄酒冲服。

脉沉涩，腰腹痛疼，血寒经滞，应以温通导之。

制附片二钱 苏木一钱 盐小茴钱半 酒白芍三钱 桃仁泥二钱 正肉桂八分 当归尾三钱 阿胶珠三钱 元胡索二钱 黄酒一杯

陈良轩 营虚卫阳不固，夜寤冷汗淋漓，甘缓养营议治。

西洋参三钱 龙眼肉三钱 川杞子三钱 正桂枝八分 柏子仁钱半 生黄耆一钱 酸枣仁二钱 五味子六分 炙甘草一钱

增印翁　左脉弦大而数，右寸关涩数，则为虚热。涩则为津伤症，则夜间咳呛，左卧尤甚，口渴喜饮，痰中带血，木火有余，少阴、阳明不足，津液俱损。法宜滋养阴液，清降冲逆为主，病入膏肓，药进人事而已。

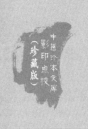

干地黄　阿胶珠　制牛膝　麦门冬　大知母　北杏仁　冬桑叶　川贝母　巨胜子　枇杷叶　北沙参　淮山药

王植翁　脉浮数右甚，口渴咳嗽，日晡寒热，便赤气粗，乃暑伤太阴，郁久而成，秋发之暑疟也。宗费氏清暑散意。

葛根二钱　川贝二钱　北杏仁三钱　石斛四钱　连翘钱半　薄荷二钱　青蒿二钱　淡豆豉三钱　竹叶三钱　石膏三钱

陈光弼　病后肺留余热，周身四肢面目浮肿，下午则甚，口渴便短。经云：肺胀风水病，面肿。盖肺气受病，治节不行，一身之气皆失其顺降之机，即水精四布，亦赖清

增印翁　左脈弦大而數右寸關澀數則爲虛熱澀則爲津傷症則夜間咳嗆左臥尤甚口渴喜飲痰中帶血木火有餘少陰陽明不足津液俱損法宜滋養陰液清降衝逆爲主病入膏肓藥進人事而已

乾地黃　阿膠珠　製牛膝　麥門冬　大知母　北杏仁

冬桑葉　川貝母　巨勝子　枇杷葉　北沙參　淮山藥

王植翁　脈浮數右甚口渴咳嗽日晡寒熱便赤氣粗乃暑傷太陰鬱久而成秋發之暑瘧也宗費氏清暑散意

葛　根　二錢　川　貝　二錢　北杏仁　三錢　石　斛　四錢

連　翹　錢半　薄　荷　二錢　青　蒿　二錢　淡豆豉　三錢

竹　葉　三錢　石　膏　三錢

陳光弼　病後肺留餘熱周身四肢面目浮腫下午則甚口渴便短經云肺脹風水病面腫蓋肺氣受病治節不行一身之氣皆失其順降之機卽水精四布亦賴清

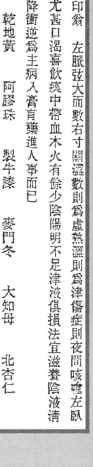

肅之權以主之氣既逆而上奔水亦泛而上溢矣清肺則諸恙自安

桑白皮 四錢 生薑皮 三錢 北杏仁 四錢 舊陳皮 錢半
生薏米 八錢 生甘草 六錢 釵石斛 五錢 肥知母 三錢
茯苓皮 四錢 淡竹葉 三錢

陳叙庭 肺燥失音清潤中參以補土生金法

大麥冬 五錢 款冬花 三錢 生甘草 二錢 生白芍 四錢
於潛朮 四錢 淨白蜜 一匙 炙銀花 四錢 天門冬 三錢

于 左脈數絡熱舌尖麻楚咯痰擬辛凉清絡泄熱和胃祛痰立局

菖蒲 元參 勾藤 連翹 羚羊 陳皮
竺黃 天麻 石斛

脈來虛弦腹脹無所痛楚應以純虛論治

高麗參 一兩 白朮 一兩 炙甘草 八錢

肃之权以主之。气既逆，而上奔水亦泛而上溢矣，清肺则诸恙自安。

桑白皮四钱　生姜皮三钱　北杏仁四钱　旧陈皮钱半　生薏米八钱　生甘草六钱　钗金斛五钱　肥知母三钱　茯苓皮四钱　淡竹叶三钱

陈叙庭　肺燥失音，清润中参以补土生金法。

大麦冬五钱　款冬花三钱　生甘草二钱　生白芍四钱　于潜术四钱　净白蜜一匙　炙银花四钱　天门冬三钱

于　左脉数，络热，舌尖麻楚，咯痰，拟辛凉清络、泄热和胃、祛痰立局。

菖蒲　元参　勾藤　连翘　羚羊　陈皮　竺黄　天麻　石斛

脉来虚弦，腹胀无所痛楚，应以纯虚论治。

高丽参一两　白术一两　炙甘草八钱

端甫叔　便后下血，是为远血，徵之右寸关之迟软，左关之弦，是为土衰，木克不能统血，应仿黄土汤，意所谓补土生金，气足则血自统耳。

炒白术　伏龙肝　淮山药　炒艾叶　东阿胶　侧柏炭　干地黄　炙甘草　当归炭　荷叶炭

李仙史　八日不大便，误服攻下药，二便俱闭，腹脐胀鞕，烦躁，惟脉虚无力，宗脉旨拟药为是。

高丽参一两　白术一两　淮山药八钱

李少南　孤阳飞越，五日不眠，脉大而软，宗喻氏法治之。

生白芍五钱　干生地三钱　柏子仁二钱　川附片一钱　大熟地四钱　酸枣仁三钱　白茯神三钱　生龙骨三钱　生甘草一钱　生牡蛎五钱　浮小麦三钱　夜交藤五钱

康民　肝肾郁热，两腿筋骨内痛，夜间腿胯如烙，酸软难以步履，左关尺滑数，尺

端甫叔　便後下血是爲遠血徵之右寸關之遲軟左關之弦是爲土衰木尅不能統血應仿黄土湯意所謂補土生金氣足則血自統耳

炒白朮　伏龍肝　淮山藥　炒艾葉　東阿膠　側柏炭

乾地黄　炙甘草　當歸炭　荷葉炭

李仙史　八日不大便誤服攻下藥二便俱閉腹臍脹鞕煩躁惟脈虛無力宗脈旨擬藥爲是

高麗參　一兩　白朮　一兩　淮山藥　八錢

李少南　孤陽飛越五日不眠脉大而軟宗喻氏法治之

生白芍　五錢　乾生地　三錢　柏子仁　二錢　川附片　一錢

大熟地　四錢　酸棗仁　三錢　白茯神　三錢　生龍骨　三錢

生甘草　一錢　生牡蠣　五錢　浮小麥　三錢　夜交籐　五錢

康　民　肝腎鬱熱兩腿筋骨內痛夜間腿胯如烙酸軟難以步履左關尺滑數尺

膚熱苦泄肝腎之熱佐以涼血是爲穩治

大生地 五錢 懷牛膝 三錢 赤茯苓 三錢 川地骨 三錢

桑寄生 八錢 酒胆草 一錢 白茅根 五錢 鹽黄柏 二錢

車前子 二錢 肥知母 二錢

林 福 鼻衄宗經旨熱淫於內治以鹹寒佐以甘苦意

原生地 生白芍 犀角屑 生薏米 紫草茸 鮮葦根

嫩桃仁 冬瓜子

三妾調攝藥膏

生白芍 二兩 明天麻 兩半 西洋參 二兩 烏豆衣 三兩

冬桑葉 二兩 大麥冬 三兩 女貞子 二兩 羚羊角 八錢

霍石斛 四兩 眞阿膠 二兩 甘菊花 八錢 淮山藥 二兩

生牡蠣 二兩 法半夏 一兩 黑芝麻 一兩 雲茯苓 一兩

肤热，苦泄肝肾之热，佐以凉血，是为稳治。

大生地五钱　怀牛膝三钱　赤茯苓三钱　川地骨三钱　桑寄生八钱　酒胆草一钱　白茅根五钱　盐黄柏二钱　车前子二钱　肥知母二钱

林福　鼻衄，宗经旨，热淫于内，治以咸寒，佐以甘苦意。

原生地　生白芍　犀角屑　生薏米　紫草茸　鲜苇根　嫩桃仁　冬瓜子

三妾调摄药膏。

生白芍二两　明天麻两半　西洋参二两　乌豆衣三两　冬桑叶二两　大麦冬三两　女贞子二两　羚羊角八钱　霍石斛四两　真阿胶二两　甘菊花八钱　淮山药二两　生牡蛎二两　法半夏一两　黑芝麻一两　云茯苓一两

荷叶边三张，合各药熬。

白芍、乌豆衣、女贞、阿胶、牡蛎柔养肝阴，潜阳，宗治风先治血之旨，麻、桑、羚、菊祛风清热，洋参、麦冬、石斛、山药、芝麻，阳明津液以和阳而制肝，并可育胃汁，苓、牛膝降逆化痰，荷叶合之桑叶、羚羊、菊花、乌豆衣，又能清泄少阳郁遏。

王松山　咳吐浊痰，声重而黄苔白，不渴咽痛，应以湿温论治。

法夏二钱　杏仁二钱　厚朴一钱　薏米三钱　茯苓三钱　苏子钱半　马勃钱半　苇茎三钱

金台　吸受暑湿，午后发热，舌白不渴，便短，恶心胸闷，宗甘露消毒丹意。

飞滑石二钱　川贝钱半　连翘钱半　木通钱半　白蔻五分　茵陈蒿一钱　菖蒲六分　霍香七分　射干一钱　枯芩一钱

王妇　血热瘀滞，经期前后腹痛，宣通以和血分。

荷葉邊三張合各藥熬膏
白芍烏豆衣女貞阿膠牡蠣柔養肝陰潛陽宗治風先治血之旨麻桑羚菊祛風清熱洋參麥冬石斛山藥芝麻陽明津液以和陽而制肝并可育胃汁苓牛膝降逆化痰荷葉合之桑葉羚羊菊花烏豆衣又能清泄少陽鬱遏

王松山　咳吐濁痰聲重而黃苔白不渴咽痛應以濕溫論治

法夏　二錢　杏仁　二錢　厚樸　一錢　薏米　三錢
茯苓　三錢　蘇子　錢半　馬勃　錢半　葦莖　三錢

金臺　吸受暑濕午後發熱舌白不渴便短惡心胸悶宗甘露消毒丹意

飛滑石　二錢　川貝　錢半　連翹　錢半　木通　錢半
白蔻　五分　茵陳蒿　一錢　菖蒲　六分　霍香　七分
射干　一錢　枯芩　一錢

王婦　血熱瘀滯經期前後腹痛宣通以和血分

歸鬚錢半 鬱金錢半 桃仁三錢 白芍三錢
益母五錢 甘草五分 藕節四個

余 肝氣衝痛辛開苦降是議

白芍四錢 川連三錢 沉香四分 甘草二錢
吳萸五分 枳殼二錢 瓜蔞五錢 荷梗三錢

金耋 鼻衄不止清解陽明鬱熱

生地 竹葉 丹皮 夏枯草 黑山梔 杏仁
石膏 茅根 地榆炭 陳藕節

又

犀角屑 大生地 粉丹皮 生白芍 白茅根 側柏炭
生石膏 淮牛膝

張 腎虛小便不禁兩尺細弱溫固下元佐以益虛

归须钱半　郁金钱半　桃仁三钱　白芍三钱　益母五钱　甘草五分　藕节四个

余　肝气冲痛，辛开苦降是议。

白芍四钱　川连三钱　沉香四分　甘草二钱　吴萸五分　枳壳二钱　瓜蒌五钱　荷杆三钱

金耋　鼻衄不止，清解阳明郁热。

生地　竹叶　丹皮　夏枯草　黑山栀　杏仁　石膏　茅根　地榆炭　陈藕节

又

犀角屑　大生地　粉丹皮　生白芍　白茅根　侧柏炭　生石膏　淮牛膝

张　肾虚，小便不禁，两尺细弱，温固下元，佐以益虚。

川熟附三钱　覆盆子三钱　胡桃肉三钱　甘杞子五钱　云茯苓三钱　北鹿茸八分　破故纸三钱　兔丝饼三钱　家韭子三钱

仲甫　疟疾愈后，口干潮热，不大便，脉数，胃阴伤也，应进酸甘化阴法。

麦门冬五钱　正首乌三钱　火麻仁八钱　酒知母二钱　生白芍四钱　大乌梅二钱

受暑挟湿，头昏胀，午后身热，微咳胸闷，咯痰不出，鼻塞，用辛凉佐芳香法。

连翘　香薷　郁金子　青蒿　霍香小梗　扁豆衣　厚朴　滑石　酒黄芩　西瓜翠衣　银花　鲜莲叶边

林玉芳　暑湿白痢，里急后重，口渴溺短，脉右大，治在气分。

浮银花　白茯苓　生薏米　扁豆衣　川苇根　北杏仁

川熟附　三錢　覆盆子　三錢　胡桃肉　三錢　甘杞子　五錢
雲茯苓　三錢　北鹿茸　八分　破故紙　三錢　兎絲餅　三錢
家韭子　三錢

仲甫　瘧疾愈後口乾潮熱不大便脈數胃陰傷也應進酸甘化陰法

麥門冬　五錢　正首烏　三錢　火麻仁　八錢　酒知母　二錢
生白芍　四錢　大烏梅　二錢

受暑挾濕頭昏脹午後身熱微咳胸悶咯痰不出鼻塞用辛凉佐芳香法

連翹　香薷　鬱金子　青蒿　霍香小梗
扁豆衣　厚樸　滑石　酒黄芩　西瓜翠衣
銀花　鮮蓮葉邊

林玉芳　暑濕白痢裡急後重口渴溺短脉右大治在氣分

浮銀花　白茯苓　生薏米　扁豆衣　川葦根　北杏仁

大腹皮　廣木香　天花粉　苦桔梗　白通草　六一散

劉觀察　內虛類中面赤鼻鼾痰聲如鋸不醒人事口渴便黃舌乾無津脈洪數大口眼喎斜身痛不能轉側此類中挾痺症也風火交煽津液將涸急宜養陰豁痰宣痺活絡爲先仿昔人治風先治血意

鮮生地　六錢　石　斛　六錢　天門冬　三錢　生薏米　四錢
川　貝　四錢　川薑黃　一錢　木防己　三錢　菖　蒲　一錢
鮮竹瀝　一杯

再診脈虛大而數風火熾盛胃津不能上行痰塞靈竅昏不知人根本下衰痰火上蒙急則治標先宜清上焦痰火

大麥冬　五錢　橘　紅　錢半　胆南星　二錢　釵石斛　八錢
天　麻　三錢　石菖蒲　一錢　羚羊角　三錢　殭　蠶　二錢
鈎藤勾　三錢　生磁石　八錢　鮮竹瀝　一杯

大腹皮　广木香　天花粉　苦桔梗　白通草　六一散

刘观察　内虚类中，面赤鼻鼾，痰声如锯，不醒人事，口渴便黄，舌干无津，脉洪数大，口眼㖞斜，身痛不能转侧，此类中挟痹症也。风火交煽，津液将涸，急宜养阴，豁痰宣痹，活络为先，仿昔人治风先治血意。

鲜生地六钱　石斛六钱　天门冬三钱　生薏米四钱　川贝四钱　川姜黄一钱　木防己三钱　菖蒲一钱　鲜竹沥一杯

再诊，脉虚大而数，风火炽盛，胃津不能上行，痰塞灵窍，昏不知人，根本下衰，痰火上蒙，急则治标，先宜清上焦痰火。

大麦冬五钱　橘红钱半　胆南星二钱　钗石斛八钱　天麻三钱　石菖蒲一钱　羚羊角三钱　僵蚕二钱　钩藤勾三钱　生磁石八钱　鲜竹沥一杯

此症余治两日，已有转机，嗣为别医争进参、附、姜、桂、熟地等温热辛燥腻补之品，竟至不起，惜哉！录此以为近日士大夫之喜温补误事者戒。

孙镇朔　脉浮，一身尽肿，按之塌陷，不渴自汗，恶风，此风水肿也。恰合金匮越婢加附子汤症。

麻黄一钱　石膏三钱　甘草一钱　生姜二钱　大枣三个　川熟附一钱

阮仙屏（北人），阳虚类中，昏倒僵卧，神昏言蹇，口眼㖞斜，脉洪大，而虚汗多痰逆，半身不遂。法宜首先固气，祛痰佐之。黄坤载治北人阳虚类中方法颇惬。

生耆一两　桂枝三钱　白芍三钱　杞子二钱　首乌二钱　茯苓三钱　砂仁一钱　甘草一钱　姜汁六钱

又

此症余治兩日已有轉機嗣爲別醫爭進參附薑桂熟地等溫熱辛燥膩補之品竟至不起惜哉錄此以爲近日士大夫之喜溫補誤事者戒

孫鎭朔　脈浮一身盡腫按之塌陷不渴自汗惡風此風水腫也恰合金匱越婢加附子湯症

麻黃一錢　石膏三錢　甘草一錢　生薑二錢

大棗三個　川熟附一錢

阮仙屏（北人）陽虛類中昏倒僵臥神昏言蹇口眼喎斜脈洪大而虛汗多痰逆半身不遂法宜首先固氣祛痰佐之黃坤載治北人陽虛類中方法頗愜

生耆一兩　桂枝三錢　白芍三錢　杞子二錢

首烏二錢　茯苓三錢　砂仁一錢　甘草一錢

薑汁六錢

又

白芍 三錢 桂枝尖 三錢 何首烏 三錢 茯苓 三錢
枸杞子 三錢 生甘草 一錢 砂仁 一錢 生薑汁 一錢
鮮竹瀝 二錢

又

老山參 錢半 生耆 二錢 於潛朮 二錢 當歸 錢半
淨柴胡 三分 升麻 三分 枸杞子 二錢 陳皮 一錢
鹽黃柏 一錢 紅花 一錢 醋半夏 三錢 甘草 一錢
薑汁 一錢 竹瀝 二錢

又

老山參 二錢 於朮 二錢 生耆 三錢 鹽黃柏 一錢
淨柴胡 三分 陳皮 一錢 升麻 三分 肉蓯蓉 三錢
川續斷 三錢 五味 一錢 麥冬 二錢 全當歸 錢半

白芍三钱　桂枝尖三钱　何首乌三钱　茯苓三钱　枸杞子三钱　生甘草一钱　砂仁一钱　生姜汁一钱　鲜竹沥二钱

又

老山参钱半　生耆二钱　于潜术二钱　当归钱半　净柴胡三分　升麻三分　枸杞子二钱　陈皮一钱　盐黄柏一钱　红花一钱　醋半夏三钱　甘草一钱　姜汁一钱　竹沥二钱

又

老山参二钱　于术二钱　生耆三钱　盐黄柏一钱　净柴胡三分　陈皮一钱　升麻三分　肉苁蓉三钱　川续断三钱　五味一钱　麦冬二钱　全当归钱半

甘草一钱　杞子三钱

又

老山参钱半　于术二钱　生耆三钱　大麦冬二钱　五味一钱　陈皮一钱　银柴胡三分　杜仲二钱　当归钱半　川续断二钱　熟地四钱　甘草一钱

又

生耆一两　桂枝尖三钱　白芍三钱　杞子三钱　生姜汁六钱　黑枣四枚

联子振太尊　因惊忧积气，心受风邪，精神恍惚若痴，自汗惊悸，心跳自觉惭愧，畏怕见人，言语半吐，即不能言，面红，舌苔黄腻，脉时歇止，不寐，饮食如常。病经二载，医更数手，温热腻补竞进，气机郁阻愈深。昔人谓脉歇止无定，多主郁痰，为幻不得以结代，目之种种症象，无非机枢窒碍，痰阻经隧为患，拟仿《本事》惊气圆意，其

甘草一錢　杞子三錢

又

老山參錢半　於朮二錢　生耆三錢　大麥冬二錢
五味一錢　陳皮一錢　銀柴胡三分　杜仲二錢
當歸錢半　川續斷二錢　熟地四錢　甘草一錢

又

生耆一兩　桂枝尖三錢　白芍三錢　杞子三錢
生薑汁六錢　黑棗四枚

聯子振太尊　因驚憂積氣心受風邪精神恍惚若痴自汗驚悸心跳自覺慚愧畏怕見人言語半吐即不能言面紅舌苔黃膩脈時歇止不寐飲食如常病經二載醫更數手溫熱膩補競進氣機鬱阻愈深昔人謂脈歇止無定多主鬱痰爲幻不得以結代目之種種症象無非機樞窒礙痰阻經隧爲患擬仿本事驚氣圓意其

中多用風藥良因經絡窒塞非風藥不能轉動機樞耳立方大意全在乎此

滚痰丸 三錢 麗 參 錢半

煎水送連服兩日下膠黏臭痰頗多

高麗參 二錢 正茯神 二錢 石菖蒲 一錢 明天麻 三錢

遠志肉 錢半 胆南星 二錢 酒川芎 二錢 大殭蠶 二錢

全蝎梢 六分 生鐵落 五錢 正橘紅 一錢 釵石斛 三錢

薑 汁 三滴 竹 瀝 一小杯

白附子蘄蛇羚羊法夏麥冬棗仁青黛龍齒金箔出入念餘劑而痊

又 愈後用外臺茯苓飲加減爲丸調理

麗 參 二兩 白 朮 二兩 枳 實 兩半 天 麻 二兩

茯 苓 四錢 茯 神 二錢 棗 仁 二兩 遠 志 一兩

法 夏 二兩 陳 皮 一兩 川 連 一兩 蒺 藜 二兩

中多用风药。良因经络室塞，非风药不能转动机枢耳，立方大意全在乎此。

滚痰丸三钱　丽参钱半

煎水送，连服两日，下胶黏臭痰颇多。

高丽参二钱　正茯神二钱　石菖蒲一钱　明天麻三钱　远志肉钱半　胆南星二钱　酒川芎二钱　大僵蚕二钱　全蝎梢六分　生铁落五钱　正橘红一钱　钗石斛三钱　姜汁三滴　竹沥一小杯

白附子、蕲蛇、羚羊、法夏、麦冬、枣仁、青黛、龙齿、金箔，出入念余剂而痊。

又　愈后用外台茯苓饮加减为丸调理。

丽参二两　白术二两　枳实两半　天麻二两　茯苓四钱　茯神二钱　枣仁二两　远志一两　法夏二两　陈皮一两　川连一两　蒺藜二两

代赭石二两　竹沥、姜汁、枣肉为丸。

经期腹痛作呕，脉涩而滞，虚寒血滞，两和肝胃。

酒当归四钱　酒白芍三钱　炙甘草一钱　干姜炭六分　桂枝尖一钱　嫩桃仁钱半　益母草三钱　法半夏二钱　旧陈皮一钱　春砂仁钱半　黄酒一杯

孙镇朔　肝热风阳上僭，午后头巅窜痛，辛凉祛风为主。

生白芍三钱　僵蚕钱半　生石决一两　炒甘菊二钱　勾藤三钱　女贞子四钱　乌豆衣三钱　桑叶三钱　蔓荆子三钱　鲜莲叶半张

又　肝木上逆，胸闷气短，倦怠欠伸，开泄少阳以清肝木，用微辛微苦通降法。

生白芍三钱　桑叶三钱　甘草钱半　勾藤勾钱半　郁金子钱半　连翘钱半　枇杷叶二钱　北杏仁钱半

代赭石　二兩　竹瀝薑汁棗肉爲丸

經期腹痛作嘔脈澀而滯虚寒血滯兩和肝胃

酒全歸　四錢　酒白芍　三錢　炙甘草　一錢　乾薑炭　六分

桂枝尖　一錢　嫩桃仁　錢半　益母草　三錢　法半夏　二錢

舊陳皮　一錢　春砂仁　錢半　黄　酒　一杯

孫鎮朔　肝熱風陽上僭午後頭巔竄痛辛凉祛風爲主

生白芍　三錢　殭　蠶　錢半　生石决　一兩　炒甘菊　二錢

勾　籐　三錢　女貞子　四錢　烏豆衣　三錢　桑　葉　三錢

蔓荊子　三錢　鮮蓮葉　半張

又　肝木上逆胸悶氣短倦怠欠伸開泄少陽以清肝木用微辛微苦通降法

生白芍　三錢　桑　葉　三錢　甘　菊　錢半　勾籐勾　錢半

鬱金子　錢半　連　翹　錢半　枇杷葉　二錢　北杏仁　錢半

鲜菊葉　三錢

又　瘧疾愈後清養肝陰

白芍　甘菊花　桑葉　沙苑　女貞子　石斛

桑椹　羚羊角　丹皮　黑豆衣

孫銘仲　寒濕凝滯膀胱小腹痛泄惡心肝木鬱而不疏右手脈軟左關略大用五苓去豬苓加小茴香半夏陳皮甘草青皮川連吳萸

王　虛嘔肝火上逆六君子加川連

陳　婦　娠妊火逆衝上二陳加炒川連梔子

趙　婦　娠妊惡露不止六君加以生薑竹茹川連

偏右頭痛惡心上逆兩通陽明厥陰

生白芍　三錢　連翹　錢半　薄荷梗　一錢　蔓荆子　二錢

乾蓮葉　二錢　甘　菊　一錢　製半夏　二錢　苦丁茶　錢半

鲜菊叶三钱

又　疟疾愈后，清养肝阴。

白芍　甘菊花　桑叶　沙苑　女贞子　石斛　桑椹　羚羊角　丹皮　黑豆衣

孙铭仲　寒湿凝滞膀胱，小腹痛泄恶心，肝木郁而不疏，右手脉软，左关略大，用五苓去猪苓，加小茴香、半夏、陈皮、甘草、青皮、川连、吴萸。

王　虚呕，肝火上逆，六君子加川连。

陈妇　娠妊火逆冲上，二陈加炒川连、栀子。

赵妇　娠妊恶露不止，六君加以生姜、竹茹、川连。

偏右头痛，恶心上逆，两通阳明、厥阴。

生白芍三钱　连翘钱半　薄荷梗一钱　蔓荆子二钱　干莲叶二钱　甘菊一钱　制半夏二钱　苦丁茶钱半

勾藤勾钱半　羚羊角一钱

木火上逆，郁冒头痛。

羚羊钱半　桑叶二钱　菊花二钱　夏枯草二钱　黑栀皮一钱　茯苓二钱　半夏二钱　钩藤二钱　苦丁茶三钱　荷叶边二钱

两目白轮红筋，痒涩流泪，少阳木火上逆，苦辛清泄，少阳、阳明为主。

羚羊二钱　茺蔚子三钱　蒺藜二钱　酒军一钱　蝉脱一钱　密蒙花一钱　甘草一钱　防己二钱　木贼二钱　草决明三钱　菊花二钱　连翘二钱　荷叶一角

风温郁肺，咳痰黄浊，咽痛鼻塞，治在手太阴。

苦杏仁　浙贝母　鲜竹茹　瓜蒌皮　牛蒡子　冬前胡

勾籐勾　錢半　羚羊角　一錢

木火上逆鬱冒頭痛

羚羊　錢半　桑葉　二錢　菊花　二錢　夏枯草　二錢

黑梔皮　一錢　茯苓　二錢　半夏　二錢　鈎籐　二錢

苦丁茶　三錢　荷葉邊　二錢

兩目白輪紅筋癢澀流淚少陽木火上逆苦辛清泄少陽陽明爲主

羚羊　二錢　茺蔚子　三錢　蒺藜　二錢　酒軍　一錢

蟬脫　一錢　密蒙花　一錢　甘草　一錢　防己　二錢

木賊　二錢　草決明　三錢　菊花　二錢　連翹　二錢

荷葉　一角

風溫鬱肺咳痰黃濁咽痛鼻塞治在手太陰

苦杏仁　浙貝母　鮮竹茹　瓜蔞皮　牛蒡子　冬前胡

桑白皮　桑葉尖　大射干　薄荷梗

脈虛軟大發熱夜甚腹痛應以血虛發熱例治之

熟地炭　四錢　生綿耆　五錢　銀柴胡　二錢　全當歸　二錢

炙甘草　一錢　雲茯苓　三錢　酒白芍　二錢　炮薑炭　一錢

桂枝尖　一錢

陰虛體質春溫咳喘脈來細數清上潛下立局

川　貝　女貞子　旱蓮草　前　胡　龜　板　桑　葉

眞蛤粉　南杏仁　燕　窩　磁　石

寒疝腹痛溫通柔潤是議

精羯羊肉　半斤　青　皮　一錢　老生薑　一兩　肉　桂　八分

酒全當歸　兩半　鹽小茴　二錢　羊肉湯煎藥

又

桑白皮　桑叶尖　大射干　薄荷梗

脉虚软大，发热夜甚，腹痛，应以血虚发热例治之。

熟地黄四钱　生绵耆五钱　银柴胡二钱　全当归二钱　炙甘草一钱　云茯苓三钱　酒白芍二钱　炮姜炭一钱　桂枝尖一钱

阴虚体质，春温咳喘，脉来细数，清上潜下立局。

川贝　女贞子　旱莲草　前胡　龟板　桑叶　真蛤粉　南杏仁　燕窝　磁石

寒疝腹痛，温通柔润是议。

精羯羊肉半斤　青皮一钱　老生姜一两　肉桂八分　酒全当归两半　盐小茴二钱　羊肉汤煎药

又

全酒归一两　沙苑三钱　乌药一钱　盐大茴钱半　肉桂八分　橘核二钱　肉苁蓉三钱　生姜八钱　石斛五钱　精羊肉半斤　取汁煎前药

感冒风邪，痰嗽头痛，不饥寒慄，误服温散，其势益甚。口渴无溺，脉弦、数、浮、促，症系风温，既服温散，热得风而更炽也。舌降无津，亟宜清化。

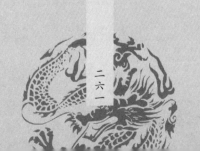

桑叶　知母　菊花　杷叶　冬瓜仁　花粉　栀子　元参　贝母　鲜梨汁

周妇　误服温药，肝气大动，势将痉厥，口渴，夜间五心大热，舌心干涸，头面热疮，脉滑数异常，四肢厥麻，以辛凉咸寒调之。

生地　犀角　勾藤勾　牛蒡子　元参　羚羊　大麦冬　金银花　川贝　竹叶　老桑枝　紫丹参

又

全酒歸　一兩　沙苑　三錢　烏藥　一錢　鹽大茴　錢半
肉桂　八分　橘核　二錢　肉蓯蓉　三錢　生薑　八錢
石斛　五錢　精羊肉　半斤　取汁煎前藥

感冒風邪痰嗽頭痛不飢寒慄誤服溫散其勢益甚口渴無溺脈弦數浮促症係風溫旣服溫散熱得風而更熾也舌降無津亟宜清化

桑葉　知母　菊花　杷葉　冬瓜仁　花粉
梔子　元參　貝母　鮮梨汁

周　婦　誤服溫藥肝氣大動勢將痙厥口渴夜間五心大熱舌心乾涸頭面熱瘡脈滑數異常四肢厥痲以辛涼鹹寒調之

生地　犀角　勾藤勾　牛蒡子　元參　羚羊
大麥冬　金銀花　川貝　竹葉　老桑枝　紫丹參

又

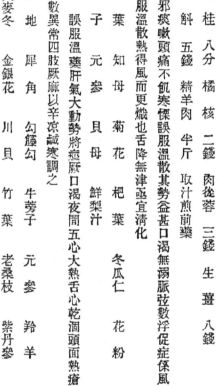

敗龜板　寸麥冬　生扁豆　乾地黄　釵石斛　生甘草
阿膠珠　蓮子肉　浮小麥　甘菊花　生牡蠣　生磁石
烏豆衣

又

麥門冬　乾地黄　浮小麥　川石斛　冬桑葉　生甘草
東沙參　正川貝　炙杷葉　白蓮肉　淮山藥　生扁豆

陳子翁　血熱火毒口渴夜熱舌糜紅痛生瘡不能飲食清營敗毒是議

犀角尖　一錢　飛青黛　二錢　鮮生地　四錢　淡竹葉　二錢
浙貝母　二錢　生石膏　五錢　川銀花　三錢　赤芍藥　二錢
大元參　二錢　舊金汁　一杯

乾惡上泛乙木尅胃肝胃兩和

茯苓　白芍　竹茹　法夏　吳茱萸　桑葉

败龟板　寸麦冬　生扁豆　干地黄　钗石斛　生甘草　阿胶珠　莲子肉　浮小麦　甘菊花　生牡蛎　生磁石　乌豆衣

又

麦门冬　干地黄　浮小麦　川石斛　冬桑叶　生甘草　东沙参　正川贝　炙杷叶　白莲肉　淮山药　生扁豆

陈子翁　血热火毒，口渴夜热，舌糜红痛，生疮不能饮食，清营败毒是议。

犀角尖一钱　飞青黛二钱　鲜生地四钱　淡竹叶二钱　浙贝母二钱　生石膏五钱　川银花三钱　赤芍药二钱　大元参二钱　旧金汁一杯

干恶上泛乙木，克胃肝胃两和。

茯苓　白芍　竹茹　法夏　吴茱萸　桑叶

枳壳　川连　勾藤　陈佛手

气闷，右寸沉，左尺大，金水木同病也。

郁金子　白蒺藜　干生地　甘菊花　川贝母　大知母　生磁石　杭白芍　枸杞子　冬桑叶　乌梅肉

阴挺，仿王肯堂法，进以补中益气汤，五剂痊后，进以丹栀归脾汤善后。两手脉数，两尺尤觉动数，右寸独大，病系下损及中，应以虚劳论治，惟以久病木旺之躯，误服乌头、椒、桂、羌活等辛烈之品，劫阴伤气。肝阳愈炽，胃阴愈伤，肺金愈燥，清肃不降，泉源更竭。孤阳上逆，故病见干咳不饥，不眠微喘，痰中带血丝，此一线相串之病也。惟此时既不能用熟地等滋腻之品，再伤其胃，又不可用人参等补气之品，以提其喘，苦寒及温辛之药，更无庸议。兹遵补胃养阴、潜阳、清肺等法，以消息之。

东沙参三钱　正茯神三钱　阿胶珠三钱　正石斛六钱　淮山药三钱　生薏米三钱　天门冬二钱　建莲肉四钱

枳殼　川連　勾籐　陳佛手

氣悶右寸沉左尺大金水木同病也

鬱金子　白蒺藜　乾生地　甘菊花　川貝母　大知母

生磁石　杭白芍　枸杞子　冬桑葉　烏梅肉

陰挺仿王肯堂法進以補中益氣湯五劑痊後進以丹梔歸脾湯善後兩手脈數兩尺尤覺動數右寸獨大病係下損及中應以虛勞論治惟以久病木旺之軀誤服烏頭椒桂羌活等辛烈之品刦陰傷氣肝陽愈熾胃陰愈傷肺金愈燥清肅不降泉源更竭孤陽上逆故病見乾咳不饑不眠微喘痰中帶血絲此一綫相串之病也惟此時既不能用熟地等滋膩之品再傷其胃又不可用人參等補氣之品以提其喘苦寒及溫辛之藥更無庸議茲遵補胃養陰潛陽清肺等法以消息之

東沙參　三錢　正茯神　三錢　阿膠珠　三錢　正石斛　六錢

淮山藥　三錢　生薏米　三錢　天門冬　二錢　建蓮肉　四錢

龜腹甲　四錢　生甘草　八分　生磁石　三錢

再診兩尺脈雖靜，左寸似見渙散之象，兩關弦極似有眞臟脈形，甚少胃氣，形容日削，嗆咳無氣，不饑不眠，微現喘象，孤陽上竄，病症脈色均甚可慮，向負盛名，各名醫均經推手，今於頗難挽回之中，求一拯救之法。此時惟有建立中宮，以補胃中天眞之氣，以期胃强納穀，再議治病至此時滋陰補陽各妄談俱不暇議及也

高麗參　二錢　建蓮肉　四錢　川石斛　三錢　雲茯苓　二錢
炙杷葉　二錢　淮山藥　三錢　女貞子　四錢　杭白芍　三錢
生甘草　四分　烏豆衣　三錢　旱蓮草　三錢　浮小麥　三錢
糯米泔煎

又

高麗參　二錢　旱蓮草　三錢　正石斛　三錢　正茯神　三錢
五味子　一錢　建蓮肉　四錢　酸棗仁　三錢　淮山藥　三錢

龟腹甲四钱　生甘草八分　生磁石三钱

再诊，两尺脉虽静，左寸似见涣散之象，两关弦极似有真脏脉形，甚少胃气。形容日削，呛咳无气，不饥不眠，微现喘象。孤阳上窜，病症脉色均甚可虑，向负盛名，各名医均经推手，今于颇难挽回之中，求一拯救之法。此时惟有建立中宫，以补胃中天真之气，以期胃强纳谷。再议治病，至此时滋阴补阳，各妄谈俱不暇议及也。

高丽参二钱　建莲肉四钱　川石斛三钱　云茯苓二钱　炙杷叶二钱　淮山药三钱　女贞子四钱　杭白芍三钱　生甘草四分　乌豆衣三钱　旱莲草三钱　浮小麦三钱　糯米泔煎

又

高丽参二钱　旱莲草三钱　正石斛三钱　正茯神三钱　五味子一钱　建莲肉四钱　酸枣仁三钱　淮山药三钱

生黄耆三钱　寸麦冬二钱　女贞子三钱　杭白芍二钱　濡米泔煎

又

生黄耆八钱　杭白芍二钱　五味子一钱　钗石斛四钱　建莲肉四钱　枸杞子四钱　云茯苓三钱　生牡蛎三钱　生龙骨三钱　黑甘草五分　大红枣二枚

又

生黄耆八钱　酸枣仁三钱　云茯神三钱　远志肉八分　川杞子五钱　生龙骨四钱　黑甘草八分　杭白芍三钱　五味子一钱　真人参一钱　真青铅三钱　黑枣肉三钱

又

生黄耆四钱　青铅三钱　云茯神三钱　建莲肉三钱

又

生黃耆　三錢　寸麥冬　二錢　女貞子　三錢　杭白芍　二錢
糯米泔煎

又

生黃耆　八錢　杭白芍　二錢　五味子　一錢　釵石斛　四錢
建蓮肉　四錢　枸杞子　四錢　雲茯苓　三錢　生牡蠣　三錢
生龍骨　三錢　黑甘草　五分　大紅棗　二枚

又

生黃耆　六錢　酸棗仁　三錢　雲茯神　三錢　遠志肉　八分
川杞子　五錢　生龍骨　四錢　黑甘草　八分　杭白芍　三錢
五味子　一錢　眞人參　一錢　眞青鉛　三錢　黑棗肉　三錢

又

生黃耆　四錢　靑鉛　三錢　雲茯神　三錢　建蓮肉　三錢

黑甘草　一錢　石斛　三錢　女貞子　三錢　酸棗仁　二錢
阿膠珠　三錢　遠志　一錢　杭白芍　三錢　麋茸末　五分
大棗肉　二枚

又

眞人參　二錢　川杞子　五錢　遠志肉　一錢　生龍骨　三錢
焦白芍　三錢　黑甘草　錢半　雲茯苓　三錢　眞青鉛　三錢
麋茸末　八分　炙黃耆　八錢　酸棗仁　二錢　大棗肉　二枚

此方多服如見肝脉大則加石斛三錢去麋茸

又

諸症均愈。兩手脈已和緩，眠食俱經照常，仍仿勞者溫之之意主治溫者乃溫養之稱非溫熱競進之謂也

炙黃耆　八錢　焦白芍　三錢　遠志肉　一錢　眞人參　二錢
酒全歸　三錢　酸棗仁　二錢　雲茯苓　三錢　枸杞子　五錢

黑甘草一钱　石斛三钱　女贞子三钱　酸枣仁二钱　陈胶珠三钱　远志一钱　杭白芍三钱　麋茸末五分　大枣肉二枚

又

真人参二钱　川杞子五钱　远志肉一钱　生龙骨三钱　焦白芍三钱　黑甘草钱半　云茯苓三钱　真青铅三钱　麋茸末八分　炙黄耆八钱　酸枣仁二钱　大枣肉二枚

此方多服，如见肝脉大，则加石斛三钱，去麋茸。

又　诸症均愈，两手脉已和缓，眠食俱经照常，仍仿劳者温之之意，主治温者，乃温养之，称非温热竞进之谓也。

炙黄耆八钱　焦白芍三钱　远志肉一钱　真人参二钱　酒全归三钱　酸枣仁二钱　云茯苓三钱　枸杞子五钱

生龙骨三钱　炙甘草钱半　麋茸末八分

拟丸方早服（每早三钱）。

顶旧熟地三两　干川杞子四两　淮山药二两　正麋茸末一两　北五味子八钱　潼关沙苑二两　莲子肉二两　云茯苓片二两

以上各药共为细末，另用石斛三两，桑椹二两，熬膏合猪脊髓四两，为小丸。

拟膏方，午服（每午三钱）。

正黄耆八两　大山参二两　炙甘草一两　杭白芍四两　真饴糖三两　黑当归四两　远志肉二两　酸枣仁二两　云茯苓二两

张妇　狂病。

龟板八钱　胆草一钱　远志一钱　生铁落八钱　天竺黄三钱　元参四钱　羚羊三钱　丹参三钱

川黃連 一錢 石菖蒲 錢半 鮮竹瀝 三錢 沉香末 八分

王 年約三十許今正得一奇症每於行止坐臥處似有一人立於其側細視之迄無所見以致神思恍惚飲食頓減延醫診視竟無效驗余曰此名離魂良由思慮過度神不守舍之故乃飲以清心安神之品并用桂枝龍骨牡蠣救逆湯不用一月其病若失此等症甚多人多不識如偏於熱者應以許學士之眞珠母丸加減頗合因并記之

黃太太 肝厥狂叫哭笑手足彈曳氣逆胸悶脈沉弦實大養陰清火豁痰立局

生白芍 五錢 生鐵落 六錢 南星 二錢 元參 三錢

羚羊角 二錢 龍胆草 錢半 生地 三錢 丹參 三錢

竺黃 三錢 沉香 一錢 菖蒲 二錢

廉甫叔 肺感風寒咳嗽應以六安煎主之

孕婦口渴不眠以酸棗仁湯加減和之

川黄连一钱　石菖蒲钱半　鲜竹沥三钱　沉香末八分

王　年约三十许，今正得一奇症，每于行止坐卧处似有一人立于其侧，细视之迄无所见，以致神思恍惚，饮食顿减，延医诊视，竟无效验。余曰此名离魂，良由思虑过度，神不守舍之故，乃饮以清心安神之品，并用桂枝龙骨牡蛎救逆汤，不用一月，其病若失，此等症甚多人多不识。如偏于热者，应以许学士之真珠母丸加减颇合，因并记之。

黄太太　肝厥狂叫，哭笑，手足弹曳，气逆胸闷，脉沉、弦、实、大，养阴清火，豁痰立局。

生白芍五钱　生铁落六钱　南星二钱　元参三钱　羚羊角二钱　龙胆草钱半　生地三钱　丹参三钱　竺黄三钱　沉香一钱　菖蒲二钱

廉甫叔　肺感风寒，咳嗽，应以六安煎主之。

孕妇口渴不眠，以酸枣仁汤加减和之。

酸枣仁　茯神　秫米　浮小麦　知母　竹茹　制半夏　甘草　红枣

产后五日发热，作呕口渴，仿东垣甘温退热法。

炙黄耆五钱　炙草一钱　青蒿二钱　米党参二钱　白术二钱　炮姜五分　桂圆肉二钱

又　产后儿枕块痛，晕眩，生化汤加党参、延胡、肉桂，一剂痊。

银臺　脾泻，愈后不时复发，不思纳食，口渴，调摄善后方。

西洋参　酒白芍　白当归　于潜术　淮山药　炙甘草　鸡内金　制首乌　白建莲　云茯苓　正丽参　榧子肉　生谷芽

银台　脾泄不止，温固摄纳为主。

高丽参二钱　肉蔻仁钱半　母丁香八分　禹余粮三钱

酸棗仁　茯神　秫米　浮小麥　知母　竹茹
製半夏　甘草　紅棗
產後五日發熱作嘔口渴仿東垣甘溫退熱法
炙黃耆　五錢　炙草　一錢　青蒿　二錢　米黨參　二錢
白朮　二錢　炮薑　五分　桂圓肉　二錢
又　產後兒枕塊痛暈眩生化湯加黨參延胡肉桂一劑痊
銀臺　脾瀉愈後不時復發不思納食口渴調攝善後方
西洋參　酒白芍　白當歸　於潛朮　淮山藥　炙甘草
雞內金　製首烏　白建蓮　雲茯苓　正麗參　榧子肉
生穀芽
銀臺　脾泄不止溫固攝納爲主
高麗參　二錢　肉蔻仁　錢半　母丁香　八分　禹餘糧　三錢

炒於朮 三錢 訶子肉 二錢 雞內金 二錢 炙甘草 一錢

雲茯苓 三錢 川附片 一錢 酒白芍 二錢

陽明虛寒肝風上逆欲吐作暈溫鎮中宮虛風自熄

酒全歸 八錢 代赭石 六錢 大防黨 四錢 炮 薑 三錢

生磁石 六錢 大炙耆 五錢 青龍骨 五錢 炙甘草 二錢

桂 枝 三錢 焦白芍 三錢

菊 仙 夜熱清解不應仿產後血虛發燒例治之因脈大而軟初經瘄後頗似當歸補血湯症象

生黃耆 五錢 焦白芍 二錢 炙甘草 一錢 當 歸 二錢

雲茯苓 三錢 熟地炭 四錢 炮干薑 八分 烏 梅 二枚

嗣因腹痛略泄頗象厥陰見症加入胡連椒目柴胡倍烏梅三劑痊

又

炒于术三钱　诃子肉二钱　鸡内金二钱　炙甘草一钱　云茯苓三钱　川附片一钱　酒白芍二钱

阳明虚寒，肝风上逆，欲吐作晕，温镇中宫，虚风自熄。

酒全归八钱　代赭石六钱　大防党四钱　炮姜三钱　生磁石六钱　大炙耆五钱　青龙骨五钱　炙甘草二钱　桂枝三钱　焦白芍三钱

菊仙　夜热，清解不应仿产后血虚、发烧例治之，因脉大而软，初经瘄后，颇似当归补血汤症象。

生黄耆五钱　焦白芍二钱　炙甘草一钱　当归二钱　云茯苓三钱　熟地炭四钱　炮干姜八分　乌梅二枚

嗣因腹痛略泄，颇象厥阴见症，加入胡连、椒目、柴胡，倍乌梅，三剂痊。

生耆四钱　白芍三钱　茯苓三钱　椒目八分　桂枝六分　乌梅二个　柴胡一钱　白术三钱　甘草一钱

郑　络热，风阳上扰厥逆，清窍不利，辛凉以清络热，所谓鼓之以雷霆，润之以风雨。盖肝气发完，必出汗，亦即此理，否则是痫病耳。

羚羊角　勾藤　甘菊　桑叶　川贝母　黑芝麻　阿胶　竹茹　青黛　莲子心　川石斛

又

羚羊　勾藤勾　元参　冬桑叶　柑橘　明天麻　生地　生牡蛎　龟板　东阿胶　竹茹　乌豆衣

又

生白芍　冬桑叶　甘菊花　乌豆衣　干地黄　阿胶珠

生耆 四錢　白芍 三錢　茯苓 三錢　椒目 八分
桂枝 六分　烏梅 二個　柴胡 一錢　白朮 三錢
甘草 一錢

鄭　絡熱風陽上擾厥逆清竅不利辛凉以清絡熱所謂鼓之以雷霆潤之以風雨蓋肝氣發完必出汗亦即此理否則是癎病耳

羚羊角　勾籐　甘菊　桑葉　川貝母　黑芝麻
阿膠　竹茹　青黛　蓮子心　川石斛

又　羚羊　勾籐勾　元參　冬桑葉　甘菊　明天麻
生地　生牡蠣　龜板　東阿膠　竹茹　烏豆衣

又　生白芍　冬桑葉　甘菊花　烏豆衣　乾地黃　阿膠珠

龜腹甲　浮小麥　勾籐勾　蟬退肚　黑芝麻　生甘草

夏老太太　中氣虛餒清陽不升氣痰上逆眩暈卽經所謂上氣不足頭爲之苦傾是也宗陳修園補中益氣加減法

生　耆　廣陳皮　明天麻　炙甘草　柴　胡　川當歸

尖黨參　勾籐勾　白　朮　製半夏　羚羊角　綠升麻

王宅太太　產後百日外時患畏冷內外戰振不堪又或弦暈經水時來時止然不甚多腹并不痛不思食右關弱小左澀滯關脈更沉澀不起患右手脈癱兩手指節間時生米粒小瘡痛難言狀應以肝經血鬱論治

醋香附　二錢　澤　蘭　二錢　牛　膝　二錢　當　歸　二錢

醋川軍　一錢　桃　仁　三錢　紅　花　一錢　桂　枝　一錢

赤芍藥　二錢　川　芎　二錢　浙　貝　二錢　甘　草　一錢

服後腹略痛肝經熱氣覺流入膀胱小便下赤黃如米泔水者二次第二劑去

龟腹甲　浮小麦　勾藤勾　蝉退肚　黑芝麻　生甘草

夏老太太　中气虚馁，清阳不升，气痰上逆，眩晕，即经所谓上气不足头，为之苦倾是也，宗陈修园补中益气加减法。

生耆　广陈皮　明天麻　炙甘草　柴胡　川当归　尖党参　勾藤勾　白术　制半夏　羚羊角　绿升麻

王宅太太　产后百日外，时患畏冷，内外战振不堪，又或弦晕，经水时来时止，然不甚多，腹并不痛，不思食，右关弱小，左涩滞，关脉更沉涩不起，患右手脉痈，两手指节间时生米粒小疮，痛难言状，应以肝经血郁论治。

醋香附二钱　泽兰二钱　牛膝二钱　当归二钱　醋川军一钱　桃仁三钱　红花一钱　桂枝一钱　赤芍药二钱　川芎二钱　浙贝二钱　甘草一钱

服后腹略痛，肝经热气觉流入膀胱，小便下赤黄，如米泔水者二次。第二剂去膝、桂、军、草四味，第四剂因不能食，加苍术、砂仁、半夏。

又　再诊，各症递痊，仿易思兰法，以越鞠加减立局。

醋香附三钱　川芎钱半　神曲二钱　苍术二钱　黑栀子钱半　川贝二钱　白芍二钱　砂仁钱半　炙黄耆三钱　桔梗二钱　当归三钱　桃仁一钱

夜寤不寐，惊烦出汗，左关浮数，阳不交阴，肝魂不摄，潜阳交阴，诸恙自安。

羚羊角　桑椹　正茯神　生牡蛎　桑寄生　白芍　生龙骨　浮小麦

张　肝肾虚损，腰痛白浊，用左归合萆薢分清加减。

旧熟地　杞子　杜仲　益智仁　山萸肉　乌药　远志　关沙苑　茯苓　萆薢　韭菜子

李妇　肝木克胃，津伤不饥，不食吐痰，右关弦大，两治肝胃。

膝桂軍草四味第四劑因不能食加蒼朮砂仁半夏

又　再診各症遞痊仿易思蘭法以越鞠加減立局

醋香附　三錢　川芎　錢半　神麯　二錢　蒼朮　二錢
黑梔子　錢半　川貝　二錢　白芍　二錢　砂仁　錢半
炙黃耆　三錢　桔梗　二錢　當歸　三錢　桃仁　一錢

夜寤不寐驚煩出汗左關浮數陽不交陰肝魂不攝潛陽交陰諸恙自安

羚羊角　桑椹　正茯神　生牡蠣　桑寄生　白芍
生龍骨　浮小麥

張　肝腎虛損腰痛白濁用左歸合萆薢分清加減

舊熟地　杞子　杜仲　益智仁　山萸肉　烏藥
遠志　關沙苑　茯苓　萆薢　韭菜子

李婦　肝木尅胃津傷不飢不食吐痰右關弦大兩治肝胃

西洋參 錢半 麻仁 二錢 烏梅 五分 寸麥冬 三錢
白芍 三錢 蓮肉 三錢 法夏麯 錢半 桑葉 三錢
炙草 六分

詳辨孫銘仲夫人病因

脈搏輕按弗見重按反覺鼓指此風氣也據說病發則舌乾燥似覺有殼唇焦裂心中剝削辣悶時吐涎沫嗔怒煩勞則其發愈劇經云煩勞則張精絕辟積於夏使人煎厥此之謂也得酒胸中稍鬆者因酒性散風氣得酒暫時疏泄也得食反倦委者因氣壅胃虛食入而暫滯其氣脾不能爲胃行津液故也有時似飢且能多食因風氣上竄胃絡空虛欲得食以壓之也卽經云中風能食是也凡此見症莫非衝任素乏藏蓄以致肝陽化風時時上擾近增腰痠及骨隙中空痛形體日見消瘦乃陽明少納生化日衰加以思慮太過心陽擾動風氣鴟張吸傷腎陰精氣虛餒不能淖澤而充益骨髓也此一二年所發之病而究其根源則經云二陽之病發心脾有不得

西洋参钱半　麻仁二钱　乌梅五分　寸麦冬三钱　白芍三钱　莲肉三钱　法夏面钱面　桑叶三钱　炙草六分

详辨孙铭仲夫人病因

脉搏　轻按弗见，重按反觉鼓指，此风气也。据说病发则舌干燥似觉有壳，唇焦裂心，中剥削辣，闷时吐涎沫，嗔怒烦劳则其发愈剧。经云：烦劳则张，精绝辟积于夏，使人煎厥，此之谓也。得酒胸中稍松者，因酒性散，风气得酒暂时疏泄也，得食反倦委者，因气壅胃虚，食入而暂滞，其气脾不能为胃行津液故也。有时似饥，且能多食，因风气上窜，胃络空虚，欲得食以压之也。即经云：中风能食是也。凡此见症莫非冲任素乏藏蓄，以致肝阳化风时时上扰，近增腰痠及骨隙中空痛，形体日见消瘦，乃阳明少纳，生化日衰，加以思虑太过，心阳扰动，风气鸱张吸伤肾阴，精气虚馁，不能淖泽而充益骨髓也。此一二年所发之病，而究其根源则经云二阳之病发心脾，有不得隐曲，女子不月，其传为风消是也。夫二阳阳明胃脉也，为仓廪之官，主纳水谷者也。乃不能纳者何也？此由心脾所发耳，正以女子有隐情曲意之事，不得舒其衷，则气郁于心而不畅，故心不能生血，血不能养脾始焉。胃有所受，脾不运化，继则胃亦渐不能纳受，于是水谷衰少，无以变化气血，以入二阳之血海，血海乃肝司血海，不能蓄藏，木失所养，肝阳化燥，风木交张，而时时上扰阳明。又适当其冲，其始也，伤残其胃汗其继也，更欲借滋于胃液阳明几何津液而能当此伤克耶。现观脉症，虽未露风消症象，倘再日久失治，恐流入风消一途。昔人治风消，往往用麦门冬汤。然只能滋阳明之燥而弗能熄厥阴之风，况胃为后天之本，极宜顾虑滋阴填液之药，既畏滞腻而不灵，祛风迅利之品，又恐搜逐之太过，用药须从空灵一边，仿叶氏法论治。

【再按】平素木旺津伤，常吐胶黏涎沫，口微渴，每因怒膈气冲痛，或当胃口，或窜两胁，显系肝木犯胃，且常因怒犯吐血之症，幸不多耳。每犯服竹茹、黑山栀等清降加平

隱曲女子不月其傳爲風消是也夫二陽陽明胃脈也爲倉廩之官主納水穀者也乃不能納者何也此由心脾所發耳正以女子有隱情曲意之事不得舒其衷則氣鬱於心而不暢故心不能生血血不能養脾始焉胃有所受脾不運化繼則胃亦漸不能納受於是水穀衰少無以變化氣血以入二陽之血海血海乃肝所司血海不能蓄藏木失所養肝陽化燥風木交張而時時上擾陽明又適當其衝其始也傷殘其胃汁其繼也更欲借滋於胃液陽明幾何津液而能當此傷尅耶現觀脈症雖未露風消症象倘再日久失治恐流入風消一途昔人治風消往往用麥門冬湯然祇能滋陽明之燥而弗能熄厥陰之風況胃爲後天之本極宜顧慮滋陰填液之藥既畏滯膩而不靈祛風迅利之品又恐搜逐之太過用藥須從空靈一邊仿葉氏法論治

再按平素木旺津傷常吐膠黏涎沫口微渴每因怒膈氣冲痛或當胃口或竄兩脇顯係肝木犯胃且常因怒犯吐血之症幸不多耳每犯服竹茹黑山梔等清降加平

肝之品則愈此次因怒氣痛或膈或脇或流竄周身二十天來每早必風氣上逆乾嘔或吐出涎沫間或痰帶少許血平素胃陰雖虧胃氣尚強納穀如常不受剛藥誤則吐血前兩日兩關弦大而動昨日氣冲痛已止惟腹內風氣作痛或作或止多矣氣涎沫雖少乾嘔仍舊左關弦數而澀滯右關小弱而結澀似帶微數之象時或頭眩應以泄木安胃降逆之中參以清養肝陰活絡熄風之品似為合拍

伯母　因感外寒搏內熱憎寒發熱咽喉痛口渴頭眩痛目眶疼脈大右寸甚仿羌活湯法師其意而不泥其方變辛溫為辛涼也

羌活　白芷　連翹　牛蒡子　防風　葛根
枯芩　蟬退肚　川芎　石膏　桔梗　生甘草

宗太太　脈虛中虛交春虛里跳動甘溫守補佐以鎮固為宜

生耆五錢　白芍三錢　龍骨三錢　炙甘草一錢
當歸二錢　桂枝二錢　牡蠣四錢　眞飴糖一錢

肝之品则愈。此次因怒气痛，或膈，或胁，或流窜周身二十天来，每早必风气上逆干呕，或吐出涎沫。间或痰带少许血，平素胃阴虽亏，胃气尚强，纳谷如常，不受刚药误。则吐血前两日，两关弦大而动，昨日气冲痛已止。惟腹内风气作痛，或作，或止多矣。气涎沫虽少，干呕仍旧，左关弦数而涩滞，右关小弱而结涩，似带微数之象。时或头眩，应以泄木安胃降逆之中，参以清养肝阴，活络熄风之品，似为合拍。

伯母　因感外寒，搏内热，憎寒发热，咽喉痛，口渴头眩痛，目眶疼，脉大，右寸甚，仿羌活汤法，师其意而不泥其方，变辛温为辛凉也。

羌活　白芷　连翘　牛蒡子　防风　葛根　枯芩　蝉退肚　石膏　桔梗　生甘草

宗太太　脉虚中虚，交春虚里跳动，甘温守补，佐以镇固为宜。

生耆五钱　白芍三钱　龙骨三钱　炙甘草一钱　当归二钱　桂枝二钱　牡蛎四钱　真饴糖一钱

生姜三片　黑枣三枚

风火上郁，舌红口渴，咽喉肿痛，宜用辛凉轻药清上。

苇茎　浙贝　大僵蚕　马勃　射干　元参　牛蒡　绿豆皮　连翘　银花

春令木旺克土，不思纳食，肝风欲动，甘缓是议。

杭白芍　生甘草　浮小麦　麦门冬　淮山药　生牡蛎　桑寄生　炒莲肉　金钗斛　冬桑叶　白茯神　白扁豆

肝郁经闭一载，左关沉涩有力，应以血府逐瘀汤加减立局。

净柴胡　桔梗　牛膝　泽兰　桃仁泥　香附　赤芍　当归　藏红花　川芎　枳壳　甘草

王　虚损末传咳嗽。

地骨皮二钱　杞子二钱　天冬二钱　薏仁三钱

生薑 三片　黑棗 三枚

風火上鬱舌紅口渴咽喉腫痛宜用辛凉輕藥清上

葦莖　浙貝　大殭蠶　馬勃　射干　元參

牛蒡　菉豆皮　連翹　銀花

春令木旺尅土不思納食肝風欲動甘緩是議

杭白芍　生甘草　浮小麥　麥門冬　淮山藥　生牡蠣

桑寄生　炒蓮肉　金釵斛　冬桑葉　白茯神　白扁豆

肝鬱經閉一載左關沉澀有力應以血府逐瘀湯加減立局

淨柴胡　桔梗　牛膝　澤蘭　桃仁泥　香附

赤芍　當歸　藏紅花　川芎　枳殼　甘草

王　虛損末傳咳嗽

地骨皮 二錢　杞子 二錢　天冬 二錢　薏仁 三錢

炒百合　三錢　桑椹子　二錢　白芍　二錢　甘菊　二錢
葦莖　三錢　川貝母　二錢　生耆露煎藥

因感肺燥咳吐膠痰清肅之令不能下降木失所畏時時上僭所以顴赤多怒清肺豁痰宣絡養肝立局

甜杏仁　瓜蔞皮　浙貝母　海蛤粉　絲瓜絡　浮海石
女貞子　旱蓮草　東沙參

再診脈右弦數咳甚於午前氣分熱熾仍以肅清肺胃爲主

釵石斛　北沙參　瓜蔞皮　浙貝母　南花粉　海蛤粉
冬桑葉　肥知母　生薏米

左肩臂夜間痠痛陽明氣衰絡虛風動足厥陰主治莫進攻風

當歸　四錢　桂枝尖　一錢　羚羊角　錢半　白芍　三錢
炙甘草　一錢　大炙耆　三錢　絲瓜絡　三錢

炒百合三钱　桑椹子二钱　白芍二钱　甘菊二钱　苇茎三钱　川贝母二钱　生耆露煎约

因感肺燥，咳吐胶痰，清肃之令不能下降，木失所畏，时时上僭，所以颧赤多怒，清肺豁痰，宣络养肝立局。

甜杏仁　瓜蒌皮　浙贝母　海蛤粉　丝瓜络　浮海石　女贞子　旱莲草　东沙参

再诊，脉右弦数，咳甚于午前，气分热炽，仍以肃清肺胃为主。

钗石斛　北沙参　瓜蒌皮　浙贝母　南花粉　海蛤粉　冬桑叶　肥知母　生薏米

左肩臂夜间痠痛，阳明气衰，络虚风动，足厥阴主治，莫进攻风。

当归四钱　桂枝尖一钱　羚羊角钱半　白芍三钱　炙甘草一钱　大炙耆三钱　丝瓜络三钱

脾湿下溜，郁遏肝气，晨起腰绕环跳穴痠痛，小腹郁闷。

甘杞子　杜仲　牛膝　沙苑　续断　桑寄生　独活　于术　香附　青皮

春温为病，风热内郁，头昏口渴，鼻衄，乍寒乍热，四肢逆冷，两手脉弦数，宜进辛凉。

生石膏二钱　荆芥穗二钱　蝉脱肚二钱　连翘心三钱　淡豆豉三钱　白茅根四钱　川羌活二钱　青蒿梗三钱　羚羊角二钱

再诊，左脉滑数，舌麻头昏，口渴不时，胃火面赤，四肢不温，清阳郁遏之象。

青蒿三钱　白茅根四钱　连翘二钱　羚羊二钱　蝉脱二钱　勾藤三钱　细生地三钱　元参三钱　花粉二钱　莲叶三钱

久病肺热，虚咳，木扣金鸣，现左脉模糊，夜间微热，兼有外感，参以逍遥散意。

脾濕下溜鬱遏肝氣晨起腰繞環跳穴痠痛小腹鬱悶

甘杞子　杜仲　牛膝　沙苑　續斷　桑寄生　獨活　於朮　香附　青皮

春溫爲病風熱內鬱頭昏口渴鼻衄乍寒乍熱四肢逆冷兩手脈弦數宜進辛凉

生石膏　二錢　荊芥穗　二錢　蟬脫肚　二錢　連翹心　三錢　淡豆豉　三錢　白茅根　四錢　川羌活　二錢　青蒿梗　三錢　羚羊角　二錢

再診左脈滑數舌痲頭昏口渴不時胃火面赤四肢不溫清陽鬱遏之象

青蒿　三錢　白茅根　四錢　連翹　二錢　羚羊　二錢　蟬脫　二錢　勾籐　三錢　細生地　三錢　元參　三錢　花粉　二錢　蓮葉　三錢

久病肺熱虛咳木扣金鳴現左脈模糊夜間微熱兼有外感參以逍遥散意

銀柴胡 一錢 於潛朮 一錢 白芍 二錢 甘草 六分
雲茯苓 二錢 羚羊角 一錢 當歸 一錢 洋參 錢半
橘皮白 錢半 女貞子 二錢 沙參 二錢 玉竹 二錢

病因冬寒入肺夜間嗆咳涎沫咳極作嘔兩寸不起病經兩月溫通肺胃

半夏 白芥子 北細辛 陳皮 款冬花 茯苓
五味子 川干薑 杏仁 炙甘草

蔣叔明夫人 眩暈心痛脹衝逆嘔吐涎沫周身麻木脈弦此厥陰犯陽明症肝脈挾胃貫膈耳治在肝胃

川連 乾薑 川楝子 烏梅 牡蠣 杭白芍

小便不禁治應溫固下元

覆盆子 甘杞子 益智仁 破故紙 黑附片 台烏藥
胡桃肉 兎絲餅 青龍骨

银柴胡一钱　于潜术一钱　白芍二钱　甘草六分　云茯苓二钱　羚羊角一钱　当归一钱　洋参钱半　橘皮白钱半　白贞子二钱　沙参二钱　玉竹二钱

病因冬寒入肺，夜间呛咳涎沫，咳极作呕，两寸不起，病经两月，温通肺胃。

半夏　白芥子　北细辛　陈皮　款冬花　茯苓　五味子　川干姜　杏仁　炙甘草

蒋叔明夫人　眩晕心痛，胀冲逆呕吐涎沫，周身麻木，脉弦，此厥阴犯阳明症，肝脉挟胃贯膈耳，治在肝胃。

川连　干姜　川楝子　乌梅　牡蛎　杭白芍

小便不禁，治应温固下元。

覆盆子　甘杞子　益智仁　破故纸　黑附片　台乌药　胡桃肉　免丝饼　青龙骨

牙浮疼，火升舌红，口渴咽痛，面生疮疖，乃阴虚肝风之体。春令木火上炎，血分郁热，左脉数动，右大，用清营汤意。

大生地六钱　麦门冬五钱　丹参三钱　大元参三钱　生石膏二钱　丹皮二钱　川银花三钱　绿豆皮三钱　牛膝二钱　酥龟板八钱

邵　感受风寒，畏风发冷，小便频数，用桂枝汤加附子、龙骨。

胡　肝肾虚，吸入气短，胸闷难受，用肾气汤加五味子、灵磁石。

李子翁　年近古稀，夜间小便不禁，尿床，溺中带血，两尺脉虚细，参用孙真人升固八脉法。然肾以温为养，肝宜凉乃平，故温肾必佐凉肝，否则宣动矫阳耳。

桑螵蛸三钱　破故纸钱半　兔丝饼二钱　巴戟天二钱　韭菜子二钱　生龙骨三钱　川杞子三钱　川杜仲二钱　鸡内金二钱　生牡蛎三钱　钗石斛三钱　血余炭三钱

牙浮疼火升舌紅口渴咽痛面生瘡瘋乃陰虛肝風之體春令木火上炎血分鬱熱左脉數動右大用清營湯意

大生地　六錢　麥門冬　五錢　丹　參　三錢　大元參　三錢
生石膏　二錢　丹　皮　二錢　川銀花　三錢　菉豆皮　三錢
牛　膝　二錢　酥龜板　八錢

邵　感受風寒畏風發冷小便頻數用桂枝湯加附子龍骨

胡　肝腎虛吸入氣短胸悶難受用腎氣湯加五味子靈磁石

李子翁　年近古稀夜間小便不禁尿床溺中帶血兩尺脈虛細參用孫眞人升固八脈法然腎以溫爲養肝宜凉乃平故溫腎必佐凉肝否則宣動蹻陽耳

桑螵蛸　三錢　破故紙　錢半　兎絲餅　二錢　巴戟天　二錢
韭菜子　二錢　生龍骨　三錢　川杞子　三錢　川杜仲　二錢
雞內金　二錢　生牡蠣　三錢　釵石斛　三錢　血餘炭　三錢

徐女　月信過期不來腹痛兩手脈澀右寸特甚進以循經通絡宣氣行瘀之法導之使下行也

嫩桃仁　二錢　旋覆花　四錢　絲瓜絡　三錢　香澤蘭　二錢
紫丹參　三錢　醋香附　二錢　益母草　四錢　鬱金子　錢半
醋大黃　八分　紫　苑　三錢　通　草　錢半

脈沉細倦不能動心虛頭涼因陰傷陽泄也

大熟地　八錢　鹿角膠　三錢　大附片　錢半　麗　參　四錢

譚婦　左邊牙痛頭痛嘔吐服清火散風藥更劇脈緊急寒熱以肝胆胃三經同治

淡吳萸　二錢　柴　胡　二錢　川黃連　七分　蘇半夏　五錢
勾　籐　三錢　生甘草　一錢　藁　本　錢半　白殭蠶　二錢
生石决　一兩　蓽撥　一錢

徐女　月信过期不来，腹痛，两手脉涩，右寸特甚，进以循经通络，宣气行瘀之法，导之使下行也。

嫩桃仁二钱　旋覆花四钱　丝瓜络三钱　香泽兰二钱　紫丹参三钱　醋香附二钱　益母草四钱　郁金子钱半　醋大黄八分　紫苑（菀）三钱　通草钱半

脉沉细，倦不能动，心虚头凉，因阴伤阳泄也。

大熟地八钱　鹿角胶三钱　大附片钱半　丽参四钱

谭妇　左边牙痛，头痛呕吐，服清火散风药更剧，脉紧急，寒热以肝、胆、胃三经同治。

淡吴萸二钱　柴胡二钱　川黄连七分　苏半夏五钱　勾藤三钱　生甘草一钱　藁本钱半　白僵蚕二钱　生石决一两　荜拨一钱

又　厥阴克阳明，呕吐不止，米水不下，头痛厥逆，脉弦紧，建中温纳是议。

大防党六钱　泡吴萸一钱　炙甘草二钱　川干姜三钱　代赭石八钱　炙细辛一钱　制半夏五钱　黑附片二钱　白蜜糖三钱

左寸关沉紧，右关尺脉有牢象，绕腹痛疼，髀腿酸痛，沉坠难动，晨起作呕，因天癸适断，误食寒冷，伤及阳明，冲任寒实，所结宜用温下一法。选进温脾汤，内有肉桂，并能祛下焦冲任血分之寒也。虽在产后，未可概以虚断。

生干姜三钱　川大黄钱半　安边桂一钱　黑附子二钱　紫厚朴二钱　炙甘草一钱　吴茱萸一钱

肝肾阴亏，风阳易动，每发则头痛火升，清窍蒙冒，上实下虚，脉息弦数，涵养肝肾之阴，以期乙癸相生。

金钗斛四钱　龟腹甲七钱　旱莲草二钱　生牡蛎三钱

又

厥陰尅陽明嘔吐不止米水不下頭痛厥逆脈弦緊建中溫納是議

大防黨　六錢　泡吳萸　一錢　炙甘草　二錢　川干薑　三錢

代赭石　八錢　炙細辛　一錢　製半夏　五錢　黑附片　二錢

白蜜糖　三錢

左寸關沉緊右關尺脈有牢象繞腹痛疼髀腿酸痛沉墜難動晨起作嘔因天癸適斷誤食寒冷傷及陽明衝任寒實所結宜用溫下一法選進溫脾湯內有肉桂并能袪下焦衝任血分之寒也雖在產後未可概以虛斷

生乾薑　三錢　川大黃　錢半　安邊桂　一錢　黑附子　二錢

紫厚樸　二錢　炙甘草　一錢　吳茱萸　一錢

肝腎陰虧風陽易動每發則頭痛火升清竅蒙冒上實下虛脈息弦數涵養肝腎之陰以期乙癸相生

金釵斛　四錢　龜腹甲　七錢　旱蓮草　二錢　生牡蠣　三錢

乾地黃 四錢 東阿膠 二錢 烏豆衣 三錢 女貞子 三錢
天門冬 錢半

陳太太 經滯丸方（每下四錢經前後服）

當歸 二兩 靈脂 五錢 香附 四錢 丹皮 五錢
梔子 三錢 青皮 三錢 白芍 一兩 益母 一兩
查炭 四錢 甘草 三錢

平時肝陽體質因患風溫外寒挾內熱頭痛如劈畏寒發熱口渴惡心抽搐肌舌痲痿腹內風竄脉象緩大模糊勾起其肝風鼓蕩其溫邪須防痙厥內閉辛凉甘寒宜之

羚羊 二錢 桑葉 三錢 天痲 二錢 生地 三錢
荆芥 一錢 白芷 二錢 川芎 二錢 羗活 一錢
石膏 二錢 蟬脫 一錢 石斛 三錢 蔓荆 三錢

干地黄四钱　东阿胶二钱　乌豆衣三钱　女贞子三钱　天门冬钱半

陈太太　经滞丸方（每下四钱，经前后服）。

当归二两　灵脂五钱　香附四钱　丹皮五钱　栀子三钱　青皮三钱　白芍一两　益母一两　查（楂）炭四钱　甘草三钱

平时肝阳体质，因患风温，外寒挟内热，头痛如劈，畏寒发热，口渴恶心，抽搐，肌舌麻瘆，腹内风窜，脉象缓大，模糊，勾起其肝风鼓荡，其温邪须防痉厥内闭，辛凉甘寒宜之。

羚羊二钱　桑叶三钱　天麻二钱　生地三钱　荆芥一钱　白芷二钱　川芎二钱　羌活一钱　石膏二钱　蝉脱一钱　石斛三钱　蔓荆三钱

又

元参三钱　丹参三钱　犀角一钱　竹茹三钱　勾藤二钱　天麻二钱　菊花二钱　蝉脱一钱　蔓荆三钱　连翘二钱　桑叶三钱　石斛三钱

联太尊夫人　平素阴亏，患暑发热，误服柴葛等升散风药，以致肢搐而厥，目张口渴，左脉弦数，右手洪滑。病缘暑邪，误进风药，热得风，而焰烈津受烁以风腾，乃风药引起肝风狂风不息，折拔堪虑，进以清暑热、熄肝风方法。

生地　羚羊角　桑叶　犀角　麦冬　生石膏　连翘　牡蛎　元参　淡竹叶　石斛　知母

王宅小儿　风温犯肺，发热咳嗽，轻扬宣上，俾风热循序外彻。

桑叶　茅根　地骨皮　浙贝　连翘　枇杷叶　牛蒡　竹叶　北杏仁

又

元参　三錢　丹参　三錢　犀角　一錢　竹茹　三錢

勾籐　二錢　天麻　二錢　菊花　二錢　蟬脫　一錢

蔓荆　三錢　連翹　二錢　桑葉　三錢　石斛　三錢

聯太尊夫人　平素陰虧患暑發熱誤服柴葛等升散風藥以致肢搐而厥目張口渴左脉弦數右手洪滑病緣暑邪誤進風藥熱得風而焰烈津受爍以風騰乃風藥引起肝風狂風不息折拔堪慮進以清暑熱熄肝風方法

生地　羚羊角　桑葉　犀角　麥冬　生石膏

連翹　牡蠣　元参　淡竹葉　石斛　知母

王宅小兒　風溫犯肺發熱咳嗽輕揚宣上俾風熱循序外徹

桑葉　茅根　地骨皮　浙貝　連翹　枇杷葉

牛蒡　竹葉　北杏仁

孫宅小兒　陽明鬱熱發熱日久不退發於午後咳嗽清肺佐以導濕

元參　葦根　杏仁　竹葉　銀花　薏米

石斛　川貝　連翹

蔣齡九　乙木尅胃乾嘔　逆痰多通胃和肝議治

半夏　白芍　竹茹　茯苓　吳萸　木瓜

陳皮　川連　枳實　薑汁

申紹庭年伯　咽喉偏左邊腫疼口渴唇乾外淫客邪宜用辛凉以清肺胃

川銀花　馬勃　浙貝母　川連翹　菉豆皮　羚羊角

牛蒡子　生石膏　大射干

孫宅　懷孕八月每日未申心內肌內發熱十餘日來漸至周身皮膚發熱頭痛如劈舌淨不渴晚間則退右寸關洪大左手浮數伏暑在肺甘凉辛寒以清解之

生石膏　地骨皮　香豆豉　釵石斛　淡竹葉　川連翹

孙宅小儿　阳明郁热，发热日久不退，发于午后，咳嗽，清肺佐以导湿。

元参　苇根　杏仁　竹叶　银花　薏米　石斛　川贝　连翘

蒋龄九　乙木克胃干呕，逆痰多通胃，和肝议治。

半夏　白芍　竹茹　茯苓　吴萸　木瓜　陈皮　川连　枳实　姜汁

申绍庭年伯　咽喉偏左边肿疼，口渴唇干，外淫客邪，宜用辛凉以清肺胃。

川银花　马勃　浙贝母　川连翘　绿豆皮　羚羊角　牛蒡子　生石膏　大射干

孙宅　怀孕八月，每日未申心内肌内发热。十余日来渐至周身皮肤发热，头痛如劈，舌净不渴，晚间则退，右寸关洪大，左手浮数，伏暑在肺，甘凉辛寒以清解之。

生石膏　地骨皮　香豆豉　钗石斛　淡竹叶　川连翘

北杏仁　川贝母　青蒿梗

又

大生地　甘菊花　羚羊角　大元参　川石斛　生石决　冬桑叶　干苇根　蔓荆子

因跌仆，尾闾遏阻督阳，一动周身掣痛，辛香温通以和督阳，以通则不痛也。

大生耆五钱　川续断三钱　骨碎补三钱　清桂枝二钱　滴乳香钱半　鹿角尖钱半　灼白芍三钱　白芥子二钱　酥虎骨三钱　酒当归二钱

咽喉肿疼，左颈起核，口渴舌红起红点，少阳木火凌金，主以苦辛寒例。

羚羊角　陈马勃　连翘壳　黑山栀　绿豆衣　青菊叶　牛蒡子　元参心　夏枯草　生石膏

张宅小儿　脾泻发热不食，拟东垣甘温退热法。

北杏仁　川貝母　青蒿梗

又

大生地　甘菊花　羚羊角　大元參　川石斛　生石決

冬桑葉　乾葦根　蔓荊子

因跌仆尾閭遏阻督陽一動周身掣痛辛香溫通以和督陽以通則不痛也

大生耆　五錢　川續斷　三錢　骨碎補　三錢　淸桂枝　二錢

滴乳香　錢半　鹿角尖　錢半　炒白芍　三錢　白芥子　二錢

酥虎骨　三錢　酒當歸　二錢

咽喉腫疼左頸起核口渴舌紅起紅點少陽木火凌金主以苦辛寒例

羚羊角　陳馬勃　連翹殼　黑山梔　菉豆皮　青菊葉

牛蒡子　元參心　夏枯草　生石膏

張宅小兒　脾瀉發熱不食擬東垣甘溫退熱法

生耆　茯苓　舊陳皮　白朮　炙草　防黨
蓮肉　雞內金　白芍　黑棗

琪山叔　因操持憂慮營虛吐血脈小虛里跳動不寐擬進甘緩辛補養營法

炒白芍　三錢　酸棗仁　三錢　酒全歸　三錢　炙黑甘草　一錢
炙黃耆　四錢　大黑棗　三枚　白茯神片　八錢

又

炙耆　四錢　炙甘草　一錢　焦白芍　三錢　杞子　三錢
白茯神　三錢　酸棗仁　三錢　防黨　三錢　酒全歸　四錢
青龍骨　三錢　眞金箔　念張

又

大生耆　五錢　酸棗仁　二錢　西洋參　二錢　川杞子　三錢
白茯神　二錢　炙百合　四錢　桂圓肉　二錢　當歸炭　二錢

生耆　茯苓　旧陈皮　白术　炙草　防党　莲肉　鸡内金　白芍　黑枣

琪山叔　因操持忧虑，营虚吐血，脉小虚里跳动，不寐，拟进甘缓辛补养营法。

炒白芍三钱　酸枣仁三钱　酒全归三钱　炙黑甘草一钱　炙黄耆四钱　大黑枣三枚　白茯神片八钱

又

炙耆四钱　炙甘钱一钱　焦白芍三钱　杞子三钱　白茯神三钱　酸枣仁三钱　防党三钱　酒当归四钱　青龙骨三钱　真金箔念张

又

大生耆五钱　酸枣仁二钱　西洋参二钱　川杞子三钱　白茯神二钱　炙百合四钱　桂圆肉二钱　当归炭二钱

川贝母二钱　炙甘草八分　青龙骨三钱　生薏仁三钱

又

于潜术二钱　五味子一钱　当归炭三钱　炙黄耆三钱　正川贝二钱　酸枣仁二钱　东阿胶三钱　炙百合四钱　高丽参三钱　黑山栀一钱

齐　老年阳强，易于梦泄，君相火旺，矫阳不藏，苦坚是议。

大生地三钱　盐知母二钱　女贞子三钱　天门冬二钱　盐黄柏三钱　旱莲草二钱　元武服五钱　粉丹皮钱半　生白芍三钱

庄太太　黎明腹痛溏泻，治属于肾。

北五味二钱　盐小茴钱半　泡吴萸钱半　破故纸二钱　潼沙苑三钱　湘莲肉三钱　肉豆仁三钱　川杜仲三钱

又

川貝母 二錢　炙甘草 八分　青龍骨 三錢　生薏仁 三錢

於潛朮 二錢　五味子 一錢　當歸炭 三錢　炙黃耆 三錢

正川貝 二錢　酸棗仁 二錢　東阿膠 三錢　炙百合 四錢

高麗參 三錢　黑山梔 一錢

齊　老年陽強易於夢泄君相火旺矯陽不藏苦堅是議

大生地 三錢　鹽知母 二錢　女貞子 三錢　天門冬 二錢

鹽黃柏 三錢　旱蓮草 二錢　元武服 五錢　粉丹皮 錢半

生白芍 三錢

莊太太　黎明腹痛溏瀉治屬於腎

北五味 二錢　鹽小茴 錢半　泡吳萸 錢半　破故紙 二錢

潼沙苑 三錢　湘蓮肉 三錢　肉豆仁 三錢　川杜仲 三錢

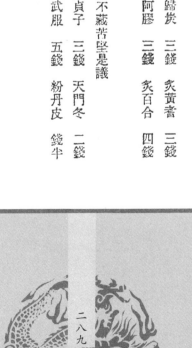

淮山藥 三錢

松臺 脾胃陽虛溏泄守補佐以通陽固澀

炒白朮 三錢 白茯苓 二錢 益智仁 一錢 米黨參 三錢

蓮子肉 三錢 御米殼 二錢 炙甘草 一錢 母丁香 一錢

肉叩仁 二錢

琪山叔 脘痛甚劇每發嘔吐水米不入用苦辛泄降法

法半夏 三錢 香附米 二錢 川楝肉 二錢 延胡索 二錢

川黃連 二錢 泡吴萸 一錢 鬱金子 錢半

林小兒 十二歲病溫斑疹不透昏譫大渴舌赤狂熱幸尚未現敗症大劑甘寒涼血透斑尚可挽回遲則內閉難救

生石膏 四錢 犀角 二錢 白茅根 六錢 大知母 二錢

羚羊 二錢 川連翹 三錢 川銀花 四錢 元參 四錢

淮山药三钱

松台 脾胃阳虚，溏泄，守补佐以通阳固涩。

炒白术三钱 白茯苓二钱 益智仁一钱 米党参三钱 莲子肉三钱 御米壳二钱 炙甘草一钱 母丁香一钱 肉叩（蔻）仁二钱

琪山叔 脘痛甚剧，每发呕吐，水米不入，用苦辛泄降法。

法半夏三钱 香附米二钱 川楝肉二钱 延胡索二钱 川黄连二钱 泡吴萸一钱 郁金子钱半

林小儿 十二岁，病温，斑疹不透，昏谵大渴，舌赤狂热，幸尚未现败症，大剂甘寒、凉血、透斑尚可挽回，迟则内闭难救。

生石膏四钱 犀角三钱 白茅根六钱 大知母二钱 羚羊二钱 川连翘三钱 川银花四钱 元参四钱

川青蒿三钱　丹皮二钱　苇根八钱

又　前方三剂斑疹已透数日，各恙均痊，惟余口渴，头面以至周身肿胀，小便短少，当以清涤肺中余热着想。

白茅根一两　生薏仁八钱　冬瓜仁四钱　正川贝三钱　飞滑石三钱　生姜皮三钱　杏仁泥三钱　通草片二钱　茯苓皮四钱　枇杷叶三钱　陈紫苑（菀）三钱

肝风扰胃，嘈杂莫可名状，柔养肝胃，当为合拍。

大麦冬　白芍药　生扁豆　黑芝麻　生甘草　三角胡　生牡蛎　冬桑叶　浮小麦　甘蔗浆

肺燥喉腥，右寸脉大，吐血胸痛，频吐胶痰涎沫，拟清肺经气分之热。

白茅根四钱　煅石膏二钱　北杏仁二钱　桑白皮三钱　生甘草五分　广郁金钱半　地骨皮二钱　川贝母二钱

川青蒿　三錢　丹皮　二錢　葦根　八錢

又　前方三劑斑疹已透數日各恙均痊惟餘口渴頭面以至周身腫脹小便短少當以清滌肺中餘熱着想

白茅根　一兩　生薏仁　八錢　冬瓜仁　四錢　正川貝　三錢

飛滑石　三錢　生薑皮　三錢　杏仁泥　三錢　通草片　二錢

茯苓皮　四錢　枇杷葉　三錢　陳紫苑　三錢

肝風擾胃嘈雜莫可名狀柔養肝胃當爲合拍

大麥冬　白芍藥　生扁豆　黑芝麻　生甘草　三角胡

生牡蠣　冬桑葉　浮小麥　甘蔗漿

肺燥喉腥右寸脈大吐血胸痛頻吐膠痰涎沫擬清肺經氣分之熱

白茅根　四錢　煅石膏　二錢　北杏仁　二錢　桑白皮　三錢

生甘草　五分　廣鬱金　錢半　地骨皮　二錢　川貝母　二錢

生薏仁 三錢 陳藕節 五個

又

石斛 三錢 桑葉 三錢 茜根 錢半 川貝 二錢

南杏 二錢 佛手 一錢 竹茹 六錢 鬱金 錢半

黑梔 二錢 眞降香 一錢 枇杷葉 三錢

陳子翁 脇痛脈弦緊辛溫通補活絡法

當歸鬚 五錢 柏子仁 二錢 炒桃仁 二錢 鬱金子 錢半

生鹿角 二錢 桂枝尖 一錢 青葱管 二錢

張 操持經營神耗精損陽挾內風上冒育陰熄風鎮逆

乾地黃 四錢 茯神 三錢 天門冬 二錢 阿膠珠 三錢

生白芍 三錢 羚羊 一錢 浮小麥 四錢 生牡蠣 四錢

生石決 六錢 生鱉甲 三錢

生薏仁三钱　陈藕节五个

又

石斛三钱　桑叶三钱　茜根钱半　川贝二钱　南杏二钱　佛手一钱　竹茹六钱　郁金钱半　黑栀二钱　真降香一钱　枇杷叶三钱

陈子翁　胁痛，脉弦紧，辛温通补活络法。

当归须五钱　柏子仁二钱　炒桃仁二钱　郁金子钱半　生鹿角二钱　桂枝尖一钱　青葱管二钱

张　操持经营，神耗精损，阳挟内风上冒，育阴、熄风、镇逆。

干地黄四钱　茯神三钱　天门冬二钱　阿胶珠三钱　生白芍三钱　羚羊一钱　浮小麦四钱　生牡蛎四钱　生石决六钱　生鳖甲三钱

脈大肝膽蘊熱風毒上攻目翳赤筋澀痛視物蒙蔽不明

大生地 三錢 密蒙花 三錢 眞蘆薈 二錢 旱蓮草 三錢 穀精子 三錢 酒膽草 一錢 女貞子 四錢 蟬脫肚 一錢 草決明 三錢 生甘草 八分

又

大生地 三錢 酒川軍 一錢 木賊草 二錢 赤芍藥 三錢 密蒙花 三錢 龍胆草 一錢 粉丹皮 二錢 草決明 三錢 淨蟬脫 錢半 生甘草 一錢 甘菊花 錢半 羚羊角 二錢

又

大生地 三錢 生甘草 六分 淨蟬脫 錢半 赤芍藥 三錢 木賊草 三錢 密蒙花 三錢 龍胆草 八分 粉丹皮 二錢 羚羊角 二錢 草決明 三錢

脉大，肝胆蕴热，风毒上攻，目翳赤筋涩痛，视物蒙蔽不明。

大生地三钱　密蒙花三钱　真芦荟二钱　旱莲草三钱　谷精子三钱　酒胆草一钱　女贞子四钱　蝉脱肚一钱　草决明三钱　生甘草八分

又

大生地三钱　酒川军一钱　木贼草二钱　赤芍药三钱　密蒙花三钱　龙胆草一钱　粉丹皮二钱　草决明三钱　净蝉脱钱半　生甘草一钱　甘菊花钱半　羚羊角二钱

又

大生地三钱　生甘草六分　净蝉脱钱半　赤芍药三钱　木贼草三钱　密蒙花三钱　龙胆草八分　粉丹皮二钱　羚羊角二钱　草决明三钱

柳　太陽傷風眩暈脈浮緩模糊左尺少緊

桂　枝　三錢　防　風　三錢　杭　芍　三錢　細　辛　六分
炙　草　錢半　生　薑　二錢　黑　棗　三枚

産後月餘經水淋漓不止時或暴下鮮血頭眩身浮口渴不食腹無痛楚兩尺滑短無力滑爲血虛短爲氣虛兩關緩澀無力爲氣血兩虛峻補氣血是爲正法

大熟地　八錢　阿膠珠　三錢　泡薑炭　一錢　炙綿耆　五錢
當歸身　二錢　蘄艾葉　二錢　烏梅炭　一錢　正麗參　三錢
杭白芍　三錢　炙甘草　二錢　血餘炭　三錢　砂仁末　一錢

三劑血全止脈症均見遞減口渴漸止飲食照常因肝木虛陽上竄頭痛如劈左關浮滑帶數固補之中參入鎮肝服八劑再擬丸方善後

烏魚骨　五錢　甘杞子　四錢　正於朮　三錢　杭白芍　三錢
阿膠珠　二錢　高麗參　二錢　大熟地　五錢　炙甘草　錢半

柳　太阳伤风，眩晕，脉浮缓模糊，左尺少紧。

桂枝三钱　防风三钱　杭芍三钱　细辛六分　炙草钱半　生姜二钱　黑枣三枚

产后月余，经水淋漓不止，时或暴下鲜血，头眩身浮，口渴不食，腹无痛楚，两尺滑短无力，滑为血虚，短为气虚，两关缓涩无力，为气血两虚，峻补气血是为正法。

大熟地八钱　阿胶珠三钱　泡姜炭一钱　炙绵耆五钱　当归身二钱　蕲艾叶二钱　乌梅炭一钱　正丽参三钱　杭白芍三钱　炙甘草二钱　血余炭三钱　砂仁末一钱

三剂血全止，脉症均见递减，口渴渐止，饮食照常，因肝木虚阳上窜，头痛如劈，左关浮滑带数，固补之中参入镇肝，服八剂，再拟丸方善后。

乌鱼骨五钱　甘杞子四钱　正于术三钱　杭白芍三钱　阿胶珠二钱　高丽参二钱　大熟地五钱　炙甘草钱半

生牡蛎四钱　砂仁末一钱

陈雨亭　虚火牙痛，夜甚，仿叶法用酸咸下降，引肾经之火归宿丹田。

山萸肉三钱　女贞子三钱　北五味三钱　淮牛膝一钱　旱莲草三钱　真清盐一钱

柳鹤书　右胁痛引缺盆，夜间痰咳，舌红口渴，脉细涩，左甚，进辛通润补豁痰法。

当归须一钱　旋覆花二钱　钗石斛四钱　桃仁泥钱半　广郁金钱半　白蒺藜二钱　柏子仁二钱　生牡蛎四钱　生香附钱半

谢　目眶红肿，痛痒羞明，脉右数大而左弦，风火上郁，法宜清散。

羚羊　僵蚕　天麻　木贼　全当归　白芷　蝉脱　牡丹皮　夏枯草

周妇　腹胀，经来略松，经断仍胀，已经年余，诸药不效，因忆及叶案幼科内有此

生牡蠣　四錢　砂仁末　一錢

陳雨亭　虛火牙痛夜甚仿葉法用酸鹹下降引腎經之火歸宿丹田

山萸肉　三錢　女貞子　三錢　北五味　三錢　淮牛膝　一錢

旱蓮草　三錢　眞清鹽　一錢

柳鶴書　右脇痛引缺盆夜間痰咳舌紅口渴脈細澀左甚進辛通潤補豁痰法

當歸鬚　一錢　旋覆花　二錢　釵石斛　四錢　桃仁泥　錢半

廣鬱金　錢半　白蒺藜　二錢　柏子仁　二錢　生牡蠣　四錢

生香附　錢半

謝　目眶紅腫痛癢羞明脈右數大而左弦風火上鬱法宜清散

羚羊　殭蠶　天麻　木賊　全當歸　白芷

蟬脫　牡丹皮　夏枯草

周婦　腹脹經來略鬆經斷仍脹已經年餘諸藥不效因憶及葉案幼科內有此

一症宜治血絡所謂絡瘀則脹也草木之藥徒然傷氣而不靈動用蟲類有血肉生氣者走竄通絡靈於草木而不傷氣也

歸鬚　穿山甲　山查炭　桃仁　蜣螂虫　兩頭尖

延胡　五靈脂　䗪蟲　爲末蜜丸

火鬱脘痛

川楝肉　小川連　生香附　陳佛手　延胡索　杭白芍

黑山梔　生甘草

診脉右寸短沉中帶滑沉者肺陽不定滑者氣虛遇風氣喘時或氣短以蛤蚧散加減主治

蛤蚧　十對　麗參　四兩　五味　一兩　附片　一兩

燕窩　四兩　百合　一兩　白芷　一兩　防風　一兩

共爲末水蜜合爲丸每丸三錢每飯後服一丸

一症，宜治血络，所谓络瘀则胀也。草木之药徒然伤气而不灵动，用虫类有血肉生气者，走窜通络，灵于草木而不伤气也。

归须　穿山甲　山查炭　桃仁　蜣螂虫　两头尖　延胡　五灵脂　䗪虫　为末蜜丸

火郁脘痛。

川楝肉　小川连　生香附　陈佛手　延胡索　杭白芍　黑山栀　生甘草

诊脉，右寸短沉中带滑沉者，肺阳不定，滑者气虚，遇风气喘时，或气短，以蛤蚧散加减主治。

蛤蚧十对　丽参四两　五味一两　附片一两　燕窝四两　百合一两　白芷一两　防风一两

共为末，水蜜合为丸，每丸三钱，每饭后服一丸。

头巅痛甚，呕吐脘空，出汗，脉迟、浮、虚、大，关弦，阳明空虚，厥阴客寒犯胃。

川附子三钱　米党参一两　制半夏三钱　泡吴萸钱半　炙甘草三钱　川干姜二钱

石依言　患感痰咳，左关紧，应以少阳感寒论治，干姜、五味、辛与酸合开发阳气最速，观小青龙可知也，非仅辛散酸收而已。

柴胡二钱　干姜一钱　杏仁二钱　黄芩钱半　半夏二钱　五味一钱　炙草一钱　麻黄一钱

经来小腹滞痛，血郁气不流畅，温通下导调之。

全当归四钱　延胡索三钱　藏红花六分　炒白芍三钱　炒吴萸二钱　醋大黄一钱　香附米三钱　桃仁泥三钱　旋覆花四钱　紫苑（菀）三钱

潘观察　吸受暑热入表中之里，发热口渴，淋秘，议通太阳以清阳明。

頭巔痛甚嘔吐脘空出汗脈遲浮虛大關弦陽明空虛厥陰客寒犯胃

川附子　三錢　米黨參　一兩　製半夏　三錢　泡吳萸　錢半

炙甘草　三錢　川乾薑　二錢

石依言　患感痰咳左關緊應以少陽感寒論治乾薑五味辛與酸合開發陽氣最速觀小青龍可知也非僅辛散酸收而已

柴　胡　二錢　乾　薑　一錢　杏　仁　二錢　黃　芩　錢半

半　夏　二錢　五　味　一錢　炙　草　一錢　麻　黃　一錢

經來小腹滯痛血鬱氣不流暢溫通下導調之

全當歸　四錢　延胡索　三錢　藏紅花　六分　炒白芍　三錢

炒吳萸　二錢　醋大黃　一錢　香附米　三錢　桃仁泥　三錢

旋覆花　四錢　紫　苑　三錢

潘觀察　吸受暑熱入表中之裏發熱口渴淋秘議通太陽以清陽明

清桂枝　雲茯苓　飛滑石　生石膏　大豬苓　海金沙　寒水石　津澤泄　淡竹葉

脈細數肝腎下虛耳鳴失聰虛陽內風不熄頭目昏花六味去澤瀉丹皮加生磁石遠志

五藏精華皆聚於目大病之後眞氣損傷兩目無光脈來細微無神不得以尋常目科通套方施之仿陳修園法進以歸耆異功散加五味子桂圓肉

王　腹痛綿綿肝脾營絡虛寒擬辛溫通絡

全當歸　雲茯苓　泡薑炭　肉桂心　炙甘草　大黑棗

絡虛左脇痛疼按之少緩取辛香潤補通絡擬仲景肝着病治法

當歸鬚　柏子仁　桃仁泥　眞降香　桂圓肉　青葱管　新絳屑

王敬翁夫人　平素肝胃虛寒每病厥寒上逆頭巓痛疼嘔吐不止脈遲虛大進吳

清桂枝　云茯苓　飞滑石　生石膏　大猪苓　海金沙　寒水石　津泽泄　淡竹叶

脉细数，肝肾下虚，耳鸣失聪，虚阳内风不熄，头目昏花，六味去泽泻、丹皮，加生磁石、远志。

五藏精华皆聚于目，大病之后，真气损伤，两目无光，脉来细微无神，不得以寻常目科通套方施之，仿陈修园法，进以归耆异功散加五味子、桂圆肉。

王　腹痛绵绵，肝脾营络虚寒，拟辛温通络。

全当归　云茯苓　泡姜炭　肉桂心　炙甘草　大黑枣

络虚，左胁痛疼，按之少缓，取辛香润补通络，拟仲景肝着病治法。

当归须　柏子仁　桃仁泥　真降香　桂圆肉　青葱管　新绛屑

王敬翁夫人　平素肝胃虚寒，每病厥寒上逆，头巅痛疼，呕吐不止，脉迟虚大，进吴萸汤加减二剂即愈。此次暴崩如注，身寒战慄，头痛筋掣，吐泻并至腿与尾闾刺痛欲裂。脉沉，两关紧甚，寒邪伤及血分，应以血脱益气法主之，参入温中之品。

炒白术一两　高丽参三钱　鹿角霜四钱　炙黄耆八钱　泡干姜二钱　川附片二钱　全当归四钱　阿胶珠三钱　血余炭四钱　炙甘草二钱　艾叶炭五钱　伏龙肝一两

再诊，脉滑、大、数、急，右关尺紧，各症略减，因去血过多，仍以前意加以养血之品。

生白术五钱　阿胶珠四钱　熟地炭五钱　炒白芍四钱　米党参八钱　泡姜炭二钱　牡丹皮钱半　炙黄耆五钱　乌梅炭一钱　炙甘草二钱　淡吴萸六分　血余炭三钱

再诊，各症递减，呕止，周身筋痛，尾闾刺痛，脉已静，紧形犹存，当于血中补气，参入温寒之品。

生白术五钱　米党参八钱　泡姜炭钱半　炒白芍四钱

萸湯加減二劑卽愈此次暴崩如注身寒戰慄頭痛筋掣吐瀉並至腿與尾閭刺痛欲裂脈沉兩關緊甚寒邪傷及血分應以血脫益氣法主之參入溫中之品

炒白朮　一兩　高麗參　三錢　鹿角霜　四錢　炙黃耆　八錢

泡乾薑　二錢　川附片　二錢　全當歸　四錢　阿膠珠　三錢

血餘炭　四錢　炙甘草　二錢　艾葉炭　五錢　伏龍肝　一兩

再診脈滑大數急右關尺緊各症略減因去血過多仍以前意加以養血之品

生白朮　五錢　阿膠珠　四錢　熟地炭　五錢　炒白芍　四錢

米黨參　八錢　泡薑炭　二錢　牡丹皮　錢半　炙黃耆　五錢

烏梅炭　一錢　炙甘草　二錢　淡吳萸　六分　血餘炭　三錢

再診各症遞減嘔止周身筋痛尾閭刺痛脈已靜緊形猶存當於血中補氣參入溫寒之品

生白朮　五錢　米黨參　八錢　泡薑炭　錢半　炒白芍　四錢

炙甘草 錢半 烏梅炭 一錢 阿膠珠 四錢 炙黃耆 五錢
血餘炭 三錢 茯苓片 三錢 當歸身 四錢 大棗肉 三枚

又

泡吳萸 二錢 米黨參 八錢 當歸身 三錢 半夏 三錢
炒白朮 四錢 阿膠珠 三錢 炙甘草 錢半 乾薑 二錢
蘄艾葉 二錢 焦白芍 三錢 代赭石 四錢

再診脈沉緊無神腰與尾閭刺痛欲裂心空無主岌岌溫補督衝爲要

川附子 三錢 炒杞子 五錢 黑歸身 三錢 川杜仲 四錢
破故紙 二錢 炙黃耆 五錢 鹿角霜 三錢 巴戟天 三錢
高麗參 三錢 鹿茸末 一錢

李城韜 因感咽喉腫痛畏風微熱脈沉左關右尺緊治在太陽少陽

柴胡 錢半 炙草 一錢 桂枝 三錢 黑棗 三枚

炙甘草钱半　乌梅炭一钱　阿胶珠四钱　炙黄耆五钱　血余炭三钱　茯苓片三钱　当归身四钱　大枣肉三枚

又

泡吴萸二钱　米党参八钱　当归身三钱　半夏三钱　炒白术四钱　阿胶珠三钱　炙甘草钱半　干姜二钱　蕲艾叶二钱　焦白芍三钱　代赭石四钱

再诊，脉沉紧无神，腰与尾闾刺痛欲裂，心空无主，岌岌温补督冲为要。

川附子三钱　炒杞子五钱　黑归身三钱　川杜仲四钱　破故纸二钱　炙黄耆五钱　鹿角霜三钱　巴戟天三钱　高丽参三钱　鹿茸末一钱

李城韬　因感咽喉肿痛，畏风微热，脉沉，左关右尺紧，治在太阳、少阳。

柴胡钱半　炙草一钱　桂枝三钱　黑枣三枚

黄芩钱半　半夏二钱　细辛六分　生姜二钱

周身浮肿，按之窅陷，脉微，溺清，咽内微肿，饮食上逆，呕吐，病因喉症过进寒凉伤及脾阳，土虚不能制水也。恰合景岳理中加附子、茯苓法。

丽参四钱　炮姜三钱　炙甘草钱半　于术四钱　附片三钱　茯苓片三钱

春舫　脉寸软大，尺浮，晨起牙宣为日已久，现加浮痛。拟用香岩酸咸下降，引肾经之火归宿丹田一法。

大熟地五钱　女贞子三钱　旱莲草三钱　五味子二钱　怀牛膝钱半　川青盐一钱

辛　木火上逆，胸满闷噫气，进苦辛通降法。

生白芍三钱　连翘钱半　郁金子二钱　川贝母二钱　勾藤钱半　陈枳壳钱半　枇杷叶三钱　桑叶三钱

黃芩 錢半　半夏 二錢　細辛 六分　生薑 二錢

週身浮腫按之窅陷脈微溺清咽內微腫飲食上逆嘔吐病因喉症過進寒凉傷及脾陽土虛不能制水也恰合景岳理中加附子茯苓法

麗參 四錢　炮薑 三錢　炙甘草 錢半　於朮 四錢
附片 三錢　茯苓片 三錢

春舫　脈寸軟大尺浮晨起牙宣爲日已久現加浮痛擬用香巖酸鹹下降引腎經之火歸宿丹田一法

大熟地 五錢　女貞子 三錢　旱蓮草 三錢　五味子 二錢
懷牛膝 錢半　川青鹽 一錢

辛　木火上逆胸滿悶噫氣進苦辛通降法

生白芍 三錢　連翹 錢半　鬱金子 二錢　川貝母 二錢
勾籐 錢半　陳枳殼 錢半　枇杷葉 三錢　桑葉 三錢

龍胆草　八分

右寸關大而數咳嗽吐血口渴治宜肅清肺胃

甜杏仁　三錢　炙杷葉　三錢　川石斛　三錢　川貝母　二錢
冬桑葉　三錢　白扁豆　三錢　鬱金子　錢半　山梔炭　錢半
鮮竹茹　二錢　茅根炭　三錢　鮮藕節　三個

陽明虛寒厥陰風動吐逆眩暈兩關弦緊陽明厥陰主治大忌風藥寒凉

桂枝尖　五錢　半　夏　三錢　生磁石　五錢　炙　草　錢半
淡吳萸　錢半　炒白芍　三錢　防　黨　三錢　大蘄蛇　錢半
歸　身　五錢　炮乾薑　三錢

孫筱香之夫人左關弦澀右手沉弱不起每飢嗆咳數聲乳內堅核時消時劇脘痛常發得食則緩過食則張病緣昔年坐蓐飢餓得之中氣素虛健運失常營衛日見損怯而諸症纏綿也經曰損其脾胃者調其飲食適其寒溫遵其意消息之仿

龙胆草八分

右寸关大而数，咳嗽吐血，口渴，治宜肃清肺胃。

甜杏仁三钱　炙杷叶三钱　川石斛三钱　川贝母二钱　冬桑叶三钱　白扁豆三钱　郁金子钱半　山栀炭钱半　鲜竹茹二钱　茅根炭三钱　鲜藕节三个

阳明虚寒，厥阴风动，吐逆眩晕，两关弦紧，阳明、厥阴主治，大忌风药寒凉。

桂枝尖五钱　半夏三钱　生磁石五钱　炙草钱半　淡吴萸钱半　炒白芍三钱　防党三钱　大蕲蛇钱半　归身五钱　炮干姜三钱

孙筱香之夫人　左关弦涩，右手沉弱不起，每饥呛咳数声，乳内坚核时消时剧，脘痛常发，得食则缓，过食则张，病缘昔年坐蓐饥饿得之。中气素虚，健运失常，营卫日见损怯，而诸症缠绵也。经曰：损其脾胃者，调其饮食，适其寒温，遵其意消息之，仿

歸耆建中之製溫養元眞建立中宮爲通補方法

焦白芍　淸桂枝　眞錫糖　大炙耆　大防黨　炙甘草

全當歸　黑棗肉

又

炙黃耆　桂枝尖　龍眼肉　當歸身　白蒺藜　米黨參

炙甘草　焦白芍　製香附　青橘葉

馬　胸滿噯氣時呃一聲略見舒暢逾一息復滿無大便苦辛以開上痺而通腸

丹溪所謂腸痺宜開通肺氣卽此意也

勾籐　三錢　胡連　八分　川樸　八分　川貝　二錢

杏仁　三錢　枇杷葉　三錢

念五年正月晦日余由家到烟台越十日接家函知余走之次日三妾經行頗多如注者兩點鐘之久又復因怒腹痛甚重天癸回歇盧姓醫進以活血行氣解鬱之

归耆建中之制，温养元真，建立中宫为通补方法。

焦白芍　清桂枝　真饧糖　大炙耆　大防党　炙甘草　全当归　黑枣肉

又

炙黄耆　桂枝尖　龙眼肉　当归身　白蒺藜　米党参　炙甘草　焦白芍　制香附　青橘叶

马　胸满嗳气时呃一声，略见舒畅，逾一息复满，无大便，苦辛以开上痹，而通肠，丹溪所谓肠胃痹，宜开通肺气即此意也。

勾藤三钱　胡连八分　川朴八分　川贝二钱　杏仁三钱　枇杷叶三钱

念五年正月晦日，余由家到烟台，越十日接家函知余走之次日，三妾经行颇多，如注者两点钟之久，又复因怒，腹痛甚重，天癸回歇。卢姓医进以活血行气解郁之劑。經脈復來些許。又來白色者。兩日而腹痛終未見輕。竄脇痛甚。似有如雞卵大一物。又瀉完穀不化兩日。進以鴉片烟得止。余十八日返里。脇痛愈。又下大腹臍之兩旁。腹皮高突。臍兩邊痛不可忍。日夜不止。食物更劇。唇白口淡。舌無苔。夜出虛汗。腹滿堅硬。兩手脈沉。弗起。右關沉緊堅牢。乃太陰寒實所結重症。所以此時服理中建中等不中也。大便兩三日一行。余仿吳鞠通法。進天台馬藥散二錢加巴豆霜一分。藥進。辛苦萬分。矢氣無數。次日大下濁穢如黃白油者半罐。脹滿略消。堅亦略軟。又進以炒白朮五錢。川附子五錢。麗參四錢。乾薑四錢。草菓二錢。丁香三錢。炙草一錢。厚樸二錢。木香錢半。服三劑。又下白色堅球三四枚。腹脹消去八成。痛亦稍愈。仍然按之堅。食物尚痛。痛在全腹。不專在臍兩旁矣。腹時悸。又服三劑。大便仍有白色濁穢。又因怒鬱犯肝氣竄痛。右關仍緊。左關沉弦而澀滯。經期將屆。又進理中加丁香附子肉桂歸身柴胡香附白芍青皮服之。照舊。惟肝氣不痛矣。而腹痛雖輕。依然堅硬。行走傴僂。右關雖略有神。沉取仍堅緊。經期已屆。

剂，经脉复来些许，又来白色者，两日而腹痛终未见轻，窜胁痛甚，似有如鸡卵大一物。又泻完谷不化两日，进以鸦片烟得止。余十八日返里，胁痛愈，又下大腹脐之两旁，腹皮高突，脐两边痛不可忍，日夜不止，食物更剧，唇白口淡，舌无苔，夜出虚汗，腹满坚硬，两手脉沉，弗起，右关沉紧坚牢，乃太阴寒实所结重症。所以此时服理中、建中等不中也。大便两三日一行，余仿吴鞠通法，进天台马药散二钱，加巴豆霜一分，药进，辛苦万分，矢气无数。次日大下浊秽如黄白油者半罐，胀满略消，坚亦略软。又进以炒白术五钱，川附子五钱，丽参四钱，干姜四钱，草果二钱，丁香三钱，炙草一钱，厚朴二钱，木香钱半，服三剂，又下白色坚球三四枚，腹胀消去八成，痛亦稍愈。仍然按之坚，食物尚痛，痛在全腹，不专在脐两旁矣。腹时悸，又服三剂，大便仍有白色浊秽，又因怒郁犯肝气窜痛，右关仍紧，左关沉弦而涩滞，经期将届，又进理中加丁香、附子、肉桂、归身、柴胡、香附、白芍、青皮服之，照旧。惟肝气不痛矣，而腹痛虽轻，依然坚硬，行走伛偻。右关虽略有神，沉取仍坚紧，经期已届，两尺紧，肝脉涩，乃进以全当归五钱，川芎三钱，焦白术三钱，阿胶四钱，川续断四钱，香附三钱，桃仁三钱，五灵脂二钱，牛膝三钱，附子三钱，肉桂二钱，苏木钱半，两剂病无增减，惟月信已来，多寡照常。又进以丽参四钱，生白术二钱，苍术二钱，干姜三钱，附子三钱，炙草一钱，归身四钱，公丁香二钱，二剂，减丁香一钱，加陈皮一钱，茯苓三钱。再方，丽参四钱，生白术五钱，炙草一钱，干姜二钱，附子二钱，草果三钱，槟榔二钱，服二剂，病均见效，惟气虚劳动，气喘心跳，四肢无力，终日喜睡，当是脾虚不振也。

高丽参二钱　炒白芍三钱　青龙骨四钱　炙甘草钱半　炙黄耆五钱　桂枝尖二钱　真饧糖三钱　当归身三钱　酸枣仁三钱　煨姜三片　大枣三枚

服五剂，诸恙均痊，接服归脾丸。

小眼角时常流泪，夜间赤涩作痒，流泪，左右更移，两关弦细，阳明空虚，肝阳上扰，调

兩尺緊肝脈澀乃進以全當歸五錢川芎三錢焦白朮三錢阿膠四錢川續斷四錢香附三錢桃仁三錢五靈脂二錢牛膝三錢附子三錢肉桂二錢蘇木錢半兩劑病無增減惟月信已來多寡照常又進以麗參四錢生白朮二錢蒼朮二錢乾薑三錢附子三錢炙草一錢歸身四錢公丁香二錢二劑減丁香一錢加陳皮一錢茯苓三錢再方麗參四錢生白朮五錢炙草一錢乾薑二錢附子二錢草菓三錢檳榔二錢服二劑病均見效惟氣虛勞動氣喘心跳四肢無力終日喜睡當是脾虛不振也

高麗參　二錢　炒白芍　三錢　青龍骨　四錢　炙甘草　錢半
炙黃耆　五錢　桂枝尖　二錢　眞餳糖　三錢　當歸身　三錢
酸棗仁　三錢　煨薑　三片　大棗　三枚

服五劑諸恙均痊接服歸脾丸

小眼角時常流淚夜間赤澀作癢流淚左右更移兩關弦細陽明空虛肝陽上擾調

補肝胃

當歸身 三錢 炒白芍 三錢 炙甘草 一錢 川杞子 五錢

雲茯神 三錢 桂枝尖 一錢 柏子仁 三錢 炙黄耆 四錢

羚羊角 一錢 桂圓肉 三錢

腎虛濕蘊時常流濁利濕傷陰補腎錮濕脈來沉細而弦治必用金石之品直達至陰之地方能益腎除濕

眞 珠 一錢 雄 黄 五分 梅冰片 五分 牛 黄 五分

琥 珀 二錢 象貝母 二錢 硃 砂 一錢 青 黛 五分

生地汁 八兩 飛羅麵 五錢 人中白末 一錢

打和爲丸每服十丸開水送下

郭炳堂如君 二十餘歲體素强忽然脚心癢不可忍心裏煩躁不堪自欲投海懸樑診其脈惟左手尺寸略見洪數此外又不見別病徧查方書不識病名惟憶經

补肝胃。

当归身三钱　炒白芍三钱　炙甘草一钱　川杞子五钱　云茯神三钱　桂枝尖一钱　柏子仁三钱　炙黄耆四钱　羚羊角一钱　桂圆肉三钱

肾虚温蕴，时常流浊，利湿伤阴，补肾锢湿，脉来沉细而弦，治必用金石之品，直达至阴之地，方能益肾除湿。

真珠一钱　雄黄五分　梅冰片五分　牛黄五分　琥珀二钱　象贝母二钱　硃砂一钱　青黛五分　生地汁八两　飞罗面五钱　人中白末一钱

打和为丸，每服十丸，开水送下。

郭炳堂如君　二十余岁，体素强，忽然脚心痒不可忍，心里烦躁不堪，自欲投海悬梁。诊其脉，惟左手尺寸略见洪数，此外又不见别病，遍查方书不识病名，惟忆经云：诸痛痒疮皆属于火，知其为火，无疑脚心为涌泉穴，属少阴，想必系肾火下泄为痒，上浮而为烦躁也。欲用知柏八味，则不宜于心，欲用犀角地黄，则恐其引热入荣而为痱疹。遂单用元参一味，取其直入少阴，用至一两五钱，服后一点钟久，其痒止、烦躁已退。越日身有微热，再用元参、知母、黄连、黄芩，一服而安。愈后某以为神奇，殊不知症本变幻无穷，总不离于六经，分经治症，万无一失。因忆及孟英案中，治阴虚火炎，面赤如饮酒，用一味元参汤，亦即此意耳。

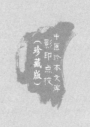

李菊荪　诊得六脉浮大而不弦，身热，手指、手背微肿，指节微红，手足不能动摇，微温，此风中经络，热痹症也。亦谓之行痹，亦谓之白虎历节，方书多作寒治。不知南方气湿积湿化热，风热相搏，邪气与正气相激而痛。若不痛，则正气衰症必缠绵难已矣。叶氏及《条辨》有热痹方论，俱遵《内经》热淫于内，治以甘寒法，更加通络药数服，痛即止。若用风药及行气燥药，一定痛不可忍，屡试之矣。然风主动，以静息之。若用风药及行气，则动其风，煽其热，所以加痛也。

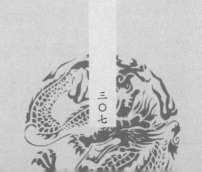

云諸痛癢瘡皆屬於火知其爲火無疑脚心爲湧泉穴屬少陰想必係腎火下泄爲癢上浮而爲煩躁也欲用知柏八味則不宜於心欲用犀角地黄則恐其引熱入榮而爲痱疹遂單用元參一味取其直入少陰用至一兩五錢服後一點鐘久其癢止煩躁已退越日身有微熱再用元參知母黄連黄芩一服而安愈後某以爲神奇殊不知症本變幻無窮總不離於六經分經治症萬無一失因憶及孟英案中治陰虚火炎面赤如飲酒用一味元參湯亦即此意耳

李菊蓀　診得六脈浮大而不弦身熱手指手背微腫指節微紅手足不能動搖微溫此風中經絡熱痺症也亦謂之行痺亦謂之白虎歷節方書多作寒治不知南方氣濕積濕化熱風熱相搏邪氣與正氣相激而痛若不痛則正氣衰症必纏綿難已矣葉氏及條辨有熱痺方論俱遵內經熱淫於內治以甘寒法更加通絡藥數服痛即止若用風藥及行氣燥藥一定痛不可忍屢試之矣然風主動以靜息之若用風藥及行氣則動其風煽其熱所以加痛也

細生地 三錢 海桐皮 錢半 絲瓜絡 二錢 元武板 四錢
釵石斛 四錢 生薏米 五錢 木防己 二錢 川貝母 三錢
生薑黃 一錢

又

茅根 六錢 虎骨 五錢 貝母 二錢 北杏 三錢
生地 四錢 雲苓 三錢 元參 三錢 龜板 四錢
木通 二錢

霍亂誤治辨論

歲在壬寅天時不正霍亂盛行適余在滬目覩死亡相繼殊堪憫目其間死於病者半死於醫者半良由乾濕不分閉脫未明也近閱報端所登各方皆未允當蓋緣同道各公誤於俗見將痧字一字橫亘胸中症則閉脫不分藥則香燥競進將治乾霍亂之法以治寒濕吐瀉之霍亂是指鹿爲馬張冠李戴也殊不思吐瀉之餘焉有餘

细生地三钱　海桐皮钱半　丝瓜络二钱　元武板四钱　钗石斛四钱　生薏米五钱　木防己二钱　川贝母三钱　生姜黄一钱

又

茅根六钱　虎骨五钱　贝母二钱　北杏三钱　生地四钱　云苓三钱　元参三钱　龟板四钱　木通二钱

霍乱误治辨论

岁在壬寅，天时不正，霍乱盛行，适余在沪，目睹死亡相继，殊堪悯，目其间死于病者半，死于医者半，良由干湿不分，闭脱未明也。近阅报端所登各方，皆未允当，盖缘同道各公误于俗见，将痧字一子横亘胸中，症则闭脱不分，药则香燥竞进，将治干霍乱之法以治寒湿吐泻之霍乱，是指鹿为马，张冠李戴也。殊不思吐泻之余，焉有余气，受此香窜辛通破耗之品，不死何待？良可慨耳！按霍乱一症王孟英论之最详，而玉衡一书亦极详明，然于寒湿一门仍略。盖吐泻不出，转筋腹绞是干霍乱，即俗所谓吊脚绞肠痧症，是为闭症，玉衡方法宜之。近来时行之霍乱，吐泻不止，危在顷刻，是为寒湿霍乱，脱症是也，与闭症治法天渊悬殊。瘪螺者脾气塌陷，腹不甚痛，正不敌邪，汗出厥逆，目陷，阳气将亡之徵。病由伏邪所感发，非尽关疫气之传染。脉非弦大而虚，即沉伏而紧，所谓伏者正气沉，伏之伏非伏闭不通之谓也。治以理中、四逆为主方，而吴萸、伏龙肝为方中必不可缺之药；转筋加木瓜，以和肝；腹胀加鸡内金；发热加桂枝；气滞加砂仁。倘药不能入，急用猪胆汁一个，生和入药为引药，候冷服，取同气相求之意。一切香燥行气之品，切勿妄加，以速其死，尤禁米粥。有一粒入口仙丹莫救之戒，即愈后亦须间一昼夜方可见米。特拟证治方论以为同道者，告俾临症知所指归，则幸甚矣！

黑附子四钱　炒白芍四钱　炮干姜五钱　泡吴萸三钱

氣受此香竄辛通破耗之品不死何待良可慨耳按霍亂一症王孟英論之最詳而玉衡一書亦極詳明然於寒濕一門仍略蓋吐瀉不出轉筋腹絞是乾霍亂卽俗所謂弔脚絞腸痧症是爲閉症玉衡方法宜之近來時行之霍亂吐瀉不止危在頃刻是爲寒濕霍亂脫症是也與閉症治法天淵懸殊瘪螺者脾氣塌陷腹不甚痛正不敵邪汗出厥逆目陷陽氣將亡之徵病由伏邪所感發非盡關疫氣之傳染脉非弦大而虛卽沉伏而緊所謂伏者正氣沉伏之伏非伏閉不通之謂也治以理中四逆爲主方而吳萸伏龍肝爲方中必不可缺之藥轉筋加木瓜以和肝腹脹加雞內金發熱加桂枝氣滯加砂仁倘藥不能入急用豬胆汁一個生和入藥爲引藥候冷服取同氣相求之意一切香燥行氣之品切勿妄加以速其死尤禁米粥有一粒入口仙丹莫救之戒卽愈後亦須間一晝夜方可見米特擬證治方論以爲同道者告俾臨症知所指歸則幸甚矣

黑附子　四錢　炒白朮　四錢　炮乾薑　五錢　泡吳萸　三錢

伏龍肝　八錢　高麗參　四錢　炙甘草　三錢

如亡陽汗出改用人參三四錢更妙無力之家麗參卽用防黨一兩亦可亡陽去吳萸加牡蠣二兩病重附子可用生者藥不能入非胆汁不爲功藥之分兩仍須臨症視病者强弱輕重以爲增減未可拘守此症來重變速用藥不當誤人性命固醫之罪而分兩太輕心存探試轉瞬病變莫救亦係醫之罪也

王書年世伯　發熱微渴面垢汗出便短神昏呻吟聲細左手脈細右手脈大寸甚風溫犯肺誤服小柴胡湯犀羚等藥幸未引邪逆傳始終尚在肺耳

冬桑葉　川貝母　北杏仁　川石斛　淡竹葉　飛滑石

大生地　乾梨皮　鮮葦根

陸觀察　脈弦細如絲咳吐稀涎味鹹臍上氣冲卽嗆咳時有喘狀已延數月醫者束手内經論咳篇最詳今參脈象症狀殆腎咳歟按經治病當不謬耳

蛤蚧尾　一對　女貞子　四錢　雲茯苓　三錢　乾杞子　五錢

伏龙肝八钱　高丽参四钱　炙甘草三钱

如亡阳汗出，改用人参三四钱更妙。无力之家，丽参即用防党一两亦可亡阳，去吴萸，加牡蛎二两；病重附子可用生者；药不能入，非胆汁不为功，药之分两仍须临症视病者强弱轻重以为增减，未可拘守。此症来重变速，用药不当误人性命，固医之罪而分两太轻。心存探试，转瞬病变莫救，亦系医之罪也。

王书年世伯　发热微渴，面垢汗出，便短神昏，呻吟声细，左手脉细，右手脉大，寸甚，风温犯肺，误服小柴胡汤、犀羚等药，幸未引邪逆传，始终尚在肺耳。

冬桑叶　川贝母　北杏仁　川石斛　淡竹叶　飞滑石　大生地　干梨皮　鲜苇根

陆观察　脉弦细如丝，咳吐稀涎味咸，脐上气冲，即呛咳时有喘状，已延数月，医者束手。《内经》论咳篇最详，今参脉象症状，殆肾咳欤。按经治病，当不谬耳。

蛤蚧尾一对　女贞子四钱　云茯苓三钱　干杞子五钱

干地黄四钱　南杏仁三钱　沉香节五分　川贝母二钱　破故纸钱半　胡桃肉二钱

十剂后愈其半，嘱日以蛤蚧一对，杞子五钱，连服数十次遂痊。

王　风温咳，脉右大，轻清宣扬解之。

冬桑叶三钱　南杏仁三钱　南沙参三钱　瓜蒌皮二钱　干苇根三钱　生甘草五分　川贝母二钱　雪梨干三钱

脉细缓，呆坐不言，呼十声应一声，细如虫鸣，不知饥，卧则需人扶而后能起，参诸脉症，暑湿为患。盖以湿之中人，如油着物，不能骤去，治不得法，变瘫痪劳瘵者多矣。此薛生白先生所以著湿温辨论嘉惠后学，诚非浅鲜。

白蔻仁一钱　云茯苓三钱　冬瓜仁三钱　川厚朴钱半　扁豆皮三钱　木防己二钱　生薏米五钱　川石斛四钱　飞滑石二钱　大豆黄卷三钱

乾地黃　四錢　南杏仁　三錢　沉香節　五分　川貝母　二錢
破故紙　錢半　胡桃肉　二錢
十劑後愈其半囑日以蛤蚧一對杞子五錢連服數十次遂痊

王

風溫咳脈右大輕清宣揚解之
冬桑葉　三錢　南杏仁　三錢　南沙參　三錢　瓜蔞皮　二錢
乾葦根　三錢　生甘草　五分　川貝母　二錢　雪梨乾　三錢

脈細緩呆坐不言呼十聲應一聲細如虫鳴不知飢臥則需人扶而後能起參諸脈症暑濕爲患蓋以濕之中人如油着物不能驟去治不得法變癱瘓勞瘵者多矣此薛生白先生所以著濕溫辨論嘉惠後學誠非淺鮮

白蔻仁　一錢　雲茯苓　三錢　冬瓜仁　三錢　川厚朴　錢半
扁豆皮　三錢　木防己　二錢　生薏米　五錢　川石斛　四錢
飛滑石　二錢　大豆黃卷　三錢

王可莊年伯　脈來二至而青白曲身僵臥手足痛至不能轉側寒痺虛症應遵立齋溫補通絡法以通則不痛耳

黑附片　四錢　雲茯苓　三錢　高麗參　二錢　炙甘草　錢半

炒白朮　二錢　酥虎骨　四錢　川獨活　一錢

四劑已愈其半但陽明脈絡空虛照方減去附子獨活加桑寄生牛膝服二十餘劑始能行動再用四君加當歸狗脊虎骨鹿筋木瓜杜仲杞子續斷等十餘劑收功

王　翁　兩手寸關浮大而數尺部沉微不見此卽經所謂五志過極水火相離陽浮陰脫并詢初起時先二日見頭暈眼花及卒中不省人事手足不能轉動兩手足俱有煖氣脈症相參其爲類中無疑此乃老年腎水虧虛肝風內動因而上逆卽西醫所謂血冲腦氣筋以陰不能維陽而上厥也若遇時醫必進以小續命及熟地參附桂茸等藥不死何待此靈胎先生所云以辛熱剛燥治之固非以補陰

王可庄年伯　脉来二至，而青白曲身僵卧，手足痛至不能转侧，寒痹虚症，应遵立斋温补通络法，以通则不痛耳。

黑附片四钱　云茯苓三钱　高丽参二钱　炙甘草钱半　炒白术二钱　酥虎骨四钱　川独活一钱

四剂已愈其半，但阳明脉络空虚，照方减去附子、独活，加桑寄生、牛膝，服二十余剂始能行动。再用四君加当归、狗脊、虎骨、鹿筋、木瓜、杜仲、杞子、续断等，十余剂收功。

王翁　两手寸关浮大而数，尺部沉微不见，此即经所谓五志过极，水火相离，阳浮阴脱。并询初起时先二日见头晕眼花，及卒中不省人事，手足不能转动，两手足俱有暖气，脉症相参，其为类中无疑。此乃老年肾水亏虚，肝风内动因而上逆，即西医所谓血冲脑气筋，以阴不能维阳而上厥也。若遇时医，必进以小续命及熟地、参、附、桂、茸等药，不死何以待此。灵胎先生所云，以辛热刚燥治之，固非以补阴滋腻治之亦谬，真卓论也。大剂养血、熄风、镇逆，自是正治。

酥龟板八钱　生牡蛎四钱　大蝉衣一钱　干地黄四钱　生龙齿三钱　女贞子四钱　甘菊花一钱　灵磁石五钱　旧熟地三钱　乌豆衣三钱

一剂即清醒，及后再见物件，俱觉其自能旋动而头不晕。前方加乌梅，连进十余剂而痊。

刘信翁　患感寒热，独发于午后，脉浮弦尺甚，颈强硬不能转侧，仍以太阳论治，进桂枝汤加羌活、细辛，一剂而痊。

沈绿屏年伯　两脚软弱不能行走，病经两月，诊脉浮缓。盖以浮为肺脉，缓为热也，正合经云肺热叶焦，则生痿躄是也。

真虎骨　冬桑叶　天门冬　钗石斛　整玉竹　淮山药　川牛膝　川续断　川地骨　宣木瓜

滋膩治之亦謬眞卓論也大劑養血熄風鎭逆自是正治

酥龜板　八錢　生牡蠣　四錢　大蟬衣　一錢　乾地黃　四錢

生龍齒　三錢　女貞子　四錢　甘菊花　一錢　靈磁石　五錢

舊熟地　三錢　烏豆衣　三錢

一劑即淸醒及後再見物件俱覺其自能旋動而頭不暈前方加烏梅連進十餘劑而痊

劉信翁　患感寒熱獨發於午後脈浮弦尺甚頸强硬不能轉側仍以太陽論治進桂枝湯加羌活細辛一劑而痊

沈綠屏年伯　兩脚軟弱不能行走病經兩月診脈浮緩蓋以浮爲肺脈緩爲熱也正合經云肺熱葉焦則生痿躄是也

眞虎骨　冬桑葉　天門冬　釵石斛　整玉竹　淮山藥

川牛膝　川續斷　川地骨　宣木瓜

進六劑漸能立減地骨加杞子女貞子桑寄生再服六劑能行十餘丈接服丸藥而痊

丸方

虎骨　川牛膝　杞子　石斛　天冬　桑寄生

杜仲　木瓜　黃柏　女貞子　知母　甘草

爲丸每服五錢

臍下小腹積如雞卵日見其大雖能左右移動仍不離小腹部位兩年來攻伐消水迅利之藥服之殆遍病未能除元氣大傷每月例脹一次不治亦能自消診脈沉弦而牢石水爲患宜進眞武湯王道緩攻之法

雲茯苓　三錢　生白朮　二錢　炒白芍　三錢　熟附子　二錢

大生薑　三錢　甘遂末　一錢

連服五六劑其積略小再加腹皮三錢間日一服其積漸消七八僅如酒杯大

进六剂渐能立。减地骨，加杞子、女贞子、桑寄生，再服六剂，能行十余丈，接服丸药而痊。

丸方

虎骨　川牛膝　杞子　石斛　天冬　桑寄生　杜仲　木瓜　黄柏　女贞子　知母　甘草

为丸，每服五钱。

脐下小腹积如鸡卵，日见其大，虽能左右移动，仍不离小腹部位。两年来攻伐、消水迅利之药服之殆遍，病未能除，元气大伤，每月例胀一次，不治亦能自消。诊脉沉弦而牢，石水为患，宜进真武汤，王道缓攻之法。

云茯苓三钱　生白术二钱　炒白芍三钱　熟附子二钱　大生姜三钱　甘遂末一钱

连服五六剂，其积略小。再加腹皮三钱，间日一服，其积渐消七八，仅如酒杯大，嗣去腹皮、甘遂，十余剂而痊。

凤楼　腹痛，每发于午后，晚间得食更剧，行气消导服之无效。脉弦数，右关甚，病发于肝，逍遥是议。

软柴胡五钱　木香八分　酒芍三钱　郁金钱半　全当归钱半　益母草五钱　于术钱半　胡连一钱　青皮一钱　生甘草七分

胁下窜痛，每夜骨间发热，舌红口干，左关弦数，热在血分，以清骨饮立局。

银柴胡二钱　酥鳖甲三钱　小青蒿二钱　胡黄连一钱　川地骨三钱　肥知母三钱　大秦艽二钱　粉丹皮二钱　炙甘草八分　川楝肉二钱　延胡索二钱

热多寒少，疟起肩臂节，烦痛呕渴，脉浮汗多，进以桂枝、白虎三剂霍然。皖南周澂之谓：凡疟须问寒自何起最为要诀，起四肢属脾；起腰脊属太阳；久病属督、属肾

嗣去腹皮甘遂十餘劑而痊

鳳　樓　腹痛每發於午後晚間得食更劇行氣消導服之無效脉弦數右關甚病發於肝逍遥是議

軟柴胡　五錢　木　香　八分　酒　芍　三錢　鬱　金　錢半

全當歸　錢半　益母草　五錢　於　朮　錢半　胡　連　一錢

青　皮　一錢　生甘草　七分

脇下竄痛每夜骨間發熱舌紅口乾左關弦數熱在血分以清骨飲立局

銀柴胡　二錢　酥鱉甲　三錢　小青蒿　二錢　胡黃連　一錢

川地骨　三錢　肥知母　三錢　大秦艽　二錢　粉丹皮　二錢

炙甘草　八分　川楝肉　二錢　延胡索　二錢

熱多寒少瘧起肩臂骨節煩痛嘔渴脈浮汗多進以桂枝白虎三劑霍然皖南周澂之謂凡瘧須問寒自何起最爲要訣起四肢屬脾起腰脊屬太陽久病屬督屬腎

起肩脇屬肺起心中屬三焦包絡陰瘧多因寒濕下受由太陽入督也余按南方正瘧甚少大半溫熱暑濕痰食居多醫者猶拘執不化即定小柴胡爲主方余目覩治誤者不可數計葉案瘧疾一門獨具心法誠補前人所未備王氏孟英治溫暑痰熱之瘧尤屬卓出羣輩明如靈胎修園猶執柴胡爲主藥謬斥葉氏之非甚矣哉醫道之難也即如此症陽明暑瘧顯然前醫已進小柴胡加青皮草菓數劑矣殊不思柴胡最刼肝汁青皮破氣發汗草菓乃通陽刼藥脈遲來晏邪已入陰須用此升之使出以此等方以治陽明暑瘧是速之斃也荒謬可笑因幷記之

陳　婦　肝脾氣鬱丸方

薑　黃　五錢　蒼　朮　二兩　甘　草　五錢　香　附　五錢

枳　實　五錢

共爲細末薑汁合蜜各半丸小小丸每早送下三錢

痰閉肺絡失音擬清音丸緩攻

起肩胁属肺；起心中属三焦包络。阴疟多因寒湿下受，由太阳入督也。余按南方正疟甚少，大半温、热、暑、湿、痰、食居多，医者犹拘执不化，即定小柴胡为主方。余目睹治误者不可数计，叶案疟疾一门，独具心法，诚补前人所未备。王氏孟英治温、暑、痰、热之疟，尤属卓出群辈。明如灵胎、修园犹执柴胡为主药，谬斥叶氏之非甚矣哉，医道之难也。即如此症，阳明暑疟显然，前医已进小柴胡加青皮、草果数剂矣。殊不思柴胡最劫肝汁，青皮破气发汗，草果乃通阳劫药，脉迟来晏，邪已入阴，须用此升之使出，以此等方以治阳明暑疟是速之毙也！荒谬可笑，因并记之。

陈妇　肝脾气郁丸方。

姜黄五钱　苍术二两
甘草五钱　香附五钱
枳实五钱

共为细末，姜汁合蜜各半丸，小小丸每早送下三钱。

痰闭肺络，失音，拟清音丸缓攻。

桔梗五钱　诃子五钱　甘草二钱半　硼砂钱半　青黛钱半　冰片一分半

细末为丸，龙眼大，每早晚含化一丸。

又

礞石二钱半　风化硝二钱半　硃砂二钱半　沉香钱二分　正珍珠钱二分　牛黄三分　冰片三分

为细末，天麻煮汁，丸如芡实子大，每竹沥、姜汁一滴下三丸。

两关脉滑，胆胃不和，痰热内滞，夜闻心惕，多疑不眠，宜进温胆以利导之。盖腑以通为补耳。

酸枣仁三钱　茯神三钱　瓦楞子五钱　广橘皮钱半　竹茹三钱　炒秫米三钱　枳实七分　制半夏钱半

桔梗 五錢　訶子 五錢　甘草 二錢半
硼砂 錢半　青黛 錢半　冰片 一分半
細末爲丸龍眼大每早晚含化一丸

又

礞石 二錢半　風化硝 二錢半　硃砂 二錢半
沉香 錢二分　正珍珠 錢二分　牛黄 三分
冰片 三分
爲細末天麻煑汁丸如芡實子大每竹瀝薑汁一滴送下三丸

兩關脈滑胆胃不和痰熱内滯夜聞心惕多疑不眠宜進溫胆以利導之蓋腑以通爲補耳

酸棗仁 三錢　茯神 三錢　瓦楞子 五錢　廣橘皮 錢半
竹茹 三錢　炒秫米 三錢　枳實 七分　製半夏 錢半

瓜蔞皮 四錢 萱 花 四錢

王 嫂 因驚得奔豚症三年之久百藥罔效良以金匱以下諸書治奔豚各方施諸今時無一應者亦古今病因方域異耳擬方數劑其病若失

桂枝尖 三錢 代赭石 六錢 半 夏 二錢 焦白芍 三錢

旋覆花 三錢 生 薑 二錢 炙甘草 錢半 白茯苓 三錢

黑 棗 三枚

吳 婦 左關尺緩陰虛水不涵木晨起頭痛滋水養木參以鎮潛之品

乾地黃 四錢 粉丹皮 錢半 靈磁石 五錢 建澤瀉 二錢

雲茯苓 三錢 生石决 八錢 山萸肉 二錢 淮山藥 三錢

杭甘菊 三錢 酥龜板 四錢

林 婦 白帶年深八脈不固肝腎久已損傷所以週身腰膝筋骨空痛汎事愆期培固根本枝葉自榮勿徒見病治病迄無成效脈細數用苦堅固濇法

瓜蒌皮四钱　萱花四钱

王嫂　因惊得奔豚症三年之久，百药罔效。良以金匮以下诸书治奔豚各方施诸今时，无一应者，亦古今病因方域异耳。拟方数剂，其病若失。

桂枝尖三钱　代赭石六钱　半夏二钱　焦白芍三钱　旋覆花三钱　生姜二钱　炙甘草钱半　白茯苓三钱　黑枣三钱

吴妇　左关尺缓，阴虚，水不涵木，晨起头痛，滋水养木，参以镇潜之品。

干地黄四钱　粉月皮钱半　灵磁石五钱　建泽泻二钱　云茯苓三钱　生石决八钱　山萸肉二钱　淮山药三钱　杭甘菊三钱　酥龟板四钱

林妇　白带年深，八脉不固，肝肾久已损伤。所以周身腰膝、筋骨空痛，泛事愆期，培固根本，枝叶自荣，勿徒见病治病，迄无成效。脉细数，用苦坚固涩法。

漂苍术三钱　川杜仲四钱　阿胶珠四钱　黑黄柏二钱　黑当归三钱　金毛脊四钱　何首乌五钱　海螵蛸六钱　芡实肉四钱　炒山药四钱

王　两骽痹痛，痠软，脉沉缓而涩，驱风、祛湿、宣络为主，所谓通则不痛耳。

防己二钱　薏米五钱　独活二钱　生耆四钱　蚕砂三钱　知母二钱　桂枝三钱　苍术三钱　通草钱半　姜黄二钱

再诊，诸症未有增减，应进温通补血之剂，亦治风先治血之意也。

生黄耆五钱　木防己钱半　骨碎补三钱　桂枝尖一钱　大归身四钱　金毛脊四钱　川续断四钱　元武板八钱　白蒺藜五钱　厚杜仲四钱　川羌活一钱　虎胫骨五钱

脉滑数，胸膈痞悗，夜不能寐，口渴便结。经云：九窍不和，皆属于胃，宣痞和胃，豁痰为

漂蒼朮　三錢　川杜仲　四錢　阿膠珠　四錢　黑黃柏　二錢
黑當歸　三錢　金毛脊　四錢　何首烏　五錢　海螵蛸　六錢
芡實肉　四錢　炒山藥　四錢

王　兩骽痺痛痠軟脈沉緩而澀驅風祛濕宣絡爲主所謂通則不痛耳

防己　二錢　薏米　五錢　獨活　二錢　生耆　四錢
蠶砂　三錢　知母　二錢　桂枝　三錢　蒼朮　三錢
通草　錢半　薑黃　二錢

再診諸症未有增減應進溫通補血之劑亦治風先治血之意也

生黃耆　五錢　木防己　錢半　骨碎補　三錢　桂枝尖　一錢
大歸身　四錢　金毛脊　四錢　川續斷　四錢　元武板　八錢
白蒺藜　五錢　厚杜仲　四錢　川羌活　一錢　虎脛骨　五錢

脈滑數胸膈痞悗夜不能寐口渴便結經云九竅不和皆屬於胃宣痞和胃豁痰爲

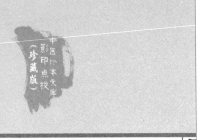

主

瓜蔞仁 四錢 川貝母 三錢 郁金子 一錢 白茯神 三錢

竹 茹 三錢 製半夏 錢半 舊枳實 一錢 鮮石斛 三錢

醋薤白 二錢 秫 米 三錢

按陽明脈環耳前後少陽脉下耳後耳後各經疼痛按之不堅痛叫不止食廢便閉脈浮大而弦按之無力此陰虛之體風熱發於少陽陽明育陰潛陽佐以通降六腑以通爲補經云在上者引而下之是其治也

生首烏 八錢 川牛膝 二錢 人中黄 一錢 元武版 五錢

鮮生地 一兩 瓜蔞仁 三錢 浙貝母 三錢 鮮菊葉 三錢

夏枯草 三錢 苦丁茶 三錢

李

暑濕水瀉腹痛惡心疏補脾胃佐以祛濕和中

蒼朮 炒薏米 茯苓 半夏 木香 白扁豆

主。

瓜萎仁四钱　川贝母三钱　郁金子一钱　白茯神三钱　竹茹三钱　制半夏钱半　旧枳实一钱　鲜石斛三钱　醋薤白二钱　秫米三钱

【按】阳明脉环耳前后，少阳脉下耳后，耳后各经疼痛，按之不坚，痛叫不止，食废便闭，脉浮大而弦，按之无力，此阴虚之体，风热发于少阳、阳明，育阴潜阳，佐以通降六腑，以通为补。经云：在上者引而下之是其治也。

生首乌八钱　川牛膝二钱　人中宝一钱　元武版五钱　鲜生地一两　瓜萎仁三钱　浙贝母三钱　鲜菊叶三钱　夏枯草三钱　苦丁茶三钱

李　暑湿水泻，腹痛恶心，疏补脾胃，佐以祛湿和中。

苍术　炒薏米　茯苓　半夏　木香　白扁豆

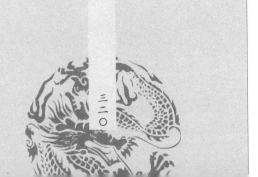

川朴　砂仁　大腹皮
藿香　炙草　白术

阳明之脉络于目，目病外障多主肺胃湿热，内障多主肝肾阴虚，神光散大多主阳虚。今神光散大，小便不禁，大便难，拟用仲景桂枝附子去桂加白术汤，两温脾肾。

宫叶仙　积湿生病，阻塞肺气不能下降，是以呛咳气喘，举发无常，脉来弦滑，宜肃肺消痰。

海浮石六钱　赤茯苓四钱　炙紫苑（菀）二钱　广橘皮二钱　瓜蒌仁六钱　薏苡米八钱　甜杏仁六钱　杭白芍二钱　川贝母五钱　北沙参八钱　炙甘草一钱　马料豆六钱

依法取末，水泛为丸，每服三钱。

便红年余，寸关软弱，两尺按之沉数，面浮肢肿，神气衰备，势颇危殆，仿东垣升阳法。

高丽参三钱　炙黄耆三钱　炙甘草一钱　全当身二钱　炙升麻一钱　广陈皮一钱　焦白芍三钱　制于术三钱

川樸　砂仁　大腹皮　藿香　炙草　白朮

陽明之脈絡於目目病外障多主肺胃濕熱內障多主肝腎陰虛神光散大多主陽虛今神光散大小便不禁大便難擬用仲景桂枝附子去桂加白朮湯兩溫脾腎

宮葉仙　積濕生病阻塞肺氣不能下降是以嗆咳氣喘舉發無常脈來弦滑宜肅肺消痰

海浮石　六錢　赤茯苓　四錢　炙紫苑　二錢　廣橘皮　二錢
瓜蔞仁　六錢　薏苡米　八錢　甜杏仁　六錢　杭白芍　二錢
川貝母　五錢　北沙參　八錢　炙甘草　一錢　馬料豆　六錢

依法取末水泛爲丸每服三錢

便紅年餘寸關軟弱兩尺按之沉數面浮肢腫神氣衰憊勢頗危殆仿東垣升陽法

高麗參　三錢　炙黃耆　三錢　炙甘草　一錢　全當身　二錢
炙升麻　一錢　廣陳皮　一錢　焦白芍　三錢　製於朮　三錢

側栢炭 三錢 荷葉炭 三錢

劉小兒 發熱嘔吐脾瀉月餘不痊渴飲不止急防慢脾

大熟地 大生耆 公丁香 全當歸 米黨參 肉蔻仁

生白朮 炙甘草 炒白芍 炮薑炭 訶子皮

李城韜 惡心腹痛瀉泄暑濕內蘊

蒼朮 三錢 茯苓 三錢 扁豆皮 三錢 半夏 二錢

大腹皮 二錢 厚樸 二錢 澤瀉 二錢 廣木香 二錢

豬苓 二錢 藿香梗 二錢

辛少仙 暑濕內蘊滯下多白腹痛便短進以苦辛寒法

小川連 二錢 大腹皮 三錢 建澤瀉 二錢 紫厚樸 錢半

漂蒼朮 二錢 生白芍 二錢 廣木香 錢半 白茯苓 三錢

豬苓片 二錢 扁豆皮 四錢 六一散 三錢

侧柏炭三钱 荷叶炭三钱

刘小儿 发热呕吐，脾泻月余不痊，渴饮不止，急防慢脾。

大熟地 大生耆 公丁香 全当归 米党参 肉蔻仁 生白术 炙甘草 炒白芍 炮姜炭 诃子皮

李城韬 恶心腹痛，泻泄，暑湿内蕴。

苍术三钱 茯苓三钱 扁豆衣三钱 半夏二钱 大腹皮二钱 厚朴二钱 泽泻二钱 广木香二钱 猪苓二钱 藿香梗二钱

辛少仙 暑湿内蕴，滞下多白，腹痛便短，进以苦辛寒法。

小川连二钱 大腹皮三钱 建泽泻二钱 紫厚朴钱半 漂苍术二钱 生白芍二钱 广木香钱半 白茯苓三钱 猪苓片二钱 扁豆皮四钱 六一散三钱

黄妓　尿血涩痛，左关尺滑数，肝肾热蕴，治以苦咸寒剂。

大生地四钱　酒胆草一钱　盐黄柏二钱　甘草梢钱半　粉丹皮三钱　赤芍药三钱　车前子二钱　当归尾钱半　黑山栀二钱　犀角屑一钱　泽泻片二钱　陈藕节三个

杨顺　受暑扶湿，头痛口渴，便赤恶心，发热，拟新加香需饮，辛温复辛凉法。

小川连　金银花　淡竹叶　紫厚朴　扁豆皮　川香薷　连翘壳　鲜荷叶　藿香梗　益元散

脉沉微，腹痛呕吐，胃阳虚微，浊阴上逆，温中降逆，祛寒主之。

高丽参四钱　茯苓三钱　炮吴萸三钱　生白术四钱　干姜三钱　代赭石四钱　炙甘草二钱　半夏四钱　川厚朴钱半

温邪郁肺，痰滞腥浊，鼻塞不闻香臭，应以麻杏甘石加减，宣通太阴，俾郁热得以外

黃妓　尿血澀痛左關尺滑數肝腎熱蘊治以苦鹹寒劑

大生地　四錢　酒胆草　一錢　鹽黃柏　二錢　甘草梢　錢半
粉丹皮　三錢　赤芍藥　三錢　車前子　二錢　當歸尾　錢半
黑山梔　二錢　犀角屑　一錢　澤瀉片　二錢　陳藕節　三個

楊　順　受暑挾濕頭痛口渴便赤惡心發熱擬新加香需飲辛溫複辛凉法

小川連　金銀花　淡竹葉　紫厚朴　扁豆皮　川香薷
連翹殼　鮮荷葉　藿香梗　益元散

脈沉微腹痛嘔吐胃陽虛微濁陰上逆溫中降逆祛寒主之

高麗參　四錢　茯　苓　三錢　炮吳萸　三錢　生白朮　四錢
乾　薑　三錢　代赭石　四錢　炙甘草　二錢　半　夏　四錢
川厚朴　錢半

溫邪鬱肺痰滯腥濁鼻塞不聞香臭應以麻杏甘石加減宣通太陰俾鬱熱得以外

透

苦杏仁　川麻黄　生石羔　牛蒡子　香白芷　生甘草

浙貝母　香青蒿

又　鼻塞漸通痰涕腥濁未除仍以前意消息之

生石羔　冬桑葉　瓜蔞皮　薏米　荷梗　生甘草

淡竹葉　干葦根　知母　辛夷

下元水虧肝胆陽氣挾內風上騰不熄進和陽潛鎮方法

生白芍　三錢　生牡蠣　四錢　東阿膠　四錢　乾地黄　錢半

寸麥冬　三錢　巨勝子　三錢　酥龜板　六錢　炙甘草　二錢

石决明　六錢　白茯神　三錢　青龍骨　三錢

又

炙甘草　二錢　東阿膠　三錢　青龍骨　三錢　乾地黄　四錢

透。

苦杏仁　川麻黄　生石羔（膏）　牛蒡子　香白芷　生甘草　浙贝母　香青蒿

又　鼻塞渐通，痰涕腥浊未除，仍以前意消息之。

生石羔（膏）　冬桑叶　瓜蒌皮　薏米　荷杆　生甘草　淡竹叶　干苇根　知母　辛夷

下元水亏，肝胆阳气挟内风，上腾不熄，进和阳潜镇方法。

生白芍三钱　生牡蛎四钱　东阿胶四钱　干地黄钱半　寸麦冬三钱　巨胜子三钱　酥龟板六钱　炙甘草二钱　石决明六钱　白茯神三钱　青龙骨三钱

又

炙甘草二钱　东阿胶三钱　青龙骨三钱　干地黄四钱

寸麦冬三钱　生牡蛎四钱　生白芍三钱　火麻仁四钱　酥龟板六钱　云茯神三钱　浮小麦三钱

又　不饥不纳食物，呕吐，大便干燥，右关涩，左关细数，胃脘清真受伤，腑以通为补甘濡润，胃气下行，稍参制木之品，胃不受克，则清真易复矣。

麦门冬四钱　黑芝麻三钱　川石斛三钱　生甘草一钱　生扁豆三钱　小胡麻二钱　生白芍三钱　冬桑叶三钱　宣木瓜一钱　浮小麦三钱　南枣肉三枚

韩　腿痛麻木，上冲腰痛，寒热夜甚，脉沉温痛，肝肾养血祛风。

川附片钱半　当归身二钱　桂枝梢二钱　川牛膝二钱　酒生地四钱　木防己二钱　西羌活二钱　明天麻三钱　川萆薢三钱　真虎骨四钱　老松节三钱

又

寸麥冬　三錢　生牡蠣　四錢　生白芍　三錢　火麻仁　四錢
酥龜板　六錢　雲茯神　三錢　浮小麥　三錢

又
不飢不納食物嘔吐大便乾燥右關澀左關細數胃脘清眞受傷腑以通爲補
甘濡潤胃氣下行稍參制木之品胃不受尅則清眞易復矣

麥門冬　四錢　黑芝麻　三錢　川石斛　三錢　生甘草　一錢
生扁豆　三錢　小胡麻　二錢　生白芍　三錢　冬桑葉　三錢
宣木瓜　一錢　浮小麥　三錢　南棗肉　三枚

韓
腿痛麻木上衝腰痛寒熱夜甚脈沉溫痛肝腎養血祛風

川附片　錢半　當歸身　二錢　桂枝梢　二錢　川牛膝　二錢
酒生地　四錢　木防己　二錢　西羌活　二錢　明天麻　三錢
川萆薢　三錢　眞虎骨　四錢　老松節　三錢

又

桂枝 三錢 杜仲 三錢 黑附片 錢半 歸身 四錢
桑枝 八錢 晚蠶沙 三錢 秦艽 三錢 續斷 四錢
金毛脊 三錢 虎骨 四錢 羌活 錢半

再診脈沉滑而結滯風痰入於肝絡鬱極化熱袪風豁痰佐以活絡搜逐下泄之法亦急則治標意也

胆南星 二錢 嫩桑枝 六錢 絲瓜絡 三錢 新竹茹 三錢
川楝子 二錢 陳橘絡 三錢 羚羊角 錢半 川貝母 三錢
大秦艽 二錢 白蒺藜 三錢 鮮竹瀝 三錢

另送下蘆薈丸三錢

王宅小兒 疹後暮夜煩熱口渴不飲不寐進以六味地黃湯覆杯則安

李春翁 左寸洪數小便澀痛淋秘尿血經云悲哀太甚則胞絡絕（胞）絡絕則陽氣內動發則心下崩數溲血又云胞移熱於膀胱則癃溺血二者皆本於熱陳無擇以

桂枝三钱　杜仲三钱　黑附片钱半　归身四钱　桑枝八钱　晚蚕沙三钱　秦艽三钱　续断四钱　金毛脊三钱　虎骨四钱　羌活钱半

再诊，脉沉滑而结滞，风痰入于肝络，郁极化热，祛风豁痰，佐以活络搜逐，下泄之法，亦急则治标意也。

胆南星二钱　嫩桑枝六钱　丝瓜络三钱　新竹茹三钱　川楝子二钱　陈橘络三钱　羚羊角钱半　川贝母三钱　大秦艽二钱　白蒺藜三钱　鲜竹沥三钱

另送下芦荟丸三钱。

王宅小儿　疹后暮夜烦热，口渴不饮，不寐，进以六味地黄汤，覆杯则安。

李春翁　左寸洪数，小便涩痛，淋秘尿血。经云：悲哀太甚，则胸络绝胞，络绝则阳气内动，发则心下崩数溲血。又云：胞移热于膀胱，则癃溺血，二者皆本于热，陈无择以心肾气结所致误也，清心凉血，泻火通腑是其治耳，应以羚羊角散加减。

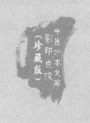

细生地四钱　麦冬三钱　青葙子三钱　羚羊角二钱　冬葵子三钱　山栀仁一钱　大青钱半　龙胆草八分　血余炭二钱　酒大黄一钱

王鼎翁　固肾佐以扶脾。

淮山药　远志肉　当归身　甘杞子　剪芡实　川杜仲　制巴戟　乌鱼骨　白茯苓　潼沙苑

孙春翁世兄　疹后午后咳，右脉数，用叶氏甘寒生胃津法。

蔗浆　麦冬　沙参　地骨皮　玉竹　甜杏　甘草　绿豆皮

斐臣兄　膺脘愤惫，脉右滑利，多疑不眠，姑从温养清净之府以利其无形之滞。

酸枣仁三钱　云茯神三钱　焦秫米二钱　广橘皮一钱

心腎氣結所致誤也清心凉血瀉火通腑是其治耳應以羚羊角散加減
細生地　四錢　麥　冬　三錢　青箱子　三錢　羚羊角　二錢
冬葵子　三錢　山梔仁　一錢　大　青　錢半　龍胆草　八分
血餘炭　二錢　酒大黃　一錢
王鼎翁　固腎佐以扶脾
淮山藥　遠志肉　當歸身　甘杞子　剪芡實　川杜仲
製巴戟　烏魚骨　白茯苓　潼沙苑
孫春翁世兄　瘆後午後咳右脈數用葉氏甘寒生胃津法
蔗　漿　麥　冬　沙　參　地骨皮　玉　竹　甜　杏
甘　草　菉豆皮
斐臣兄　膺脘憒憊脈右滑利多疑不眠姑從溫養清凈之府以利其無形之滯
酸棗仁　三錢　雲茯神　三錢　焦秫米　二錢　廣橘皮　一錢

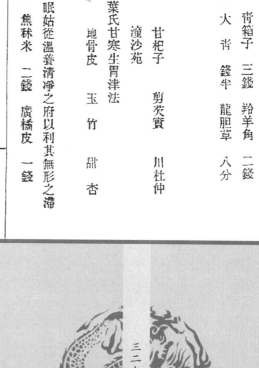

瓦楞子　四錢　生枳實　八錢　製半夏　錢半　瓜蔞皮　錢半
金針菜　二錢　炒竹茹　三錢
脈沉遲痰喘肢冷乃水泛爲痰陰霾用事進以眞武湯回陽鎮水二劑疾平以苓桂朮甘善後之
王　婦　小腹濁部厥陰之地肝脈所絡痛滿脹閉便難溺秘肝木不主疏泄濁陰痺塞不通桂附徒傷血液芎地呆鈍不靈衝任液枯氣滯辛通溫潤是議擬千金猳鼠矢湯意以期以濁攻濁而不損傷陰氣耳
韭白根　三錢　小茴香　錢半　穿山甲　一錢　桂　枝　錢半
猳鼠屎　三錢　冬葵子　三錢　肉蓯蓉　四錢　歸　尾　三錢
脈滑暑濕內鬱秋後滯下紅白開降肺氣清利濕熱爲是
製蒼朮　二錢　廣木香　錢半　桔　梗　三錢　雲茯苓　三錢
扁豆皮　五錢　薏　米　四錢　川厚朴　一錢　苦杏仁　三錢

瓦楞子四钱　生枳实八钱　制半夏钱半　瓜蒌皮钱半　金针菜二钱　炒竹茹三钱

脉沉迟，痰喘肢冷，乃水泛为痰，阴霾用事，进以真武汤回阳镇水，二剂疾平。以苓桂术甘善后之。

王妇　小腹浊部，厥阴之地，肝脉所络，痛满胀闭，便难溺秘，肝木不主疏泄，浊阴痹塞不通，桂附徒伤血液，芎地呆钝不灵，冲任液枯气滞，辛通温润，是议拟千金猳鼠矢汤，意以期以浊攻浊而不损伤阴气耳。

韭白根三钱　小茴香钱半　穿山甲一钱　桂枝钱半　猳鼠屎三钱　冬葵子三钱　肉苁蓉四钱　归尾三钱

脉滑，暑湿内郁，秋后滞下红白，开降肺气，清利湿热为是。

制苍术二钱　广木香钱半　桔梗三钱　云茯苓三钱　扁豆皮三钱　薏米四钱　川厚朴一钱　苦杏仁三钱

银花二钱　生甘草一钱
川黄连二钱

雪雅堂医案卷上终

銀花二錢　生甘草一錢　川黃連二錢

雪雅堂医案卷下

蓬莱张士骧伯龙著
无锡周　镇小农别署伯华参阅
无锡周　源逢儒重录
绍兴裘庆元吉生校刊

寸浮尺细，头痛暮甚，肝肾阴亏，虚阳上越，所谓下虚上实，多致巅顶之疾，拟以复脉加减，益虚镇摄，和阳熄风为主。

干地黄　生牡蛎　生磁石　杭白芍　东阿胶　黑芝麻　大麦冬　元武版　云茯神　生鳖甲　炙甘草

三阴疟寒，湿下受邪伏阴分，头痛，身半以下无汗，寒从背起，背系督脉，应乎太阳辛通督阳，俾寒湿仍从下出。

川桂枝　威灵仙　生附子　炒黑蜀漆　大羌活　川独活

雪雅堂醫案卷下

蓬萊張士驤伯龍著

無錫周　鎮小農別署伯華參閱

無錫周　源逢儒重錄
紹興裘慶元吉生校刊

寸浮尺細頭痛暮甚肝腎陰虧虛陽上越所謂下虛上實多致巔頂之疾擬以復脉加減益虛鎮攝和陽熄風爲主

乾地黃　生牡蠣　生磁石　杭白芍　東阿膠　黑芝麻
大麥冬　元武版　雲茯神　生鱉甲　炙甘草

三陰瘧寒濕下受邪伏陰分頭痛身半以下無汗寒從背起背係督脈應乎太陽辛通督陽俾寒濕仍從下出

川桂枝　威靈仙　生附子　炒黑蜀漆　大羌活　川獨活

生鹿角　炒黑川椒

六脈沉遲而細時患吐血按經云血氣者喜溫而惡寒寒則澀而不流溫則消而去之又褚氏遺書所謂血雖陰類運之者其陽和乎又氣爲血帥氣行則血亦行此數則可謂治陽虛吐血要訣進以巽功散加炮薑附子黄耆數劑而愈

妬乳因乳子解懷外邪乘隙侵入乳房壅塞堅腫痛脹氣鬱寒滯治宜宣通肝胃

白芷　乳香　當歸　半夏　橘核　香附

厚朴　鮮橘葉　桔梗　漏蘆

外用生南星薑黄白芷研末砂糖調敷

咽喉腫閉水米不入脈沉緊按少陰脉挾咽縈舌本因過服凉藥抑遏少陰眞陽爲寒逼而上犯經云暴病非陽此之謂也進以麻黄附子細辛湯加乾薑二劑而痊因憶及三年前在登郡治一寒遏目翳亦用此法而愈症異而治同也

陳　女　右手脈寸關浮數兩目白睛昏黄視物不清且濁氣上攻眉目之間昏蒙

生鹿角　炒黑川椒

六脉沉迟而细，时患吐血。

【按】经云：血气者喜温而恶寒，则涩而不流，温则消而去之，又褚氏遗书所谓血虽阴类之者，其阳和乎，又气为血帅，气行则血亦行，此数则可谓治阳虚吐血要诀，进以异功散加炮姜、附子、黄耆，数剂而愈。

妬乳因乳子解怀，外邪乘隙侵入乳房壅塞，坚肿痛胀，气郁寒滞，治宜宣通肝胃。

白芷　乳香　当归　半夏　橘核　香附　厚朴　鲜橘叶　桔梗　漏芦

外用生南星、姜黄、白芷研末，砂糖调敷。

咽喉肿闭，水米不入，脉沉紧。

【按】少阴脉挟咽萦舌，本因过服凉药，抑遏少阴真阳，为寒逼而上犯。经云：暴病非阳，此之谓也，进以麻黄附子细辛汤加干姜二剂而痊。因忆及三年前，在登郡治一寒遏目翳，亦用此法而愈症，异而治同也。

陈女　右手脉寸关浮数，两目白睛昏黄，视物不清，且浊气上攻，眉目之间昏蒙，此积湿化热，上蒸肺部，治宜降浊升清。

北沙参　桑白皮　地骨皮　密蒙花　黄甘菊　赤小豆　绿豆皮　谷精草　冬桑叶　生薏米

脉大洪弦，内风暗动，头掉耳鸣，左耳后复有瘈痫，此厥阴、少阴、阳明交会之所络虚风窜，故头牵左侧有声，夜静昼动。治宜养阴息风，参以抑阳入阴之法，因其势而折之。

原生地六钱　阿胶珠三钱　川石斛五钱　羚羊角三钱　云茯神三钱　生白芍三钱　酥龟板六钱　生石决一两　生牡蛎八钱　灵磁石五钱

又

生磁石五钱　酥龟板八钱　羚羊角二钱　生铁落五钱　原生地五钱　白蒺藜三钱　大蝉衣钱半　生牡蛎五钱

此積濕化熱上蒸肺部治宜降濁升清

北沙參　桑白皮　地骨皮　密蒙花　黃甘菊　赤小豆

綠豆皮　穀精草　冬桑葉　生薏米

脈大洪弦內風暗動頭掉耳鳴左耳後復有瘈瘲此厥陰少陰陽明交會之所絡虛風竄故頭牽左側有聲夜靜晝動治宜養陰息風參以抑陽入陰之法因其勢而折之

原生地　六錢　阿膠珠　三錢　川石斛　五錢　羚羊角　三錢

雲茯神　三錢　生白芍　三錢　酥龜板　六錢　生石決　一兩

生牡蠣　八錢　靈磁石　五錢

又

生磁石　五錢　酥龜板　八錢　羚羊角　二錢　生鐵落　五錢

原生地　五錢　白蒺藜　三錢　大蟬衣　錢半　生牡蠣　五錢

生石決明　一兩　抱木茯神　五錢

夏心梅如君　古人治虛怯咳嗽等症往往用胃藥收功本有失血之症現當春令幸尚未發而夜間嗆咳頗甚而色無華肌瘦神倦胃不健納皆胃中天眞之氣受傷無液滋養脈左强右弱應以甘緩之劑養胃和肝以期土金相生

白扁豆　三錢　大麥冬　錢半　白蒺藜　二錢　北沙參　三錢

淮山藥　二錢　炒薏米　三錢　鮮石斛　二錢　白茯神　三錢

南棗肉　三錢　生穀芽　一兩　（煎湯煎藥）

再診原方去石斛加潞黨參三錢蒸於朮錢半

再診左脈頗佳右脈少力胃氣不足食雖進終欠香甜仍宜補土生金以期咳止但脾喜燥而胃喜淸其間用藥須細心酌之

人　參　一錢　蒸於朮　一錢　白扁豆　二錢　炒薏米　三錢

茯　苓　三錢　炒麥冬　錢半　川石斛　三錢　鮮蓮子　二錢

生石决明一两　抱木茯神五钱

夏心梅如君　古人治虚怯咳嗽等症，往往用胃药收功，本有失血之症，现当春令，幸尚未发，而夜间呛咳颇甚。面色无华，肌瘦神倦，胃不健纳，皆胃中天真之气受伤，无液滋养脉，左强右弱，应以甘缓之剂养胃和肝，以期土金相生。

白扁豆三钱　大麦冬钱半　白蒺藜二钱　北沙参三钱　淮山药二钱　炒薏米三钱　鲜石斛二钱　白茯神三钱　南枣肉三钱　生谷芽一两（煎汤煎药）

再诊，原方去石斛，加潞党参三钱，蒸于术钱半。

再诊，左脉颇佳，右脉少力，胃气不足，食虽进终欠香甜，仍宜补土生金，以期咳止，但脾喜燥而胃喜清，其间用药须细心酌之。

人参一钱　蒸于术一钱　白扁豆二钱　炒薏米三钱　茯苓三钱　炒麦冬钱半　川石斛三钱　鲜莲子二钱

炙草五分　陈皮白一钱　白蒺藜二钱　南枣肉二钱

李載之夫人　阴虚之体，春温右脉数，咽干而痛时有时无，舌心微黄，音嗄咳吐白痰，肺胃余热未清，煎丸并进。若再日久失治，恐延烂喉重症。

北沙参五钱　生薏米三钱　枇杷叶三钱　陈皮白一钱　生甘草五分　干苇根四钱　正茯神三钱　肥玉竹三钱　鲜石斛三钱　送六味丸四钱

刘履泰年伯　脉沉数而涩十余年，偏左头痛，牵连耳后，每发则四肢抽痛，养血息风为是。

熟生黄八钱　山萸肉二钱　甘菊炭钱半　酒川芎一钱　酥龟板五钱　生磁石一两　当归身三钱　炒牛膝二钱　炒杞子三钱　关沙苑三钱

孙驾航太老师　右关沉细带数，舌光，尖有细碎红点，此由胃阴素虚，又因吐血之

炙　草　五分　陳皮白　一錢　白蒺藜　二錢　南棗肉　二錢

李載之夫人　陰虛之體春溫右脈数咽乾而痛時有時無舌心微黄音嗄咳吐白痰肺胃餘熱未清煎丸並進若再日久失治恐延爛喉重症

北沙參　五錢　生薏米　三錢　枇杷葉　三錢　陳皮白　一錢

生甘草　五分　乾葦根　四錢　正茯神　三錢　肥玉竹　三錢

鮮石斛　三錢　送六味丸　四錢

劉履泰年伯　脈沉數而澀十餘年偏左頭痛牽連耳後每發則四肢抽痛養血息風爲是

熟生黄　八錢　山萸肉　二錢　甘菊炭　錢半　酒川芎　一錢

酥龜板　五錢　生磁石　一兩　當歸身　三錢　炒牛膝　二錢

炒杞子　三錢　關沙苑　三錢

孫駕航太老師　右關沉細帶數舌光尖有細碎紅點此由胃陰素虛又因吐血之

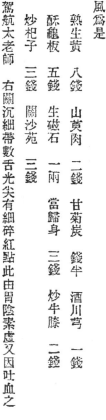

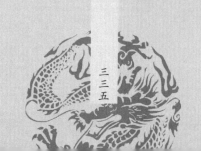

後胃無汁液故有早起咳嗆不食則嘈得食少緩食入不香等症仿古人諸虛不足先建中氣法遵葉氏甘緩濡潤之旨辛溫爲大忌

懷山藥　三錢　白茯神　三錢　川石斛　三錢　炙甘草　五分

陳皮白　一錢　扁豆衣　二錢　原麥冬　錢半　南棗肉　三錢

眞餳糖　三錢　建蘭葉　五片

李宅夫人　脈沉鬱滯肝脾兩傷脘脹腸鳴入暮鼓脹更甚顯見氣虛肝鬱治宜緩調

防黨參　一兩　鬱金子　一錢　益智仁　一錢　舊陳皮　一錢

雞內金　六錢　白蔻仁　八分　茯苓皮　三錢　大腹皮　二錢

製香附　一錢　眞針砂　三錢　炒大麥仁　三錢

飯後服枳朮丸三錢

後以沉香烏藥香櫞青皮蘇梗朮芍歸地出入十餘劑而痊

后胃无汁液，故有早起咳呛，不食则嘈得食少缓，食入不香等症。仿古人诸虚不足，先建中气法，遵叶氏甘缓濡润之旨，辛温为大忌。

怀山药三钱　白茯神三钱　川石斛三钱　炙甘草五分　陈皮白一钱　扁豆衣二钱　原麦冬钱半　南枣肉三钱　真饧糖三钱　建兰叶五片

李宅夫人　脉沉郁滞，肝脾两伤，脘胀肠鸣，入暮鼓胀更甚，显见气虚肝郁，治宜缓调。

防党参一两　郁金子一钱　益智仁一钱　旧陈皮一钱　鸡内金六钱　白蔻仁八分　茯苓皮三钱　大腹皮二钱　制香附一钱　真针砂三钱　炒大麦仁三钱

饭后服枳术丸三钱。

后以沉香、乌药、香橼、青皮、苏梗、术、芍、归，出入十余剂而痊。

徐　产后弥月，恶露淋漓，归脾加减以统摄之，八剂全愈。

大炙耆五钱　茯神三钱　炙甘草钱半　广木香六分　生白术三钱　远志一钱　大圆肉四钱　炒艾叶四钱　高丽参二钱　枣仁三钱　当归身三钱　旧阿胶四钱

金台　头痛身倦，清涕鼻塞，骨节痛，身热脉浮，风寒外袭，轻以取之。

荆芥穗三钱　川芎钱半　蝉脱一钱　川羌活二钱　蔓荆子三钱　香豉四钱　连翘二钱　白芷二钱　防风二钱　葱须三根　生姜三片

梦辅　脉细弱，面白神衰，羸瘦，大病之后气血损伤未复，后天以脾胃为主，甘缓之剂温养元真。

米防党四钱　炙甘草钱半　全归身四钱　炒白术三钱　大枣三个　广陈皮钱半　桂圆肉四钱　云茯苓三钱

徐　產後彌月惡露淋漓歸脾加減以統攝之八劑全愈

大炙耆　五錢　茯神　三錢　炙甘草　錢半　廣木香　六分
生白朮　三錢　遠志　一錢　大圓肉　四錢　炒艾葉　四錢
高麗參　二錢　棗仁　三錢　當歸身　三錢　舊阿膠　四錢

金臺　頭痛身倦清涕鼻塞骨節痛身熱脈浮風寒外襲輕以取之

荊芥穗　三錢　川芎　錢半　蟬脫　一錢　川羌活　二錢
蔓荊子　三錢　香豉　四錢　連翹　二錢　白芷　二錢
防風　二錢　葱鬚　三根　生薑　三片

夢輔　脈細弱面白神衰羸瘦大病之後氣血損傷未復後天以脾胃爲主甘緩之劑溫養元眞

米防黨　四錢　炙甘草　錢半　全歸身　四錢　炒白朮　三錢
大棗　三個　廣陳皮　錢半　桂圓肉　四錢　雲茯苓　三錢

大炙耆 五錢 煨薑 三片 甘杞子 四錢

治婦科而不詳究奇經猶針家之不識經絡穴道匠人之不依繩墨規矩此葉氏之所以卓出羣輩也產後之虛虛在八脈少腹疞痛腰髀痠痛嘔逆脈沉細因思八脉下隸肝腎辛通溫潤之補方中肯綮若區區參朮乃是中焦守補方法鮮克有濟

川杞子 八錢 巴戟天 三錢 鹿角膠 三錢 全歸身 五錢

鹽小茴 三錢 紫石英 五錢 川杜仲 三錢 潼沙苑 四錢

鹿角霜 三錢 安邊桂 八分

右手脈大風溫內襲咳吐黃痰治在手太陰

甜杏仁 生薏米 枇杷葉 浙貝母 桑白皮 鮮竹茹

乾葦根 瓜蔞皮 牛蒡子

吳 女 時欲大小便白帶如注脈沉無力氣虛下陷升固宜之

大炙耆五钱　煨姜三片
甘杞子四钱

治妇科而不详究奇经，犹针家之不识经络穴道，匠人之不依绳墨规矩，此叶氏之所以卓出群辈也。产后之虚，虚在八脉，少腹疞痛，腰髀痠痛，呕逆，脉沉细，因思八脉下隶肝肾，辛通温润之补方中肯綮，若区区参术乃是中焦守补方法，鲜克有济。

川杞子八钱　巴戟天三钱　鹿角胶三钱　全归身五钱　盐小茴三钱　紫石英五钱　川杜仲三钱　潼沙苑四钱　鹿角霜三钱　安边桂八分

右手脉大，风温内袭，咳吐黄痰，治在手太阴。

甜杏仁　生薏米　枇杷叶　浙贝母　桑白皮　鲜竹茹　干苇根　瓜蒌皮　牛蒡子

吴女　时欲大小便，白带如注，脉沉无力，气虚下陷，升固宜之。

大炙耆 八錢　炙甘草 二錢　醋柴胡 六分　大防黨 五錢
大歸身 五錢　舊陳皮 錢半　生白朮 五錢　海螵蛸 八錢
雞內金 三錢　升　麻 六分　蓮　肉 四錢

產後月餘經血暴至下脫不止身浮不能主持眩暈心跳腹無痛楚脈虛軟沉細無神氣虛不能攝血既去之血不能驟補欲脫之氣所當急固宗前人血脫益氣法用歸脾湯意參入溫固升提之法

麗　參 五錢　炙　草 二錢　圓　肉 五錢　炙　耆 五錢
棗　仁 四錢　升　麻 一錢　於　朮 四錢　歸　身 五錢
龍　骨 八錢　棕　炭 四錢　薑　炭 二錢　艾　葉 四錢

又

前方未應溫固佐以堵塞亦救急止脫法也

生於朮 五錢　炙甘草 二錢　赤石脂 六錢　高麗參 六錢
川附子 三錢　禹餘糧 四錢　炮薑炭 五錢　大歸身 五錢

大炙耆八钱　炙甘草二钱　醋柴胡六分　大防党五钱　大归身五钱　旧陈皮钱半　生白术五钱　海螵蛸八钱　鸡内金三钱　升麻六分　莲肉四钱

产后月余经血暴至，下脱不止，身浮不能主持，眩晕心跳，腹无痛楚，脉虚软沉细，无神气，虚不能摄血，既去之血不能骤，补欲脱之气。所当急固宗前人血脱益气法，用归脾汤意，参入温固升提之法。

丽参五钱　炙草二钱　圆肉五钱　炙耆五钱　枣仁四钱　升麻一钱　于术四钱　归身五钱　龙骨八钱　棕炭四钱　姜炭二钱　艾叶四钱

又　前方未应，温固佐以堵塞，亦救急止脱法也。

生于术五钱　炙甘草二钱　赤石脂六钱　高丽参六钱　川附子三钱　禹余粮四钱　炮姜炭五钱　大归身五钱

烏梅炭 錢半 棕櫚炭 四錢

脈軟而糢糊。軟則爲虛。糢糊爲痰阻之象。前之浮滑已退。外感已清。今外感引動伏痰。機樞阻滞。侵擾絡竅。不矢氣心憒。所謂九竅不和。皆屬於胃也。心疑恍惚。乃膽腑不寧。痰氣薰蒸。絡竅耳。老痰盤踞。治在緩攻。治痰先治氣。疑病皆主痰。古有明訓。主以豁痰利氣。宣竅通絡方法

酸棗仁 三錢 鮮竹茹 三錢 舊膽星 錢半 化橘紅 八分

炒枳實 一錢 石菖蒲 錢半 白茯苓 三錢 製半夏 錢半

瓦楞子 四錢 竹瀝 一匙 薑汁 二滴

譚 吞烟探吐後津液損傷嘔逆不止苔黃燥渴脈軟數宗王氏致和降逆法

炒川連 生扁豆 宣木瓜 製半夏 釵石斛 枇杷葉

鮮竹茹 紫厚樸 小甘草 省頭草

張 僕 右寸數大鼻塞乾燥咳痰腥黃風溫傷肺清解辛涼宜之

乌梅炭钱半　棕榈炭四钱

脉软而模糊，软则为虚，模糊为痰阻之象。前之浮滑已退，外感已清，今外感引动伏痰，机枢阻滞，侵扰络窍，不矢气心愦，所谓九窍不和，皆属于胃也。心疑恍惚，乃胆腑不宁，痰气薰蒸络窍耳。老痰盘踞，治在缓攻，治痰先治气，疑病皆主痰，古有明训，主以豁痰利气，宣窍通络方法。

酸枣仁三钱　鲜竹茹三钱　旧胆星钱半　化橘红八分　炒枳实一钱　石菖蒲钱半　白茯苓三钱　制半夏钱半　瓦楞子四钱　竹沥一匙　姜汁二滴

谭　吞烟探吐后，津液损伤，呕逆不止，苔黄燥渴，脉软数，宗王氏致和降逆法。

炒川连　生扁豆　宣木瓜　制半夏　钗石斛　枇杷叶　鲜竹茹　紫厚朴　小甘草　省头草

张仆　右寸数大，鼻塞干燥，咳痰腥黄，风温伤肺，清解辛凉宜之。

冬前胡三钱 川连翘二钱 浙贝母二钱 牛蒡子三钱 苦桔梗钱半 嫩桑叶三钱 薄荷梗钱半 川银花三钱 川青蒿三钱 淡竹叶二钱

林妇 两手脉沉涩而弦，气郁为患，宗易思兰变通越鞠意，轻剂频服为宜。

桔梗八分 东茅术一钱 青皮七分 炒枳壳八分 六神曲一钱 酒抚芎八分 醋柴胡七分 制香附一钱 苏梗一钱 川朴七分 白蔻壳六分

伯母 两目白轮红筋绊绕，昏瞀涩痒，见风流泪，木凌金，肝肺两清。

蜜蒙花 夏枯草 草决明 白通草 生薏米 绿豆衣 羚羊角 冬桑叶 小胡麻 川石斛

仲甫 风温伤肺，鼻塞胸闷，痰咳，轻扬宣通，流利肺气，俾治节从权。

苦杏仁 牛蒡子 薄荷尖 冬桑叶 瓜蒌皮 浙贝母

冬前胡 三錢 川連翹 二錢 浙貝母 二錢 牛蒡子 三錢
苦桔梗 錢半 嫩桑葉 三錢 薄荷梗 錢半 川銀花 三錢
川青蒿 三錢 淡竹葉 二錢

林婦 兩手脈沉澀而弦氣鬱爲患宗易思蘭變通越鞠意輕劑頻服爲宜

桔梗 八分 東茅朮 一錢 青皮 七分 炒枳殼 八分
六神麴 一錢 酒撫芎 八分 醋柴胡 七分 製香附 一錢
蘇梗 一錢 川樸 七分 白蔻殼 六分

伯母 兩目白輪紅筋絆繞昏瞀澀痒見風流淚風木凌金肝肺兩清

密蒙花 夏枯草 草決明 白通草 生薏米 綠豆衣
羚羊角 冬桑葉 小胡麻 川石斛

仲甫 風溫傷肺鼻塞胸悶痰咳輕揚宣通流利肺氣俾治節從權

苦杏仁 牛蒡子 薄荷尖 冬桑葉 瓜蔞皮 浙貝母

枇杷葉　路路通　川鬱金　蒼耳子

金臺　夜間發熱口渴苔黃脈數關大咳吐黃痰肺胃兩清

生石膏　苦杏仁　川石斛　肥知母　香豆豉　地骨皮

淡竹葉　川貝母　牛蒡子　鮮葦根

又

鮮葦根　川貝　地骨皮　連翹　羚羊角　石斛

元參　鮮竹葉　天花粉　川青蒿

溏瀉腹痛脈沉細而牢寒氣內錮痛時有形痛止則散辛熱以祛內寒佐以固澀止瀉俟瀉止接服天台烏藥散乃燥勝緩攻之法也

高麗參　五錢　炙甘草　錢半　吳萸　二錢　炒川椒　二錢

肉蔻仁　四錢　良薑　二錢　炮乾薑　二錢　製附片　二錢

訶皮　三錢

枇杷叶　路路通　川郁金　苍耳子

金台　夜间发热，口渴苔黄，脉数关大，咳吐黄痰，肺胃两清。

生石膏　苦杏仁　川石斛　肥知母　香豆豉　地骨皮　淡竹叶　川贝母　牛蒡子　鲜苇根

又

鲜苇根　川贝　地骨皮　连翘　羚羊角　石斛　元参　鲜竹叶　天花粉　川青蒿

溏泻腹痛，脉沉细而牢，寒气内锢，痛时有形，痛止则散，辛热以祛内寒，佐以固涩止泻，俟泻止，接服天台乌药散，乃燥胜缓攻之法也。

高丽参五钱　炙甘草钱半　吴萸二钱　炒川椒二钱　肉蔻仁四钱　良姜二钱　炮干姜二钱　制附片二钱　诃皮三钱

何盖臣　脉弦软，咳逆痰多，眩悸虚痞，痰饮盘踞中道，阻抑清阳之气。仲景云：饮家而咳，当治饮不当治咳。又云：当以温药和之，遵其意以消息之。

茯苓四钱　桂枝三钱　白术二钱　炙草一钱　半夏二钱　生姜二钱

又　劳伤阳气，胸中虚痞，地气冒明，清阳不运，欲期离照，当空须进辛甘之旨。

茯苓三钱　桂枝二钱　白术二钱　炙草一钱

顾子翁　患阴头寒冷，拘急，治经数医，补肾壮阳，愈治愈甚。余进以建中汤数剂而痊。

新感留肺，气壅弗宣，鼻观未利，咳吐稠痰，轻扬宣上宜之。

大蝉衣一钱　桑叶二钱　陈橘络一钱　连翘壳二钱　浙贝钱半　瓜蒌皮钱半　牛蒡钱半　路路通二钱　薄荷尖五分　通草五分　苍耳子钱半

何蓋臣　脉弦軟咳逆痰多眩悸虛痞痰飲盤踞中道阻抑清陽之氣仲景云飲家而咳當治飲不當治咳又云當以溫藥和之遵其意以消息之

茯苓　四錢　桂枝　三錢　白朮　二錢　炙草　一錢
半夏　二錢　生薑　二錢

又　勞傷陽氣胸中虛痞地氣冒明清陽不運欲期離照當空須進辛甘之旨

茯苓　三錢　桂枝　二錢　白朮　二錢　炙草　一錢

顧子翁　患陰頭寒冷拘急治經數醫補腎壯陽愈治愈甚余進以建中湯數劑而痊

新感留肺氣壅弗宣鼻觀未利咳吐稠痰輕揚宣上宜之

大蟬衣　一錢　桑葉　二錢　陳橘絡　一錢　連翹殼　二錢
浙貝　錢半　瓜蔞皮　錢半　牛蒡　錢半　路路通　二錢
薄荷尖　五分　通草　五分　蒼耳子　錢半

王　婦　陰戶癢甚欲死肝經鬱熱濕熱下溜逍遙散加川連元參而愈

翁　左腿脛紅腫搔癢陰癢為病肝血燥也嫩桑枝二兩桃仁四錢身熱週身酸痳不可言狀多汗且腰部亦痛已隔三四日閱其服方有偏於熱有偏於發散者有居然用當歸止痛者余診脈三部俱浮緩而弦且見多汗兩邊額角少陽部位又痛微渴余曰此正中風症受病在太陽少陽也遂用小柴胡加桂枝白芍羌活一劑即見寒熱酸痳俱減二劑卽安此症若誤治卽由漸而偏枯癱瘓矣

李少南如君　兩寸洪大上溢左關滑數無倫暴怒肝陽上越血湧成盆已失氣下行之旨宜遵繆氏法降氣不必降火不宜苦寒礙阻

生白芍　羚羊角　杜蘇子　紫丹參　旋覆花　降眞香

孫太太　白帶不斷面黃溺短體倦脈沉緩進五苓散合二妙而痊

黃太尊　兩目紅腫大如雞卵眼眦極多口唇焦紅煩躁不堪病甚危約診視其舌白滑潤知為眞寒假熱戴陽之症仿四逆理中輩大劑一劑全消唇變枯白口亦

王妇　阴户痒甚欲死，肝经郁热，湿热下溜，逍遥散加川连、元参而愈。

翁　左腿胫红肿搔痒，阴痒为病，肝血燥也。嫩桑枝二两，桃仁四钱，身热周身酸麻不可言，状多汗，且腰部亦痛，已隔三四日。阅其服方，有偏于热，有偏于发散者，有居然用当归止痛者。余诊脉，三部俱浮缓而弦，且见多汗，两边额角少阳部位又痛，微渴。余曰：此中风症，受病在太阳、少阳也。遂用小柴胡加桂枝、白芍、羌活一剂，即见寒、热、酸、麻俱减，二剂即安。此症若误治，即由渐而偏枯瘫痪矣。

李少南如君　两寸洪大，上溢左关，滑数无伦，暴怒肝阳上越，血涌成盆，已失气下行之旨。宜遵缪氏法，降气不必降火，不宜苦寒碍阻。

生白芍　羚羊角　杜苏子　紫丹参　旋覆花　降真香

孙太太　白带不断，面黄溺短，体倦脉沉缓，进五苓散合二妙而痊。

黄太尊　两目红肿，大如鸡卵，眼眦极多，口唇焦红，烦躁不堪，病甚危。约诊，视其舌白滑润，知为真寒假热，戴阳之症，仿四逆理中辈大剂，一剂全消，唇变枯白，口亦不渴矣。后大补元阳而痊。

母亲月事过多，有似血崩，手足厥寒，精神倦惫等，语闻此殊为忧虑，母亲血已极少，故月事往往数月不来，一来则困不可支，从前阴虚体燥，风阳一起，尚可养血滋阴，缓缓调治。今则身子变寒，冲脉空虚，血海毫无温气，倘月事忽然大至，内风骤起，有猝然不及救者。但此时治法专以温血为主，附子驱寒，或恐伤血；桂枝、细辛驱风，或恐过散；益母草活血，亦嫌泄气，去血多者，不相宜。故平常调治此等药味皆不必用，若风气陡起，不能不用此救急，则三两剂人神已定，即当将此等药味减去，至于间时服药，则不宜用此，兹开两方付弟，照此行之可也。

风气大起急救之方

酒当归六钱　锁阳五钱　桂枝三钱　泡吴萸五钱　川干姜五钱　蕲艾五钱　砂仁钱半　炙草六分　附子三钱　细辛八分　生姜二钱　大枣三枚

不渴矣後大補元陽而痊

母親月事過多有似血崩手足厥寒精神倦憊等語聞此殊爲憂慮母親血已極少故月事往往數月不來一來則困不可支從前陰虛體燥風陽一起尚可養血滋陰緩緩調治今則身子變寒衝脈空虛血海毫無溫氣倘月事忽然大至內風驟起有猝然不及救者但此時治法專以溫血爲主附子驅寒或恐傷血桂枝細辛驅風或恐過散益母草活血亦嫌泄氣去血多者不相宜故平常調治此等藥味皆不必用若風氣陡起不能不用此救急則三兩劑人神已定卽當將此等藥味減去至於間時服藥則不宜用此茲開兩方付弟照此行之可也

風氣大起急救之方

酒當歸　六錢　鎖陽　五錢　桂枝　三錢　泡吴萸　五錢

川乾薑　五錢　蘄艾　五錢　砂仁　錢半　炙草　六分

附子　三錢　細辛　八分　生薑　二錢　大棗　三枚

如經血大至則將乾薑改炮薑用一兩蘄艾全用炒者如風氣大起人神既定減細辛再服二三劑並減附子

間時調治之方

酒當歸 八錢　炙鎖陽 五錢　春砂仁 錢半　鹽杜仲 三錢
熟地炭 四錢　炮乾薑 五錢　鹽故紙 三錢　大黑棗 二枚
酒炒川芎 三錢　醋炒蘄艾 五錢　舊廣陳皮 一錢
炙黑甘草 六分

如寒氣不甚動熟地炭或間用大熟地亦可炮薑間用乾薑亦可白芍陰斂不宜用也

此病初時原因生養過多血海空虛肝陽化燥風氣上擾之症向服養血清肝佐以化風活絡之品羚羊常用至三錢嗣因食梨太多血海為寒冷所冰忽然四肢厥逆口吐涎沫下脫不收即用蛇膽薑外擦內服氣得還回速服當歸四逆加附

如经血大至，则将干姜改炮姜用一两，蕲艾全用炒者，如风气大起，人神既定，减细辛，再服二三剂，并减附子。

间时调治之方

酒当归八钱　炙锁阳五钱　春砂仁钱半　盐杜仲三钱　熟地炭四钱　炮干姜五钱　盐故纸三钱　大黑炭二枚　酒炒川芎三钱　醋炒蕲艾五钱　旧广陈皮一钱　炙黑甘草六分

如寒气不甚动，熟地炭或间用大熟地亦可，炮姜间用干姜亦可，白芍阴敛不宜用也。

此病初时原因生养过多，血海空虚，肝阳化燥，风气上扰之症，向服养血清肝，佐以化风活络之品。羚羊常用至三钱，嗣因食梨太多，血海为寒冷所冰，忽然四肢厥逆，口吐涎沫，下脱不收，即用蛇胆姜外擦内服，气得还回，速服当归四逆加附、萸等，以回阳熄风。继服四逆汤加桂枝、细辛、吴萸、艾、归等而愈也。从此变为寒风，日后即有外感，只用当归四逆足矣，不能外此三方而别求治法也。光绪二十年十月记。

母亲厥逆，头晕舌麻，胁胀病起多年，嗔怒烦劳，则其发愈剧。现诊脉象芤滑，轻按不见，而重按反觉鼓指，此风气也。良由冲任素乏藏蓄，以故肝阳化风，时时上扰。谨拟温养奇经，兼佐活络熄风，似为合法。

当归头五钱　肉苁蓉四钱　泡吴萸八分　白蒺藜二钱　明天麻二钱　酒胡索钱半　嫩桃仁八分　炒白芍三钱　益母草三钱　乌豆衣三钱

前进温养奇经兼佐化风，服后病无增减，现诊脉觉鼓指，病发舌似麻木，脘觉空虚，手足微厥。凡此见症，莫非风气上逆，惟得病已久，血海已少藏蓄，祛风迅利之品似不能任，更恐搜逐太过，肝血更伤，大有得标忘本之弊，谨拟养血清肝，佐以

萸等以回陽熄風繼服四逆湯加桂枝細辛吳萸艾歸等而愈也從此變爲寒風日後即有外感只用當歸四逆足矣不能外此三方而別求治法也光緒二十年十月記

母親厥逆頭暈舌麻脇脹病起多年嗔怒煩勞則其發愈劇現診脈象芤滑輕按不見而重按反覺鼓指此風氣也良由衝任素乏藏蓄以故肝陽化風時時上擾謹擬溫養奇經兼佐活絡熄風似爲合法

當歸頭　五錢　肉蓯蓉　四錢　泡吳萸　八分　白蒺藜　二錢
明天麻　二錢　酒胡索　錢半　嫩桃仁　八分　炒白芍　三錢
益母草　三錢　烏豆衣　三錢

前進溫養奇經兼佐化風服後病無增減現診脈覺鼓指病發舌似麻木脘覺空虛手足微厥凡此見症莫非風氣上逆惟得病已久血海已少藏蓄祛風迅利之品似不能任更恐搜逐太過肝血更傷大有得標忘本之弊謹擬養血清肝佐以

化風活絡使矯陽不致上擾似為穩治

桑寄生 五錢 白蒺藜 錢半 五靈脂 一錢 冬桑葉 三錢

桃仁泥 一錢 明天麻 錢半 白芍藥 三錢 杭甘菊 錢半

川楝肉 錢半 舊香櫞 八分 黑豆衣 三錢

後去靈脂香櫞加降香一錢羚羊角一錢

脈弦大時吐稀涎此陽明空虛乙木凌犯擬治從肝胃

西洋參 三錢 製半夏 錢半 炒白芍 三錢 原麥冬 錢半

泡吳萸 一錢 炙甘草 八分

或加竹茹一錢淡薑渣八分木瓜一錢

前診脈弦而勁斷為肝液胃津受虧擬從陽明厥陰清養降逆此次再診則脈象略柔是津液兩者俱有微復之意惟右尺尚似動大古人謂相火寄於肝膽肝家矯陽易動則龍不能下蟄有由然矣擬於柔藥之中少佐下潛似為合治

化风活络，使矫阳不致上扰，似为稳治。

桑寄生五钱　白蒺藜钱半　五灵脂一钱　冬桑叶三钱　桃仁泥一钱　明天麻钱半　白芍药三钱　杭白菊钱半　川楝肉钱半　旧香橼八分　黑豆衣三钱

后去灵脂、香橼，加降香一钱，羚羊角一钱。

脉弦大，时吐稀涎，此阳明空虚，乙木凌犯，拟治从肝胃。

西洋参三钱　制半夏钱半　炒白芍三钱　原麦冬钱半　泡吴萸一钱　炙甘草八分

或加竹茹一钱，淡姜渣八分，木瓜一钱。

前诊脉弦而劲，断为肝液、胃津受亏，拟从阳明、厥阴清养降逆。此次再诊，则脉象略柔，是津液两者俱有微复之意，惟右尺尚似动大。古人谓相火寄于肝胆，肝家矫阳易动，则龙不能下蛰有由然矣。拟于柔药之中少佐下潜，似为合治。

西洋参钱半　甘菊花一钱　冬桑叶一钱　原麦冬三钱　生白芍三钱　旧阿胶二钱　酥龟板三钱

咳嗽，脉弦滑，此上燥也，宜用轻清。

梨皮六钱　桑叶三钱　浙贝二钱　北杏钱半　花粉一钱　竹叶三钱

脉劲，气从左边攻触多嗳，此乙木犯胃，拟与清降。

羚羊角一钱　竹茹二钱　桃仁一钱　生白芍三钱　甘菊钱半　胡连八分　旧香橼一钱

脉象略柔，干噫亦减，而偏右头痛，肢体疲倦，拟开泄少阳，以清肝木。

冬桑叶三钱　淡黄芩一钱　川连翘钱半　生白芍三钱　杭甘菊钱半　鲜菊叶二钱　双钩藤钱半

刘子诚　胃脘之下痞满，每日必呕吐一次始快利。两脉俱沉数，此湿热郁于肝胆，

西洋參　錢半　甘菊花　一錢　冬桑葉　一錢　原麥冬　三錢

生白芍　三錢　舊阿膠　二錢　酥龜板　三錢

咳嗽脉弦滑此上燥也宜用輕清

梨　皮　六錢　桑　葉　三錢　浙　貝　二錢　北　杏　錢半

花　粉　一錢　竹　葉　三錢

脈勁氣從左邊攻觸多噯此乙木犯胃擬與清降

羚羊角　一錢　竹　茹　二錢　桃　仁　一錢　生白芍　三錢

甘　菊　錢半　胡　連　八分　舊香櫞　一錢

脈象略柔乾噫亦減而偏右頭痛肢體疲倦擬開泄少陽以清肝木

冬桑葉　三錢　淡黃芩　一錢　川連翹　錢半　生白芍　三錢

杭甘菊　錢半　鮮菊葉　二錢　雙鈎藤　錢半

劉子誠　胃脘之下痞滿每日必嘔吐一次始快利兩脈俱沉數此濕熱鬱於肝膽

因而成積滿則必吐而後快也

山査　川楝肉　三稜　益母　茯苓　白朮

車前子　川連　木香　川樸　麥芽

秋燥乾嗽無痰口渴苔黃清肅宣利宜之

東沙參　三錢　冬桑葉　三錢　浙貝母　錢半　大玉竹　三錢

扁豆衣　二錢　天花粉　錢半　生甘草　五分　瓜蔞皮　錢半

肥知母　二錢　甜杏仁　二錢

陳宜珊　脈沉緩滑平素氣虛中陽不運痰氣凝滯隧絡因而手指麻木宣陽豁絡滌飲俾樞機宣利病自易瘳應以蠲飲六神湯加味主之

製半夏　二錢　膽南星　二錢　瓜蔞皮　三錢　雲茯苓　三錢

廣橘皮　一錢　瓦楞子　四錢　石菖蒲　一錢　旋覆花　三錢

絲瓜絡　三錢

因而成积满，则必吐而后快也。

山查（楂）　川楝肉　三棱　益母　茯苓　白术　车前子　川连　木香　川朴　麦芽

秋燥干嗽无痰，口渴苔黄，清肃宣利宜之。

东沙参三钱　冬桑叶三钱　浙贝母钱半　大玉竹三钱　扁豆衣二钱　天花粉钱半　生甘草五分　瓜蒌皮钱半　肥知母二钱　甜杏仁二钱

陈宜珊　脉沉缓滑，平素气虚，中阳不运，痰气凝滞随络，因而手指麻木，宣阳豁络，涤饮。俾枢机宣利，病自易瘳，应以蠲饮六神汤加味主之。

制半夏二钱　胆南星二钱　瓜蒌皮三钱　云茯苓三钱　广橘皮一钱　瓦楞子四钱　石菖蒲一钱　旋覆花三钱　丝瓜络三钱

又　脉之沉象略起，而缓滑仍旧，枢机郁窒，经隧痹寒郁，则生热痹，则阻气，此手指麻木之所由来也。病非朝夕，治应缓攻，仍以宣利之剂豁络蠲痰，俾气行，痰自流动，以肺主一身之气化耳。

旋覆花三钱　胆南星钱半　鲜竹茹三钱　冬瓜子三钱　广橘皮钱半　瓦楞子四钱　丝瓜络四钱　石菖蒲钱半　飞青黛三钱　川贝母三钱　鲜竹沥一杯

另买海蛇二两，漂洗净，又加荸荠二两，芦菔二两，先煮出水，用此水煎药。

又　脉沉、缓、滑，指麻未减，郁结太甚，痰气未能流动，仍进豁络蠲痰宣利之剂。

川贝母四钱　胆南星钱半　冬瓜子三钱　石菖薄一钱　鲜竹茹一钱　鲜竹沥一杯　云茯苓三钱　旋覆花三钱　广橘皮一钱　瓦楞子五钱　羚羊角一钱　明天麻二钱

又　脉软缓，软则为虚，缓则为风，指麻未愈，臂痛痿软，宜固气养营，祛风为主。

又　脈之沉象略起而緩滑仍舊樞機鬱窒經隧痹塞鬱則生熱痹則阻氣此手指痲木之所由來也病非朝夕治應緩攻仍以宣利之劑豁絡蠲痰俾氣行痰自流動以肺主一身之氣化耳

旋覆花	三錢	膽南星	錢半	鮮竹茹	三錢	冬瓜子	三錢
廣橘皮	錢半	瓦楞子	四錢	絲瓜絡	四錢	石菖蒲	錢半
飛青黛	三錢	川貝母	三錢	鮮竹瀝	一杯		

另買海蛇二兩漂洗淨又加荸薺二兩蘆菔二兩先煮出水用此水煎藥

又　脈沉緩滑指痲未減鬱結太甚痰氣未能流動仍進豁絡蠲痰宣利之劑

川貝母	四錢	膽南星	錢半	冬瓜子	三錢	石菖蒲	一錢
鮮竹茹	一錢	鮮竹瀝	一杯	雲茯苓	三錢	旋覆花	三錢
廣橘皮	一錢	瓦楞子	五錢	羚羊角	一錢	明天麻	二錢

又　脈軟緩軟則爲虛緩則爲風指痲未愈臂痛痿軟宜固氣養營祛風爲主

大生耆　八錢　桂枝尖　三錢　全蝎梢　八分　炙甘草　錢半
甘杞子　四錢　大棗　二枚　絲瓜絡　三錢　炒白芍　三錢
羚羊角　錢半　當歸身　三錢　煨薑　三片
朱素雲室人　痙厥抽搐眩暈痰逆血虛水不養木風陽陡動滋養佐以鎮潜爲治
舊熟地　三錢　甜蓯蓉　三錢　廣橘皮　一錢　炒白芍　三錢
元武版　六錢　西洋參　三錢　紫石英　五錢　雲茯苓　三錢
東阿膠　三錢　生磁石　四錢　大桑枝　五錢
又　左脈已靜右關浮數胃津耗傷噁心脘痛風陽尚未靜熄仍以前法合入甘麥大棗以補血爲是
舊熟地　三錢　甜蓯蓉　三錢　元武版　六錢　炒白芍　三錢
大洋參　三錢　東阿膠　二錢　炙甘草　一錢　紫石英　五錢
浮小麥　四錢　雲茯苓　三錢　鹽陳皮　一錢　生牡蠣　六錢

大生耆八钱　桂枝尖三钱　全蝎梢八分　炙甘草钱半　甘杞子四钱　大枣二枚　丝瓜络三钱　炒白芍三钱　羚羊角钱半　当归身三钱　煨姜三片

朱素云室人　痉厥抽搐，眩晕痰逆，血虚水不养木，风阳陡动，滋养佐以镇潜为治。

旧熟地三钱　甜苁蓉三钱　广橘皮一钱　炒白芍三钱　元武版六钱　西洋参三钱　紫石英五钱　云茯苓三钱　东阿胶三钱　生磁石四钱　大桑枝五钱

又　左脉已静，右关浮数，胃津耗伤，恶心脘痛，风阳尚未静熄，仍以前法合入甘麦、大枣，以补血为是。

旧熟地三钱　甜苁蓉三钱　元武版六钱　炒白芍三钱　大洋参三钱　东阿胶二钱　炙甘草一钱　紫石英五钱　浮小麦四钱　云茯苓三钱　盐陈皮一钱　生牡蛎六钱

大黑枣三枚　绿萼梅一钱

又　诸症渐愈，仍以和阳，熄风、镇逆立局。

生白芍三钱　云茯神三钱　元武版八钱　生牡蛎六钱　浮小麦五钱　紫石英五钱　东阿胶三钱　大洋参三钱　钗石斛三钱　莲子心一钱　大红枣六个

韩宅小儿　六岁，七月初患肿症，先从脚起，延医治之，用五皮饮加减服二剂，其肿略消，越六日又肿矣。再延旧医，服五皮饮加入川朴等行气之药，服一剂如故，再服不独不效，而且面亦肿矣。又延他医治之，以为虚，用耆、术、苓、泽、枳壳，服二剂，不独不消，且连及肚腹亦肿。后又延一医，用秦艽、川朴泄湿之药，服二三剂，而肚及脚消其半，再服则复肿如故。后又更一医，用苍术、白术、川朴、春砂等消导去湿药十余剂，其肿更甚，肾囊亦肿，眼肿仅露一线，气喘交作危症现矣。余八月由申归即约诊，治观其颜色而舌俱白，询其小便短，大便自服秦艽后，泄泻数次。服苍术、白

大黑棗　三枚　綠蕚梅　一錢

又　諸症漸愈仍以和陽熄風鎮逆立局

生白芍　三錢　雲茯神　三錢　元武版　八錢　生牡蠣　六錢
浮小麥　五錢　紫石英　五錢　東阿膠　三錢　大洋參　三錢
釵石斛　三錢　蓮子心　一錢　大紅棗　六個

韓宅小兒　六歲七月初患腫症先從脚起延醫治之用五皮飲加減服二劑其腫略消越六日又腫再延舊醫服五皮飲加入川樸等行氣之藥服一劑如故再服不獨不效而且面亦腫矣又延他醫治之以爲虛用耆朮苓澤枳殼服二劑不獨不消且連及肚腹亦腫後又延一醫用秦艽川樸洩濕之藥服二三劑而肚及脚消其半再服則復腫如故後又更一醫用蒼朮白朮川樸春砂等消導去濕藥十餘劑其腫更甚腎囊亦腫眼腫僅露一線氣喘交作危症現矣余八月由申歸即約診治觀其顏色而舌俱白詢其小便短大便自服秦艽後洩瀉數次服蒼朮白

朮之藥後又二三日不大便診其脈弦數無倫次左肝部尤大余即從肝脉悟出此症爲肝受濕熱肝熱則易生風因風生腫故有時腫時消之異積濕化熱故舌微乾熱熾又以燥藥助邪故小便少非脾虛不運也余用知母三錢石决明六錢蛤粉四錢甘菊一錢甘草五分正川貝二錢鬱金連翹各錢半胡連八分一劑頭面足消去五成再服消去七八成矣診脈數象漸減見其面色狼藉加入白朮錢半服後腫消九成尚有微腫再用煅石决明一兩白朮錢半雲茯苓三錢服數劑而愈但愈後夜間多哭余知其脾寒用白朮黃耆肉桂服後夜啼亦止惟一在地久立或坐或服白粥即見洩瀉此乃濕熱去而脾土虛也余囑多服黃耆白朮以代茶服至十月中身體平復如故

鄭玉翁、年四十餘於五月初足微腫不服藥而消後又腫由足而頭亦不服藥而消後又腫連及肚腹亦腫矣請醫服五皮飲一劑不效又醫用五苓不用桂枝加附子一錢服後辛苦異常自念必死遂守不服藥之戒以聽天命後余由申歸約

术之药后，又二三日不大便，诊其脉弦数无伦次，左肝部尤大。余即从肝脉悟出，此症为肝受湿热，肝热则易生风，因风生肿，故有时肿时消之异。积湿化热，故舌微干，热炽又以燥药助邪，故小便少，非脾虚不运也。余用知母三钱，石决明六钱，蛤粉四钱，甘菊一钱，甘草五分，正川贝二钱，郁金、连翘各钱半，胡连八分，一剂头面足消去五成，再服消去七八成矣。诊脉数象渐减，见其面色狼藉，加入白术钱半，服后肿消九成，尚有微肿，再用煅石决明一两，白术钱半，云茯苓三钱，服数剂而愈。但愈后夜间多哭，余知其脾寒，用白术、黄耆、肉桂，服后夜啼亦止，惟一在地久立或坐，或服白粥即见泄泻，此乃湿热去而脾土虚也。余嘱多服黄耆、白术，以代茶服，至十月中，身体平复如故。

郑玉翁　年四十余，于五月初足微肿，不服药而消后又肿，由足而头，亦不服药而消后又肿，连及肚腹亦肿矣。请医服五皮饮一剂不效，又医用五苓，不用桂枝，加附子一钱，服后辛苦异常，自念必死，遂守不服药之戒，以听天命。后余由申归约

诊，见其面无人色，头肿、足肿如柱两脚、大腿离开如八字乃能坐，咳嗽不宁，舌白中带有黄苔，诊其脉左关弦数大，右手寸部亦大，小便不利，微渴，其气时时上冲而喘。余知其为肝木乘脾，故肿肝不动则风静，故肿有时而消，及后湿热愈盛，又加以术附助邪，故不能自消。仲师谓厥阴病气上冲心故喘，水气上凌于肺故咳也。余用疏肝降逆，清热导湿方治之，石决明、知母、旋覆、北杏、茯苓、甘草、猪苓、茅根等药治之，一服轻减，连服十余剂而安。愈后余嘱其多服白术、黄耆等药，以调脾胃，以上两症俱愈。余念五年六月由申归所治，今忽忆及，因并录存。

学琴夫人　产后三四日恶露未见，腹无痛胀，冲逆呕吐涎沫，头痛目眩，口渴胸膈冲疼，堵塞懑闷号叫不止，汗出不寐，便难，前医进以生化汤加减数剂不应，更医照三冲治法，进以行气破血、宣郁方，其闷愈甚。诊脉虚大而芤，病因身体素弱，生产之时去血已多，无复余血恶露，腹无痛胀是其徵也。王孟英论生化汤之弊云，体寒者固为妙法，若血热之人，耗阴伤液，莫此为甚，变症蜂起，蓐劳之渐。夫产后

診見其面無人色頭腫足腫如柱兩脚大腿離開如八字乃能坐咳嗽不甯舌白中帶有黃苔診其脈左關弦數大右手寸部亦大小便不利微渴其氣時時上冲而喘余知其爲肝木乘脾故腫肝不動則風靜故腫有時而消及後濕熱愈盛又加以朮附助邪故不能自消仲師謂厥陰病氣上冲心故喘水氣上凌於肺故咳也余用疏肝降逆清熱導濕方治之石决明知母旋覆北杏茯苓甘草猪苓茅根等藥治之一服輕減連服十餘劑而安愈後余囑其多服白朮黃耆等藥以調脾胃以上兩症俱愈余念五年六月由申歸所治今忽憶及因并錄存

學琴夫人　產後三四日惡露未見腹無痛脹衝逆嘔吐涎沫頭痛目眩口渴胸膈衝疼堵塞懣悶號叫不止汗出不寐便難前醫進以生化湯加減數劑不應更醫照三衝治法進以行氣破血宣鬱方其悶愈甚診脈虛大而芤病因身體素弱生產之時去血已多無復餘血惡露腹無痛脹是其徵也王孟英論生化湯之弊云體寒者固爲妙法若血熱之人耗陰傷液莫此爲甚變症蜂起蓐勞之漸夫產後

之虛虛在八脈五液大傷再加以生化湯之辛竄刦奪風陽陡動衝突上逆種種見症無非液傷風動挾衝脈以上逆以衝任麗於陽明故耳吳氏鞠通於產後鬱冒痙厥大便難三大症皆主以三甲復脈大小定風珠及專翕大生膏等法今遵其意選用定風珠一法以消息之十餘劑而痊且彌月後身體更覺肥胖因產後惡露未見而用此藥未免駭人聽聞病家多有不敢服者故特爲表明之

元武版 八錢 西洋參 三錢 大麥冬 三錢 東阿膠 三錢
青龍骨 五錢 生牡蠣 八錢 淨淡菜 三錢 舊熟地 五錢
炒白芍 三錢 五味子 錢半 炙甘草 二錢 雲茯神 三錢
浮小麥 四錢 鷄子黃 一個（後冲） 淨童便 一杯（同煎）

上痹氣喘輕揚宣通流利肺之氣化取苦辛通法

蒸桑葉 二錢 冬瓜子 三錢 瓜蔞皮 錢半 乾葦根 二錢
生薏米 三錢 白蔻殼 五分 象貝母 錢半 廣橘皮 一錢

之虚虚在八脉，五液大伤，再加以生化汤之辛窜劫夺，风阳陡动，冲突上逆，种种见症无非液伤风动，挟冲脉以上逆，以冲任丽于阳明故耳。吴氏鞠通于产后郁冒、痉厥、大便难三大症者，皆主以三甲复脉、大小定风珠，及专翕大生膏等法。今遵其意选用定风珠一法以消息之，十余剂而痊。且弥月后身体更觉肥胖，因产后恶露未见，而用此药未免骇人，听闻病家多有不敢服者，故特为表明之。

元武版八钱　西洋参三钱　大麦冬三钱　东阿胶三钱　青龙骨五钱　生牡蛎八钱　净淡菜三钱　旧熟地五钱　炒白芍三钱　五味子钱半　炙甘草二钱　云茯神三钱　浮小麦四钱　鸡子黄一个（后冲）　净童便一杯（同煎）

上痹气喘，轻扬宣通，流利肺之气化，取苦辛通法。

蒸桑叶二钱　冬瓜子三钱　瓜蒌皮钱半　干苇根二钱　生薏米三钱　白蔻壳五分　象贝母钱半　广橘皮一钱

白通草七分　广郁金一钱　枇杷叶三钱

久嗽气馁，脉细且促，仍复力疾，从公渐至食衰，便溏，寒热倏忽，背冷汗泄，心营肺卫之损已及乎中，败症迭见，颇难着手。秦越人谓，损其肺者益其气，损其心者调其营卫，胃为卫之本，脾乃营之源，当建立中宫，以维营卫，偏寒偏热，非正治也。

大生耆四钱　炙甘草一钱　炒白芍二钱　真饧糖二钱　川桂枝一钱　黑枣肉三枚

值春令阳气上升之时，左鼻出血，耳内攻疼，脉数，少阳胆络郁勃之热上升，治宜辛凉清通络热。

丹皮　羚羊角　夏枯草　薄荷梗　黑栀　连翘　青菊叶　地骨皮

脉涩，肝脾郁伤，夜不能寐，心虚易惊，宗薛氏法归脾汤去木香，加龙骨、牡蛎。

心嘈烦乱，不能安眠，血虚阳升之故，宜进甘缓之法。

白通草　七分　廣鬱金　一錢　枇杷葉　三錢

久嗽氣餒脈細且促仍復力疾從公漸至食衰便溏寒熱倏忽背冷汗泄心營肺衛之損已及乎中敗症迭見頗難着手秦越人謂損其肺者益其氣損其心者調其營衛胃爲衛之本脾乃營之源當建立中宮以維營衛偏寒偏熱非正治也

大生耆　四錢　炙甘草　一錢　炒白芍　二錢　真餳糖　二錢

川桂枝　一錢　黑棗肉　三枚

值春令陽氣上升之時左鼻出血耳内攻疼脈數少陽膽絡鬱勃之熱上升治宜辛凉清通絡熱

丹皮　羚羊角　夏枯草　薄荷梗　黑梔　連翹　青菊葉

地骨皮

脈澀肝脾鬱傷夜不能寐心虛易驚宗薛氏法歸脾湯去木香加龍骨牡蠣

心嘈煩亂不能安眠血虛陽升之故宜進甘緩之法

大生地　生甘草　白茯神　浮小麥　柏子仁　黑棗肉　合歡皮
嫩蓮藕

遺精加以小便淋瀝數年不愈下焦畏冷脊膂腰髀酸疼下墜此衝督虛寒不司約束之故區區補腎固澀未能走入奇經倣孫眞人升固八脈之法

北鹿茸　二兩　巴戟天　兩半　家韭子　三兩　川牛膝　二兩
甜蓯蓉　二兩　眞肉桂　八錢　兎絲子　兩半　厚杜仲　一兩
蛇床子　一兩　潼沙苑　二兩　川石斛　一兩　黑當歸　二兩
五味子　一兩　破故紙　一兩

共爲細末酒蜜爲丸晨早鹽湯下三錢

肺癰咳吐膿血腥臭膩補競進月餘以來病益加劇脉數無緒兩寸甚急宗千金葦莖湯合葛氏引血歸經法

鮮葦根　嫩桃仁　蛤黛散　生薏米　川貝母　瓜蔞皮　茅根炭

大生地　生甘草　白茯神　浮小麦　柏子仁　黑枣肉　合欢皮　嫩莲藕

遗精加以小便淋沥，数年不愈，下焦畏冷，脊膂腰髀酸疼下坠，此冲督虚寒，不司约束之故。区区补肾固涩，未能走入奇经，仿孙真人升固八脉之法。

北鹿茸二两　巴戟天两半　家韭子三两　川牛膝二两　甜苁蓉二两　真肉桂八钱　兔丝子两半　厚杜仲一两　蛇床子一两　潼沙苑二两　川石斛一两　黑当归二两　五味子一两　破故纸一两

共为细末，酒蜜为丸，晨盐汤下三钱。

肺痈咳吐脓血腥臭，腻补竞进月余以来，病益加剧，脉数无绪，两寸甚急，宗千金苇茎汤合葛氏引血归经法。

鲜苇根　嫩桃仁　蛤黛散　生薏米　川贝母　瓜蒌皮　茅根炭

茜草炭　路路通　冬瓜仁　郁金子　广橘络

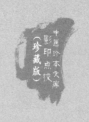

仲甫　浊症初瘥，阳事不起，水液混淆，累伤真气，壮水养木，以期乙癸相生。

白芍炭　车前子　山萸肉　川杞子　韭菜子　元武版　潼沙苑　怀山药　玳瑁片　川杜仲　制狗脊

王　据述病因房事忍溺，嗣患癃闭，每尿时酸楚切痛，须两三点钟略尿少许，小腹胀闷如鼓，乃浊阴填塞膀胱，胀满因肝脉络于膀胱，木郁而横不司疏泄耳。

鹿角霜三钱　兔丝饼四钱　肉苁蓉四钱　两头尖三钱　韭菜子二钱　送下肾气丸三钱

柳鹤书　血痢纯红，腹痛坠陷，脉细且弱，面色枯白，口渴咽干，素吸洋烟，病缠两月，羸瘦如柴，阴阳两伤，补脾统血，升提固涩无灵。因忆仲景少阴下痢，有堵塞阳明一法，遵用桃花汤以固脱，去干姜之辛温，伤液加入熟地，以填肾阴，萸肉、乌梅、五味以收三阴之散而敛液，入参、茸、升麻以升阳化裁，古方亦法外之法也。三剂病

茜草炭　路路通　冬瓜仁　鬱金子　廣橘絡

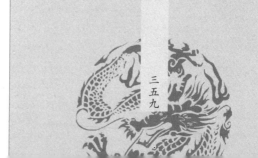

仲甫　濁症初瘥陽事不起水液混淆累傷眞氣壯水養木以期乙癸相生

白芍炭　車前子　山萸肉　川杞子　韭菜子　元武版　潼沙苑

懷山藥　玳瑁片　川杜仲　製狗脊

王　據述病因房事忍溺嗣患癃閉每尿時酸楚切痛須兩三點鐘略尿少許小腹脹悶如鼓乃濁陰填塞膀胱脹滿因肝脉絡於膀胱木鬱而橫不司疏泄耳

鹿角霜　三錢　兎絲餅　四錢　肉蓯蓉　四錢　兩頭尖　三錢

韭菜子　二錢　送下腎氣丸三錢

柳鶴書　血痢純紅腹痛墜陷脈細且弱面色枯白口渴咽乾素吸洋烟病纏兩月羸瘦如柴陰陽兩傷補脾統血升提固濇無靈因憶仲景少陰下痢有堵塞陽明一法遵用桃花湯以固脱去乾薑之辛溫傷液加入熟地以塡腎陰萸肉烏梅五味以收三陰之散而歛液入參茸升麻以升陽化裁古方亦法外之法也三劑病

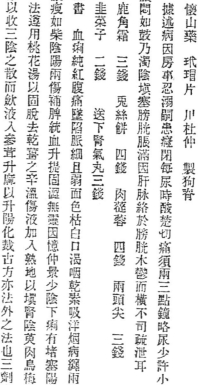

症霍然因并記之

高麗參 四錢 炙甘草 錢半 眞鹿茸 一錢 山萸肉 三錢

赤石脂 八錢 熟地炭 八錢 五味子 一錢 禹餘糧 四錢

綠升麻 一錢 烏梅炭 一錢

嚴世兄 口渴舌根咽中起瘰痛阻養陰敗毒肺胃兩清

元參心 生石膏 菉豆皮 鮮生地 連翹殼 牛蒡子 肥知母

川銀花 陳馬勃

產後數日惡露未行胸悶嗆咳臥不安枕既進運血之劑血仍不行又投溫寒之法咳亦不休今診脈象虛軟沈滑咳嘔不止小便弗禁未便再行泥守前法擬以定風珠合麥門冬一法降其衝逆因衝脈麗於陽明且昔人云產後之虛虛在八脉未可沾沾守心法一門治法耳

大洋參 三錢 元武版 五錢 舊阿膠 二錢 原麥冬 三錢

症霍然，因并记之。

高丽参四钱　炙甘草钱半　真鹿茸一钱　山萸肉三钱　赤石脂八钱　熟地炭八钱　五味子一钱　禹余粮四钱　绿升麻一钱　乌梅炭一钱

严世兄　口渴，舌根咽中起瘰痛阻，养阴败毒，肺胃两清。

元参心　生石膏　绿豆皮　鲜生地　连翘壳　牛蒡子　肥知母　川银花　陈马勃

产后数日恶露未行，胸闷呛咳，卧不安枕，既进运血之剂，血仍不行。又投温寒之法，咳亦不休，今诊脉象虚软沉滑，咳呕不止，小便弗禁，未便再行，泥守前法，拟以定风珠合麦门冬一法，降其冲逆。因冲脉丽于阳明，且昔人云产后之虚，虚在八脉，未可沾沾守心法一门治法耳。

大洋参三钱　元武版五钱　旧阿胶二钱　原麦冬三钱

旧熟地六钱　煅牡蛎五钱　制半夏三钱　大淡菜三个　煅龙骨三钱　炙甘草一钱　云茯苓三钱　五味子一钱　鸡子黄半个（冲服）

吴妇　屡欲干恶甚，则漾漾而泛，胃气不鼓，以通为补意调之。

广橘皮　炒枳实　制半夏　酸枣仁　绿萼梅　焦秫米　淡竹茹　云茯苓　远志肉　生谷芽

吴妇　养胃柔肝、兼统八脉，俾中能砥柱坠者固摄。

酸枣仁　生白芍　乌鲗骨　炒玉竹　宣木瓜　制狗脊　云茯苓　白蒺藜　台乌药　芡实　御米壳

吴妇　带脉失束，连绵而下，今须统摄温养。

巴戟肉　鹿角霜　生牡蛎　远志肉　甘杞子　酸枣仁　乌鲗骨　川杜仲　芡实　台乌药　煨荷蒂

舊熟地 六錢　煅牡蠣 五錢　製半夏 三錢　大淡菜 三個
煅龍骨 三錢　炙甘草 一錢　雲茯苓 三錢　五味子 一錢
鷄子黃 半個（冲服）

吳婦　屢欲乾惡甚則漾漾而泛胃氣不鼓以通爲補意調之

廣橘皮　炒枳實　製半夏　酸棗仁　綠萼梅　焦秫米　淡竹茹
雲茯苓　遠志肉　生穀芽

吳婦　養胃柔肝兼統八脈俾中能砥柱墜者固攝

酸棗仁　生白芍　烏鰂骨　炒玉竹　宣木瓜　製狗脊　雲茯苓
白蒺藜　台烏藥　芡實　御米殼

吳婦　帶脈失束連綿而下今須統攝溫養

巴戟肉　鹿角霜　生牡蠣　遠志肉　甘杞子　酸棗仁　烏鰂骨
川杜仲　芡實　台烏藥　煨荷蒂

潘植生　霍亂吐瀉轉筋肌冷脈沈伏汗出不止口渴孤陽欲亡胃汁將竭急先顧陰以救陽俟陽回汗止再議補法

焦白芍　三錢　製附片　二錢　高麗參　三錢　五味子　二錢
伏龍肝　五錢　宣木瓜　錢半　炙甘草　一錢　生牡蠣　八錢
泡乾薑　二錢　刀豆子　三錢

林佩香　心陽亢津液虛帶下失束心煩口渴柔肝養胃清心固腎參以苦堅固澀以期陽靜帶止

茨肉　三錢　焦白芍　三錢　紫石英　三錢　鮮蓮子　三錢
酥龜版　四錢　烏鰂骨　四錢　生甘草　七分　生牡蠣　六錢
黑黃柏　一錢　淳小麥　三錢　鮮藕汁　一盃

南壽　脈浮澀滯嘔逆不止便閉旬日小便短赤小腹悶脹而痛病係腸痹丹溪每開通肺氣以治腸痹亦下病治上腑病治臟耳遵其法而利導之

潘植生　霍乱吐泻，转筋肌冷，脉沈伏，汗出不止，口渴，孤阳欲亡，胃汁将竭，急先顾阴以救阳，俟阳回汗止再议补法。

焦白芍三钱　制附片二钱　高丽参三钱　五味子二钱　伏龙肝五钱　宣木瓜钱半　炙甘草一钱　生牡蛎八钱　泡干姜二钱　刀豆子三钱

林佩香　心阳亢，津液虚，带下失束，心烦口渴，柔肝养胃，清心固肾，参以苦固涩，以期阳静带止。

茨肉三钱　焦白芍三钱　紫石英三钱　鲜莲子三钱　酥龟版四钱　乌鲗骨四钱　生甘草七分　生牡蛎六钱　黑黄柏一钱　浮小麦三钱　鲜藕汁一杯

南寿　脉浮涩滞，呕逆不止，便闭旬日，小便短赤，小腹闷胀而痛，病系肠痹，丹溪每开通肺气以治肠痹，亦下病治上，腑病治脏耳，遵其法而利导之。

苦杏仁八钱　枇杷叶四钱　川贝母三钱　瓜蒌皮三钱　旧枳壳钱半　大秦艽四钱　川紫菀（菀）四钱　白通草钱半　广郁金钱半　陈柿蒂五个

又　呕止痹开，惟大便仍闭，小腹痛胀满硬，宜因其势而下夺之。

生白芍三钱　枇杷叶三钱　旧枳实二钱　秦艽三钱　生大黄二钱　苦杏仁泥五钱　生熟麻仁八钱　金星厚朴二钱　陈柿蒂五个

幼庭　按经云：少阳为枢，又十二脏皆取决于胆，阳痿数月，左寸关独具弦滑之象，痰热内郁，销烁胆汁，清阳之气不舒，机枢因而不利，治从条畅少阳郁热。

石菖蒲　云茯神　玳瑁片　鲜竹茹　酸枣仁　制半夏　远志肉　川黄连　石莲肉　陈枳实

田　日晡头痛，右脉弦、长、滑、大，治在阳明，进以竹叶石膏汤。

苦杏仁　八錢　枇杷葉　四錢　川貝母　三錢　瓜蔞皮　三錢
舊枳殼　錢半　大秦艽　四錢　川紫菀　四錢　白通草　錢半
廣鬱金　錢半　陳柹蒂　五個

又　嘔止痹開惟大便仍閉小腹痛脹滿硬宜因其勢而下奪之
生白芍　三錢　枇杷葉　三錢　舊枳實　二錢　秦　艽　三錢
生大黃　二錢　苦杏仁泥　五錢　生熟麻仁　八錢　金星厚樸　二錢
陳柹蒂　五個

幼庭　按經云少陽爲樞又十一臟皆取決於膽陽痿數月左寸關獨具弦滑之象痰熱內鬱銷爍膽汁清陽之氣不舒機樞因而不利治從條暢少陽鬱熱
石菖蒲　雲茯神　玳瑁片　鮮竹茹　酸棗仁　製半夏　遠志肉
川黃連　石蓮肉　陳枳實

田　日晡頭痛右脈弦長滑大治在陽明進以竹葉石膏湯

薄寒外襲肺衛淅淅惡寒發熱鼻塞胸懣治應表裏兩和

苦杏仁　川厚樸　香豆豉　川桂枝　廣陳皮　川連翹　紫蘇梗

製半夏　蟬衣　生薑　大棗

許　身倦唇白時時畏冷病後失調營衛兩虛遵內經諸小者陰陽形氣俱不足調以甘藥之旨

大炙耆　五錢　桂枝尖　八分　南棗肉　三個　焦白芍　二錢

廣橘皮　一錢　炙甘草　錢半　煨生薑　一錢　正飴糖　三錢

酒當歸身　二錢

林寶珠　時氣霍亂吐瀉厥逆病來危急大劑回陽溫中以挽救之

伏龍肝　八錢　炙甘草　二錢　黑附片　五錢　炒白朮　五錢

炮吳萸　三錢　高麗參　五錢　縮砂仁　二錢　製半夏　三錢

炮乾薑　五錢

薄寒外袭，肺卫淅淅恶寒，发热鼻塞，胸懑，治应表里两和。

苦杏仁　川厚朴　香豆豉　川桂枝　广陈皮　川连翘　紫苏梗　制半夏　蝉衣　生姜　大枣

许　身倦唇白，时时畏冷，病后失调，营卫两虚，遵《内经》，诸小者阴阳形气俱不足，调以甘药之旨。

大炙耆五钱　桂枝尖八分　南枣肉三个　焦白芍三钱　广橘皮一钱　炙甘草钱半　煨生姜一钱　正饴糖三钱　酒当归身二钱

林宝珠　时气霍乱，吐泻厥逆，病来危急，大剂回阳温中，以挽救之。

伏龙肝八钱　炙甘草二钱　黑附片五钱　炒白术五钱　炮吴萸三钱　高丽参五钱　缩砂仁二钱　制半夏三钱　炮干姜五钱

朱素云室人　右关数涩，口干，时觉浮热，镇敛虚阳，清养阳明，宗叶氏养胃汤意。

冬桑叶三钱　莲子肉五钱　生白芍二钱　生牡蛎四钱　红枣仁五枚　麦门冬二钱　整玉竹三钱　浮小麦三钱　生甘草五分　南沙参三钱

天香阁　左关尺沉小而弦，两臂痠坠，连及髋胯空软无力，流窜酸痛，厥阴脉明空，虚寒气乘虚内袭，宜进辛通温润之剂，方合厥阴治法。

川独活　当归身　桂枝梢　川续断　巴戟天　酥虎骨　厚杜仲　关沙苑　酒牛膝

时欲二便，肝肾之气下坠，仿真人升固八脉之法。

关沙苑四钱　酥龟版八钱　台乌药一钱　川杜仲三钱　鹿角霜三钱　甘杞子六钱　山萸肉三钱　巴戟天三钱　覆盆子四钱　韭菜子三钱

朱素雲室人　右關數澀口乾時覺浮熱鎮斂虛陽清養陽明宗葉氏養胃湯意

冬桑葉　三錢　蓮子肉　五錢　生白芍　二錢　生牡蠣　四錢

紅棗肉　五枚　麥門冬　二錢　整玉竹　三錢　浮小麥　三錢

生甘草　五分　南沙參　三錢

天香閣　左關尺沉小而弦兩臂痠墜連及髖胯空軟無力流竄酸痛厥陰脈明空虛寒氣乘虛內襲宜進辛通溫潤之劑方合厥陰治法

川獨活　當歸身　桂枝梢　川續斷　巴戟天　酥虎骨

厚杜仲　關沙苑　酒牛膝

時欲二便肝腎之氣下墜仿眞人升固八脈之法

關沙苑　四錢　酥龜版　八錢　台烏藥　一錢　川杜仲　三錢

鹿角霜　三錢　甘杞子　六錢　山萸肉　三錢　巴戟天　三錢

覆盆子　四錢　韭菜子　三錢

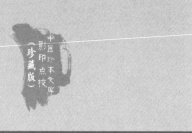

余軍門　情志鬱勃風陽變動上頭冲咽丹溪云自覺氣冷者非真寒也內經以五志過極皆火但非六氣外來苦寒不能折伏肝爲剛臟柔以濟之

酥龜版　川石斛　東阿膠　生白芍　川貝母　天門冬
乾地黃　生牡蠣　生磁石　浮小麥

又　仍以前意消息之參入辛香微苦以開上痺

元武版　釵石斛　生磁石　生白芍　川貝母　廣鬱金
生牡蠣　枇杷葉　冬桑葉　乾地黃

潘宅　胎氣逆阻嘔惡悶渴以和中降逆淸熱立局

西洋參　寸麥冬　藿香梗　製半夏　廣陳皮　生甘草
萸炒黃連　雲茯苓片　生薑片　薑炒竹茹

錢婦　白帶如注溫養佐以苦堅立局

烏鰂骨　八錢　川杜仲　三錢　魚鰾膠　三錢　潼沙苑　四錢

余军门　情志郁勃，风阳变动，上头冲咽。丹溪云：自觉气冷者，非真寒也。《内经》以五志过极皆火，但非六气外来苦寒不能折伏，肝为刚脏柔以济之。

酥龟版　川石斛　东阿胶　生白芍　川贝母　天门冬　干地黄　生牡蛎　生磁石　浮小麦

又　仍以前意消息之，参入辛香微苦，以开上痹。

元武版　钗石斛　生磁石　生白芍　川贝母　广郁金　生牡蛎　枇杷叶　冬桑叶　干地黄

潘宅　胎气逆阻，呕恶闷渴，以和中、降逆、清热立局。

西洋参　寸麦冬　藿香梗　制半夏　广陈皮　生甘草　萸炒黄连　云茯苓片　生姜片　姜炒竹茹

钱妇　白带如注，温养佐以苦坚立局。

乌鲗骨八钱　川杜仲三钱　鱼鳔胶三钱　潼沙苑四钱

韭菜子二钱　生牡蛎六钱　盐黄柏二钱　巴戟天二钱　台乌药钱半　煅龙骨三钱　鹿角胶三钱

陈女　左关紧细，经来小腹痛坠，腰瘦，冲任血海虚冷，宜进温养辛通。

酒归身四钱　炙甘草二钱　鹿角霜三钱　酒川芎二钱　炒艾叶二钱　川杜仲三钱　焦白芍三钱　阿胶珠三钱　盐小茴三钱　泡吴萸一钱

柳鹤书　霍乱后痢疾，口渴舌红，痢久伤阴，温固兜涩，参以固阴。

高丽参四钱　炮姜炭三钱　熟地炭四钱　炒白术五钱　赤石脂八钱　宣木瓜二钱　炙甘草二钱　禹余粮四钱　乌梅肉一钱　肉蔻仁三钱　湘莲子四钱

金赛玉　嗌中介然不适，无形之热上激而致，姑先清泄分化。

夏枯草　川石斛　甘中黄　连翘壳　桑白皮　川银花

韮菜子 二錢　生牡蠣 六錢　鹽黃柏 二錢　巴戟天 二錢
台烏藥 錢半　煅龍骨 三錢　鹿角膠 三錢
陳女　左關緊細經來小腹痛墜腰痠衝任血海虛冷宜進溫養辛通
酒歸身 四錢　炙甘草 二錢　鹿角霜 三錢　酒川芎 二錢
炒艾葉 二錢　川杜仲 三錢　焦白芍 三錢　阿膠珠 三錢
鹽小茴 三錢　泡吳萸 一錢
柳鶴書　霍亂後痢疾口渴舌紅痢久傷陰溫固兜澁參以固陰
高麗參 四錢　炮薑炭 三錢　熟地炭 四錢　炒白朮 五錢
赤石脂 八錢　宣木瓜 二錢　炙甘草 二錢　禹餘粮 四錢
烏梅肉 一錢　肉蔻仁 三錢　湘蓮子 四錢
金賽玉　嗌中介然不適無形之熱上激而致姑先清泄分化
夏枯草　川石斛　甘中黃　連翹殼　桑白皮　川銀花

生薏仁　白茅花　菉豆皮　鮮橄欖　瓜蔞皮

柳金花　脈沉細緊澁月事逾期來少色淡小腹痛疼腰脇酸痛血海虛冷血液不敷淖澤因而滯衰少應溫養下元辛通濡潤方法

酒全歸　五錢　阿膠珠　二錢　兩頭尖　三錢　焦白芍　三錢
炒艾葉　三錢　川杜仲　三錢　炙甘草　二錢　鹽小茴　二錢
炮薑炭　二錢　酒川芎　二錢　陳橘葉　三錢

林黛玉　右關沉弦當臍腹痛竄連右脇胃之絡脈受侮得食則緩痛必午後陽衰之徵用辛溫通絡法

大歸身　五錢　茯　苓　三錢　炮　薑　三錢　安邊桂　一錢
炙　草　二錢　黑　棗　五個

金滌翁　脈沉緊細左關尺尤甚肝腎虛寒衝脈爲病疝氣偏墜溫通厥陰之絡噓養肝腎之陰是爲正治若平和辛香以泄肝是爲實者設法非體虛所宜

生薏仁　白茅花　绿豆皮　鲜橄榄　瓜蒌皮

柳金花　脉沉、细、紧、涩，月事逾期来少，色淡，小腹痛疼，腰胁酸痛，血海虚冷，血液不敷淖泽，因而滞衰少，应温养下元，辛通濡润方法。

酒全归五钱　阿胶珠二钱　两头尖三钱　焦白芍三钱　炒艾叶三钱　川杜仲三钱　炙甘草二钱　盐小茴二钱　炮姜炭二钱　酒川芎二钱　陈橘叶三钱

林黛玉　右关沉弦，当脐腹痛，窜连右胁胃之络脉受侮，得食则缓痛，必午后阳衰之征，用辛温通络法。

大归身五钱　茯苓三钱　炮姜三钱　安边桂一钱　炙草二钱　黑枣五个

金涤翁　脉沉紧细，左关尺尤甚，肝肾虚寒，冲脉为病，疝气偏坠，温通厥阴之络，嘘养肝肾之阴，是为正治，若平和辛香，以泄肝是为实者，设法非体虚所宜。

干杞子六钱　肉苁蓉三钱　鹿角霜三钱　陈橘核三钱　当归须五钱　韭菜子三钱　潼沙苑四钱　泡吴萸一钱　盐小茴二钱　两头尖二钱　荔枝核三钱　川楝肉钱半

产后来复，小腹有形，腹鸣病泄半载不愈，良由肾阳衰惫，八脉不振，不能司闭藏之职，治在奇经。

鹿角霜　盐小茴　破故纸　厚杜仲　黑当归　炒杞子　兔丝饼　白茯苓　真肉桂　关沙苑

金赛玉　脉虚数，胪胀干渴，发热便赤，时值盛夏吸受暑邪，芳香轻宣宜之。

鲜芦苇根三钱　鲜竹心二钱　连翘壳二钱　扁豆衣三钱　西瓜翠衣五钱　丝瓜皮五钱　鲜荷叶钱半　益元散二钱　川银花二钱　青蒿露一杯

苏宅老太太　年已八旬，有五因霍乱，病后继以呕吐，每日数次，病将三月，每日仅

乾杞子　六錢　肉蓯蓉　三錢　鹿角霜　三錢　陳橘核　三錢
當歸鬚　五錢　韭菜子　三錢　潼沙苑　四錢　泡吳萸　一錢
鹽小茴　二錢　兩頭尖　二錢　荔枝核　三錢　川楝肉　錢半

產後來復小腹有形腹鳴病泄半載不愈良由腎陽衰憊八脉不振不能司閉藏之職治在奇經

鹿角霜　鹽小茴　破故紙　厚杜仲　黑當歸　炒杞子
兎絲餅　白茯苓　眞肉桂　關沙苑

金賽玉　脉虛數臚脹乾渴發熱便赤時値盛夏吸受暑邪芳香輕宣宜之

鮮蘆葦根　三錢　鮮竹心　二錢　連翹殼　二錢　扁豆衣　三錢
西瓜翠衣　五錢　絲瓜皮　五錢　鮮荷葉　錢半　益元散　二錢
川金銀花　二錢　青蒿露　一杯

蘇宅老太太　年已八旬有五因霍亂病後繼以嘔吐每日數次病將三月每日僅

进粥水一杯，米粒不能入口，捻衣自语，神则时醒，时昏，呕出碧绿之水，喻嘉言所谓胃底之汁也，两手脉时见歇止，手麻战掉时欲出汗，呃逆，进乌梅丸、旋覆代赭汤、吴萸汤、六君子合而化裁为方。服后病无增减，现以脉象病证参之，胃气已败，真阳有式微之势，肾气有拔蒂之虞。病家敦促疏方，谨拟参附六君送下黑锡丹，亦恐无济于事，不过聊尽人事耳，请另请高明裁夺。

土木人参三钱　云茯苓二钱　熟黑附子三钱　陈柿蒂六个　土炒于术二钱　炙甘草钱半　炮干姜炭三钱　黑锡丹二钱

茅增祥　南洋地方炎热，感受其气即为病热，吐血两年，继以咳痰胶黏，口渴呕逆，失音亦将一载，素壮今瘦，幸脾胃尚可支持，上损尚未及中。惟肺胃津液已经损亡殆尽，加以失音，故今肺叶干痿，清肃之令不行，水精四布、失度，脾虽散，津液上归于肺，而肺不但不能自滋，其干亦不能内沥陈于六腑，外输精于皮毛。其津液留贮胸中，得热煎熬便为涎沫，侵肺作咳唾之不已。故干者自干，唾者自唾，愈唾

進粥水一杯米粒不能入口捻衣自語神則時醒時昏嘔出碧綠之水喻嘉言所謂胃底之汁也兩手脈時見歇止手麻戰掉時欲出汗呃逆進烏梅丸旋覆代赭湯吳萸湯六君子合而化裁爲方服後病無增減現以脉象病證參之胃氣已敗眞陽有式微之勢腎氣有拔蔕之虞病家敦促疏方謹擬參附六君送下黑錫丹亦恐無濟於事不過聊盡人事耳請另請高明裁奪

土木人參 三錢 雲茯苓 二錢 熟黑附子 三錢 陳柿蔕 六個
土炒於朮 二錢 炙甘草 錢半 炮乾薑炭 三錢 黑錫丹 二錢

茅增祥 南洋地方炎熱感受其氣卽爲病熱吐血兩年繼以咳痰膠黏口渴嘔逆失音亦將一載素壯今瘦幸脾胃尚可支持上損尙未及中惟肺胃津液已經損亡殆盡加以失音故令肺葉乾痿清肅之令不行水精四布失度脾雖散津液上歸於肺而肺不但不能自滋其乾亦不能內灑陳於六腑外輸精於皮毛其津液留貯胸中得熱煎熬便爲涎沫侵肺作咳唾之不已故乾者自乾唾者自唾愈唾

愈干，痿病成矣。痿者萎也，如草木之萎而不荣，为津亡而气竭也。治法大意生胃津，润肺燥，补真气，以通肺之小管，清火热以复肺之清肃。今以清燥救肺加减以消息之，是仍遵古人甘缓之意耳。

西洋参二钱　枇杷叶二钱　干苇根三钱　甜杏仁二钱　冬瓜子三钱　生甘草五钱　冬桑叶三钱　煅石膏二钱　大麦冬三钱　大生地钱半　生薏米三钱　黑芝麻二钱　玉蝴蝶十支

暑湿内蕴，弥漫三焦，上则胸闷气促，中则苔黄、口渴、腹胀，下则足肿溺闭，议三焦分治，开太阴以通太阳。

苦杏仁　寒水石　鲜苇根　紫厚朴　飞滑石　猪苓片　白蔻仁　生薏米　大腹皮　茯苓皮

脉细形瘦，神怯唇白，腹痛便泻，乍寒乍热，肢体烦倦，病后失调，营卫两虚，《内经》有劳

愈乾痿病成矣痿者萎也如草木之萎而不榮爲津亡而氣竭也治法大意生胃津潤肺燥補眞氣以通肺之小管清火熱以復肺之清肅今以清燥救肺加減以消息之是仍遵古人甘緩之意耳

西洋參　二錢　枇杷葉　二錢　乾葦根　三錢　甜杏仁　二錢
冬瓜子　三錢　生甘草　五錢　冬桑葉　三錢　煅石膏　二錢
大麥冬　三錢　大生地　錢半　生薏米　三錢　黑芝麻　二錢
玉蝴蝶　十隻

暑濕內蘊彌漫三焦上則胸悶氣促中則苔黃口渴腹脹下則足腫溺閉議三焦分治開太陰以通太陽

苦杏仁　寒水石　鮮葦根　紫厚樸　飛滑石　猪苓片
白蔻仁　生薏米　大腹皮　茯苓皮

脈細形瘦神怯唇白腹痛便瀉乍寒乍熱肢體煩倦病後失調營衛兩虛內經有勞

者溫之之旨東垣於甘溫益氣之法遵其意以消息之

大生芪　八錢　廣陳皮　二錢　炒白朮　三錢　大防黨　四錢

全歸身　五錢　桂圓肉　二錢　炙甘草　錢半　眞肉桂　錢半

雲茯苓　三錢　大黑棗　三錢

不寐心惕易驚主以鎮怯甘以益虛兩安心腎

西洋參　二錢　白茯神　三錢　青龍骨　四錢　浮小麥　四錢

炙甘草　一錢　眞金箔　念張　大黑棗　三枚

手足痛畏風肌腫因勞傷陽氣客邪內侵營衛議局方痺在四肢汗出陽虛者黃芪五物湯例

大生芪　炙甘草　大生薑　川桂枝　酒歸身　黑棗肉

朱宅老太太　左弦肝木尅胃飲食下咽即嘔泄木安胃是議

大防黨　眞川椒　烏梅肉　生黃柏　小川連　川楝子

者温之之旨。东垣于甘温益气之法，遵其意以消息之。

大生芪八钱　广陈皮二钱　炒白术三钱　大防党四钱　全归身五钱　桂圆肉二钱　炙甘草钱半　真肉桂钱半　云茯苓三钱　大黑枣三钱

不寐心惕，易惊，主以镇怯，甘以益虚，两安心肾。

西洋参二钱　白茯神三钱　青龙骨四钱　浮小麦四钱　炙甘草一钱　真金箔念张　大黑枣三枚

手足痛，畏风肌肿，因劳伤阳气，客邪内侵营卫，议局方痹在四肢，汗出阳虚者，黄芪五物汤例。

大生芪　炙甘草　大生姜　川桂枝　酒归身　黑枣肉

朱宅老太太　左弦肝木克胃，饮食下咽即呕，泄木安胃是议。

大防党　真川椒　乌梅肉　生黄柏　小川连　川楝子

川干姜　川桂枝

余军门　脉虚缓，烦劳伤气，卫阳式微，自汗不止，补虚佐以甘酸缓急。所谓心苦缓，急食酸以收之是也。

大炙芪八钱　青龙骨四钱　黑附子三钱　高丽参三钱　生牡蛎一两　北五味一钱　炙甘草一钱　酸枣仁三钱　龙眼肉三钱

又　汗收，神气疲瘁，劳伤营卫所致，经云：劳者温之，佐以甘缓镇摄。

大炙芪六钱　酸枣仁三钱　生牡蛎五钱　西洋参三钱　清桂枝一钱　甘杞子三钱　炙甘草一钱　青龙骨三钱　龙眼肉二钱　黑枣肉三枚

华　脉弦数，少阳风火郁勃，咽痛耳鸣，头目不清，无形之火上凌，清泄宜之。

连翘壳　夏枯草　大元参　黑山栀　苦丁茶　鲜菊叶

川乾薑　川桂枝

余軍門　脈虛緩煩勞傷氣衛陽式微自汗不止補虛佐以甘酸緩急所謂心苦緩急食酸以收之是也

大炙芪　八錢　青龍骨　四錢　黑附子　三錢　高麗參　三錢
生牡蠣　一兩　北五味　一錢　炙甘草　一錢　酸棗仁　三錢
龍眼肉　三錢

又　汗收神氣疲瘁勞傷營衛所致經云勞者溫之佐以甘緩鎮攝

大炙芪　六錢　酸棗仁　三錢　生牡蠣　五錢　西洋參　三錢
清桂枝　一錢　甘杞子　三錢　炙甘草　一錢　青龍骨　三錢
龍眼肉　二錢　黑棗肉　三枚

華　脈弦數少陽風火鬱勃咽痛耳鳴頭目不清無形之火上淩清泄宜之

連翹殼　夏枯草　大元參　黑山梔　苦丁茶　鮮菊葉

薄荷梗　冬桑葉　羚羊角　鈎籐鈎

吸受暑穢三焦氣化不宣寒熱胸悶惡心小便不利擬芳香辟穢佐以淡滲泄熱

藿香梗　大豬苓　苦杏仁　廣鬱金　白茯苓　鮮葦根

白通草　檀香末　川厚樸　六一散

肝火擾胃嘈雜易飢不寐

經霜冬桑葉　三錢　細生地　三錢　鹽水煮石決明　四錢

三角小胡麻　三錢　杭丹皮　一錢　黑山梔　一錢

夢石夫人　汎期腹痛天癸色淡溫養肝腎以袪內寒

酒歸身　五錢　炒艾葉　四錢　淡吳萸　二錢　酒川芎　錢半

阿膠珠　三錢　炮薑炭　錢半　焦白芍　三錢　炙甘草　一錢

鹽小茴　二錢　鹿角霜　三錢　醋香附　三錢

趙女　脈虛弦大胃虛不攝衝氣上逆兩月以來嘔吐不止以衝脈隸於陽明故也

薄荷梗　冬桑叶　羚羊角　钩藤钩

吸受暑秽，三焦气化不宣，寒热胸闷，恶心，小便不利，拟芳香辟秽，佐以淡渗泄热。

藿香梗　大猪苓　苦杏仁　广郁金　白茯苓　鲜苇根　白通草　檀香末　川厚朴　六一散

肝火扰胃，嘈杂易饥不寐。

经霜冬桑叶三钱　细生地三钱　盐水煮石决明四钱　三角小胡麻三钱　杭丹皮一钱　黑山栀一钱

梦石夫人　泛期腹痛，天癸色淡，温养肝肾，以祛内寒。

酒归身五钱　炒艾叶四钱　淡吴萸二钱　酒川芎钱半　阿胶珠三钱　炮姜炭钱半　焦白芍三钱　炙甘草一钱　盐小茴二钱　鹿角霜三钱　醋香附三钱

赵女　脉虚弦大，胃虚不摄，卫气上逆，两月以来呕吐不止，以卫脉隶于阳明故也。

补胃柔肝，佐以填镇为是。

云茯苓四钱　湘莲肉五钱　小胡麻三钱　紫石英四钱　焦白芍二钱　生牡蛎六钱　旧熟地四钱　炙甘草一钱　宣木瓜钱半　潼沙苑三钱　大黑枣三枚

甘宅小儿　疹后少阳相火上郁，耳聋失聪，以辛凉清解上焦。

连翘壳钱半　冬桑叶二钱　淡黄芩一钱　羚羊角一钱　苦丁茶二钱　薄荷梗钱半　夏枯草二钱　黑山栀一钱　蔓荆子钱半　鲜荷叶三钱

俞观察　阳明空虚，肝风眩晕，宜进辛甘化风，佐以镇摄补虚。

桂枝尖三钱　大炙芪八钱　青龙骨四钱　焦白芍三钱　高丽参三钱　黑甘草钱半　紫石英八钱　枸杞子八钱　全当归三钱　灵磁石四钱　黑枣肉二钱

補胃柔肝佐以填鎮爲是

雲茯神　四錢　湘蓮肉　五錢　小胡麻　三錢　紫石英　四錢

焦白芍　二錢　生牡蠣　六錢　舊熟地　四錢　炙甘草　一錢

宣木瓜　錢半　潼沙苑　三錢　大黑棗　三枚

甘宅小兒　疹後少陽相火上鬱耳聾失聰以辛凉清解上焦

連翹殼　錢半　冬桑葉　二錢　淡黃芩　一錢　羚羊角　一錢

苦丁茶　二錢　薄荷梗　錢半　夏枯草　二錢　黑山梔　一錢

蔓荆子　錢半　鮮荷葉　三錢

俞觀察　陽明空虛肝風眩暈宜進辛甘化風佐以鎮攝補虛

桂枝尖　三錢　大炙芪　八錢　青龍骨　四錢　焦白芍　三錢

高麗參　三錢　黑甘草　錢半　紫石英　八錢　枸杞子　八錢

全當歸　三錢　靈磁石　四錢　黑棗肉　二錢

菊仙　舌尖徧起細點麻痛夜甚牽連咽疼口渴病發心胃應以清營凉血白虎清氣參入敗毒之品以解之

大生地　四錢　紫丹參　三錢　川銀花　三錢　元參心　四錢
生石膏　四錢　人中黃　三錢　淡竹葉　三錢　肥知母　三錢
犀角屑　一錢　另服紫雪丹一錢

又　痄腮腫痛起核左右更移溫毒內發凉散瀉熱宜之

殭蠶　二錢　夏枯草　三錢　生石膏　四錢　黑山梔　二錢
銀花　三錢　浙貝母　二錢　連翹　二錢　大青葉　三錢
乾海藻　三錢　板藍板　三錢　鮮菊葉　三錢

又　再診病未遞減腫痛加甚仍以前意消息之

明天麻　三錢　羚羊　二錢　石膏　五錢　殭蠶　三錢
川銀花　三錢　人中黃　三錢　秦艽　三錢　馬勃　二錢

菊仙　舌尖遍起细点，麻痛夜甚，牵连咽疼，口渴，病发心胃，应以清营凉血，白虎清气参入败毒之品以解之。

大生地四钱　紫丹参三钱　川银花三钱　元参心四钱　生石膏四钱　人中黄三钱　淡竹叶三钱　肥知母三钱　犀角屑一钱　另服紫雪丹一钱

又　痄腮肿痛起核，左右更移，温毒内发，凉散泻热宜之。

僵蚕二钱　夏枯草三钱　生石膏四钱　黑山栀二钱　银花三钱　浙贝母二钱　连翘二钱　大青叶三钱　干海藻三钱　板蓝根三钱　鲜菊叶三钱

又　再诊，病未递减，肿痛加甚，仍以前意消息之。

明天麻三钱　羚羊二钱　石膏五钱　僵蚕三钱　川银花三钱　人中黄三钱　秦艽三钱　马勃二钱

射干二钱　山豆根三钱

姜锦初夫人　脉虚大，卫虚肝风上逆，眩晕战振，应辛甘化风，佐以镇摄为主。

大炙芪八钱　生牡蛎六钱　炙甘草一钱　大防党四钱　枸杞子八钱　黑枣肉二钱　清桂枝二钱　焦白芍二钱　灵磁石五钱　青龙骨三钱　全当归四钱　云茯神三钱

朱润生　胃虚木克，晨起腹内风气窜痛，必暴泻一次而后已，两关左强右弱，补士泻木，肝脾两调。《金匮》所谓见肝之病，当先实脾是也。

高丽参　炙甘草　吴茱萸　炒白术　真川椒　宣木瓜　广陈皮　小川连　莲子肉　焦白芍　云茯苓　乌梅肉

张　颈腮掀肿渐消，晨起牙宣吐血，口渴不寐，心营肺胃，热邪未清，以玉女煎加减治之。

元参心　生石膏　旱莲草　大知母　川牛膝　粉丹皮

射　干　二錢　山豆根　三錢

姜錦初夫人　脈虛大衛虛肝風上逆眩暈戰振應辛甘化風佐以鎮攝爲主

大炙芪　八錢　生牡蠣　六錢　炙甘草　一錢　大防黨　四錢

枸杞子　八錢　黑棗肉　二錢　清桂枝　二錢　焦白芍　二錢

靈磁石　五錢　青龍骨　三錢　全當歸　四錢　雲茯神　三錢

朱潤生　胃虛木尅晨起腹內風氣竄痛必暴瀉一次而後已兩關左强右弱補土瀉木肝脾兩調金匱所謂見肝之病當先實脾是也

高麗參　炙甘草　吳茱萸　炒白朮　眞川椒　宣木瓜

廣陳皮　小川連　蓮子肉　焦白芍　雲茯苓　烏梅肉

張　頸腮掀腫漸消晨起牙宣吐血口渴不寐心營肺胃熱邪未清以玉女煎加減治之

元參心　生石膏　旱蓮草　大知母　川牛膝　粉丹皮

細生地　寸麥冬　茅根炭　犀角汁　乾藕節

又　頃診各症均痊惟口渴不思納食舌苔濁黏清養陽明立局

大生地　大麥冬　鮮竹茹　川石斛　生薏米　佩蘭葉

枇杷葉　大洋參　黑山梔　生石膏

漢臺　木火上鬱耳脹失聰治在少陽

連翹殼　苦丁茶　薄荷梗　夏枯草　冬桑葉　粉丹皮

羚羊角　黑山梔　鮮荷葉

淩鈺卿　左脈滑數五心夜熱痰咯膠黏外感未消熱在血分清凉泄熱宜之

川青蒿　生白芍　川地骨　川貝母　生鱉甲　冬桑葉

連翹殼　羚羊角　乾葦根　湖丹皮　川石斛

又　脈數夜熱漸愈火沖頭痛疲倦解㑊開泄少陽以清肝木

鮮菊葉　甘菊花　淡黃芩　蔓荆子　生白芍　羚羊角

细生地　寸麦冬　茅根炭　犀角汁　干藕节

又　顷诊各症均痊，惟口渴不思纳食，舌苔浊黏，清养阳明立局。

大生地　大麦冬　鲜竹菇　川石斛　生薏米　佩兰叶　枇杷叶　大洋参　黑山栀　生石膏

汉台　木火上郁，耳胀失聪，治在少阳。

连翘壳　苦丁茶　薄荷梗　夏枯草　冬桑叶　粉丹皮　羚羊解　黑山栀　鲜荷叶

凌钰卿　左脉滑数，五心夜热，痰咯胶黏，外感未消，热在血分，清凉泄热宜之。

川青蒿　生白芍　川地骨　川贝母　生鳖甲　冬桑叶　连翘壳　羚羊角　干苇根　湖丹皮　川石斛

又　脉数夜热渐愈，火冲头痛，疲倦解㑊，开泄少阳，以清肝木。

鲜菊叶　甘菊花　淡黄芩　蔓荆子　生白芍　羚羊角

连翘壳　冬桑叶　钩藤钩

刘　左关弦涩，胁间板痛，坐卧不安，因怒动气，血络郁痹，治宜三香汤加减。

金铃子　延胡索　真降香　广郁金　当归须　柏子仁　嫩桃仁　苦桔梗　陈枳壳

脉细淋带，小腹空痛，按之则缓，八脉空虚，温养奇经，以固摄之。

黑当归　乌鲗骨　厚杜仲　鹿角霜　白茯神　桑螵蛸　炒杞子　紫石英　潼沙苑

马　六脉洪大鼓指，高年形盛气衰，心力过劳，真气不能维续，肢麻言蹇，五志厥阳之火上亢，内风日炽，痰火上蒙清窍，症属中络，治以辛凉润之。

大元参　大胆星　石菖蒲　鲜石斛　川贝母　鲜竹沥　老桑枝　羚羊角　天竺黄　连翘心

左关弦数，厥阳风木上僭，挟内风而为头痛熄肝风，滋肾液为主，拟采用缪仲淳法。

連翹殼　冬桑葉　鈎籐鈎

劉　左關弦澀脇間板痛坐臥不安因怒動氣血絡鬱痺治宜三香湯加減

金鈴子　延胡索　眞降香　廣鬱金　當歸鬚　柏子仁

嫩桃仁　苦桔梗　陳枳殼

脉細淋帶小腹空痛按之則緩八脈空虛溫養奇經以固攝之

黑當歸　烏鰂骨　厚杜仲　鹿角霜　白茯神　桑螵蛸

炒杞子　紫石英　潼沙苑

馬　六脉洪大鼓指高年形盛氣衰心力過勞眞氣不能維續肢痲言蹇五志厥陽之火上亢內風日熾痰火上蒙清竅症屬中絡治以辛涼潤之

大元參　大膽星　石菖蒲　鮮石斛　川貝母　鮮竹瀝

老桑枝　羚羊角　天竺黃　連翹心

左關弦數厥陽風木上僭挾內風而爲頭痛熄肝風滋腎液爲主擬採用繆仲淳法

製首烏　烏豆衣　三角胡　甘杞子　生白芍　柏子仁
冬桑葉　杭甘菊　雲茯神

陳榮章　飲食入胃健運循度則升清降濁自能水精四布充澤皮毛何至面黄肌瘦六脈緩細耶治宜培土祛濕合乎東垣脾宜升胃宜降之旨

茅蒼朮　雲茯苓　青防風　大防黨　炒黄柏　廣橘皮
川厚樸　炒穀芽　川羌活　茵陳蒿　炙甘草

孫　鼻塞時流清涕清陽爲薄寒所遏不司宣布按辛與酸合開通陽氣最速觀小青龍瓜蔞薤白湯可知也遵其意消息之

高麗參　酒薤白　製半夏　川乾薑　五味子　生甘草
苦桔梗　石菖蒲　炒陳皮　瓜蔞皮

王叔平　左關沉澀頭眩嘔惡木鬱尅土胃逆不降和胃泄肝宣鬱主之

明天麻　廣橘皮　鮮竹茹　製半夏　雲茯苓　白蒺藜

制首乌　乌豆衣　三角胡　甘杞子　生白芍　柏子仁　冬桑叶　杭甘菊　云茯神

陈荣章　饮食入胃，健运循度，则升清降浊，自能水精四布，充泽皮毛，何至面黄肌瘦，六脉缓细耶？治宜培土祛湿，合乎东垣脾宜升，胃宜降之旨。

茅苍术　云茯苓　青防风　大防党　炒黄柏　广橘皮　川厚朴　炒谷芽　川羌活　茵陈蒿　炙甘草

孙　鼻塞时流清涕，清阳为薄寒所遏，不司宣布，按辛与酸合开，通阳气最速，观小青龙瓜蒌薤白汤可知也，遵其意消息之。

高丽参　酒薤白　制半夏　川干姜　五味子　生甘草　苦桔梗　石菖蒲　炒陈皮　瓜蒌皮

王叔平　左关沉涩，头眩呕恶，木郁克土，胃逆不降，和胃泄肝，宣郁主之。

明天麻　广橘皮　鲜竹茹　制半夏　云茯苓　白蒺藜

石菖蒲　钩藤钩　冬桑叶　木樨花

痰火内结胸脘，痞阻不通，呕吐呃哕，饮食下咽即吐，右关弦滑，医者以膈症论治，岂不大谬。拟以泻心汤法，取辛开苦降之旨。

制半夏　旋覆花　生干姜　陈枳实　鲜竹沥　生姜汁　川黄连　枇杷叶　淡黄芩

左关尺细软，肝肾阴亏，所以上为眩晕，下为腰脊酸疼，壮水养木，以期乙癸相生。

旧熟地　炒白芍　杭甘菊　大麦冬　云茯神　山萸肉　枸杞子　潼沙苑　全当归

脉细数，久痢纯血虚，坐努责口渴舌干，阴损液涸，姑拟酸甘化阴收摄堵涩为主。

真人参一钱　五味子一钱　生牡蛎五钱　炙甘草钱半　熟地炭五钱　山萸肉三钱　淮山药三钱　东阿胶二钱　炒白芍三钱　禹余粮五钱

石菖蒲　鈎藤鈎　冬桑葉　木樨花

痰火內結胸脘痞阻不通嘔吐呃噦飲食下咽即吐右關弦滑醫者以膈症論治豈不大謬擬以瀉心湯法取辛開苦降之旨

製半夏　旋覆花　生乾薑　陳枳實　鮮竹瀝　生薑汁

川黃連　枇杷葉　淡黃芩

左關尺細軟肝腎陰虧所以上爲眩暈下爲腰脊酸疼壯水養木以期乙癸相生

舊熟地　炒白芍　杭甘菊　大麥冬　雲茯神　山萸肉

枸杞子　潼沙苑　全當歸

脈細數久痢純血虛坐努責口渴舌乾陰損液涸姑擬酸甘化陰收攝堵澁爲主

眞人參　一錢　五味子　一錢　生牡蠣　五錢　炙甘草　錢半

熟地炭　五錢　山萸肉　三錢　淮山藥　三錢　東阿膠　二錢

炒白芍　三錢　禹餘糧　五錢

葉　脈細軟身體嚲曳兩足不能運動肝腎下虛痿症已成培助中佐以血肉以期藥力不達

製首烏　四錢　酥虎骨　二錢　巴戟天　三錢　整玉竹　三錢
川牛膝　二錢　桑寄生　五錢　甘杞子　三錢　眞鹿筋　三錢
酒歸身　二錢　川續斷　二錢

伯母　肝陽亢厥風火鼓動痰氣擾亂神明語言妄錯手足強直有力脈來弦滑鼓指應進靜鎭之劑以平其逆

羚羊角　三錢　飛靑黛　二錢　鈎藤鈎　三錢　大當歸　二錢
大膽星　二錢　眞蘆薈　三錢　石菖蒲　二錢　全蝎梢　八分
茯神木　三錢　生鐵落　八錢

錢　頭痛脈緩滑痰飲上干淸陽之地消逐苦降宜之

製半夏　廣橘皮　鈎藤鈎　旋覆花　薑竹茹　陳枳實

叶　脉细软，身体亸曳，两足不能运动，肝肾下虚，痿症已成，培助中佐以血肉，以期药力不达。

制首乌四钱　酥虎骨二钱　巴戟天三钱　整玉竹三钱　川牛膝二钱　桑寄生五钱　甘杞子三钱　真鹿筋三钱　酒归身二钱　川续断二钱

伯母　肝阳亢厥，风火鼓动痰气，扰乱神明，语言妄错，手足强直有力，脉来弦滑鼓指，应进静镇之剂，以平其逆。

羚羊角三钱　飞青黛二钱　钩藤钩三钱　大当归二钱　大胆星二钱　真芦荟三钱　石菖蒲二钱　全蝎梢八分　茯神木三钱　生铁落八钱

钱　头痛，脉缓滑，痰饮上干清阳之地，消逐苦降宜之。

制半夏　广橘皮　钩藤钩　旋覆花　姜竹茹　陈枳实

白芥子　云茯苓　白蒺藜

李　痢下纯红，肛门急痛，大肠火热内逼，非清无以得宁。

大当归　川银花　苦桔梗　川地榆　炒槐花　川黄连　生白芍　白头翁　枯黄芩

胡妇　左右者阴阳之道路，中洲者脏腑之裕源，土虚太旺，克制横侵，所以呕恶，胸膈胀悗，中宫气既不舒，肝木又失条达，议以逍遥散加减立局。

大当归　旧枳壳　醋柴胡　广橘皮　云茯苓　郁金汁　炒白芍　醋香附　白蒺藜

丁梅卿年伯　头巅空痛，昼轻夜重，诊脉寸大尺细，此上盛下虚，阴阳淆乱所致，滋填镇逆为主。

旧熟地　甘杞子　云茯苓　元武版　女贞子　真青盐　粉丹皮　灵磁石　甘菊花　淮牛膝

白芥子　雲茯苓　白蒺藜

李　痢下純紅肛門急痛大腸火熱內逼非清無以得甯

大當歸　川銀花　苦桔梗　川地榆　炒槐花　川黃連

生白芍　白頭翁　枯黃芩

胡婦　左右者陰陽之道路中洲者臟腑之裕源土虛太旺尅制橫侵所以嘔惡胸膈脹悗中宮氣既不舒肝木又失條達議以逍遥散加減立局

大當歸　舊枳殼　醋柴胡　廣橘皮　雲茯苓　鬱金汁

炒白芍　醋香附　白蒺藜

丁梅卿年伯　頭巔空痛晝輕夜重診脈寸大尺細此上盛下虛陰陽淆亂所致滋填鎮逆爲主

舊熟地　甘杞子　雲茯苓　元武版　女貞子　眞青鹽

粉丹皮　靈磁石　甘菊花　淮牛膝

吳鑒人　經云諸嘔吐酸皆屬於肝又陽明之氣逆令人嘔吐清水今診兩關弦滑肝鬱氣滯飲聚使然平肝和胃兩施

旋覆花　二錢　川厚樸　錢半　杭青皮　一錢　小蘇梗　二錢
廣陳皮　一錢　黑山梔　二錢　代赭石　三錢　雲茯苓　三錢
薑竹茹　二錢　佐金丸　三錢

人身有眞火寄於右腎行於三焦出入於肝膽稟命於天君所以養臟腑充七竅生土德立人事皆此火也身腫腹脹形神枯索脈來遲微欲絕顯然眞陽衰敗不能溫土濁陰盤踞中宮有似甕水凝冰之象豈消導利水所能療乎遵經益火之源俾陽和一照陰凝潛消耳

眞人參　二錢　炒於朮　二錢　黑附片　四錢　白茯苓　二錢
草菓仁　一錢　炙甘草　一錢　炮乾薑　三錢　金液丹　三錢

劉志沂　脈弦滑躁風火內煽所以咳逆咽痛象曰風自火出清其火則風自熄

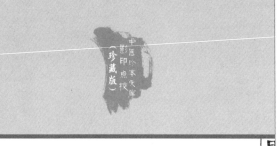

吴鉴人　经云：诸呕吐酸皆属于肝，又阳明之气逆，令人呕吐清水。今诊两关弦滑，肝郁气滞，饮聚使然，平肝和胃两施。

旋覆花二钱　川厚朴钱半　杭青皮一钱　小苏梗二钱　广陈皮一钱　黑山栀二钱　代赭石三钱　云茯苓三钱　姜竹茹二钱　佐金丸三钱

人身有真火，寄于右肾，行于三焦，出入于肝胆，禀命于天君，所以养脏腑，充七窍，生土德，立人事，皆此火也。身肿腹胀，形神枯索，脉来迟微欲绝，显然真阳衰败，不能温土浊阴，盘踞中宫，有似瓮水凝冰之象，岂消导利水所能疗乎？遵经益火之源，俾阳和一照，阴凝潜消耳。

真人参二钱　炒于术二钱　黑附片四钱　白茯苓二钱　草果仁一钱　炙甘草一钱　炮干姜三钱　金液丹三钱

刘志沂　脉弦滑躁，风火内煽，所以咳逆咽痛，曰风自火出，清其火，则风自熄。

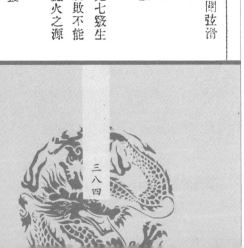

川贝母　桑白皮　淡竹叶　东沙参　苦杏仁　瓜蒌皮　荸荠汁　甘菊花　冬桑叶　雪梨汁

邵　咳而有声无痰，肺受火烁之征，然进清润之剂无效意者，龙雷离其穴，则游行无制。且时当阳气升腾，所以头面之虚阳转甚，法宜于清润中佐以静镇咸寒之品，以引归窟宅，方合润下之旨。

东沙参四钱　紫石英五钱　生白芍二钱　寸麦冬三钱　净淡菜四钱　白茯神三钱　淮山药三钱　元武版四钱　天门冬二钱　真青铅四钱

再诊，少阴之脉循喉咙挟舌本，咽痛口干由肾虚肝失所养，木火反侮肺金，幸脉虽数而尚不躁疾，咳逆平静，有阳退阴长之机，仍以滋水润肺，俾金水日渐相生。

旧熟地三钱　鲜百合三钱　寸麦冬二钱　东沙参三钱　干杞子三钱　云茯苓二钱　真青铅三钱　元武版四钱

川貝母　桑白皮　淡竹葉　東沙參　苦杏仁　瓜蔞皮
荸薺汁　甘菊花　冬桑葉　雪梨汁

邵　咳而有聲無痰肺受火爍之徵然進清潤之劑無效意者龍雷離其穴則游行無制且時當陽氣升騰所以頭面之虛陽轉甚法宜於清潤中佐以靜鎮鹹寒之品以引歸窟宅方合潤下之旨

東沙參　四錢　紫石英　五錢　生白芍　二錢　寸麥冬　三錢
淨淡菜　四錢　白茯神　三錢　淮山藥　三錢　元武版　四錢
天門冬　二錢　眞青鉛　四錢

再診少陰之脉循喉嚨挾舌本咽痛口乾由腎虛肝失所養木火反侮肺金幸脉雖數而尚不躁疾咳逆平靜有陽退陰長之機仍以滋水潤肺俾金水日漸相生

舊熟地　三錢　鮮百合　三錢　寸麥冬　二錢　東沙參　三錢
乾杞子　三錢　雲茯苓　二錢　眞青鉛　三錢　元武版　四錢

女貞子　三錢

右寸浮滑客邪傷肺咳逆音嘶玩金空則鳴之旨宜輕清宣通爲主

苦杏仁　二錢　浙貝母　二錢　冬瓜仁　二錢　桑白皮　三錢

冬桑葉　三錢　牛蒡子　二錢　鮮葦根　五錢　生薏米　三錢

雪梨皮　二錢　絲瓜葉　三錢

張子翁　春令陽氣發越之時六脈虛軟水虛無以攝伏亢越之火載血上溢應須靜以鎮之

大生地　四錢　紫丹參　三錢　田三七　二錢　大元參　三錢

生白芍　三錢　夏枯草　三錢　粉丹皮　二錢　黑山梔　二錢

冬桑葉　三錢　釵石斛　錢半

張　肝陽亢越鼻衄不止宜用釜底抽薪之法引而下導之

犀角屑　二錢　生白芍　三錢　鮮竹茹　二錢　大生地　三錢

女贞子三钱

右寸浮滑，客邪伤肺，咳逆音嘶，玩金空则鸣之，旨宜轻清宣通为主。

苦杏仁二钱　浙贝母二钱　冬瓜仁二钱　桑白皮三钱　冬桑叶三钱　牛蒡子二钱　鲜苇根五钱　生薏米三钱　雪梨皮二钱　丝瓜叶三钱

张子翁　春令阳气发越之时，六脉虚软，水虚无以摄伏，亢越之火载血上溢，应须静以镇之。

大生地四钱　紫丹参三钱　田三七二钱　大元参三钱　生白芍三钱　夏枯草三钱　粉丹皮二钱　黑山栀二钱　冬桑叶三钱　钗石斛钱半

张　肝阳亢越，鼻衄不止，宜用釜底抽薪之法，引而下导之。

犀角屑二钱　生白芍三钱　鲜竹茹二钱　大生地三钱

粉丹皮二钱　白茅根五钱　黑山栀三钱　侧柏炭二钱　酒大黄一钱

左翠云　脉弦滑，寒热往来，鼻衄大放，因少阳邪热内着，血分扰乱经络，以致血不归经而妄行，即红汗是也。宜仿热入血室例治之。

柴胡二钱　黄芩二钱　生地四钱　菊叶三钱　丹皮三钱　青蒿三钱　秦艽二钱　羚羊二钱　贯众三钱

腰痛空坠，牵引小腹窜痛，按之则缓，应以奇经冲、任、督三经主治，进以辛润温养下焦络脉之虚。

黑当归　鹿角霜　厚杜仲　精羊肉　关沙苑　生鹿角　盐小茴　肉桂心　川杞子

陈　脉弦细数，久咳增泻，肺阴已虚，脾复受伤，生生之机将何所恃，清肃肺气，仍须

粉丹皮　二錢　白茅根　五錢　黑山梔　三錢　側柏炭　二錢

酒大黄　一錢

左翠雲　脈弦滑寒熱往來鼻衄大放因少陽邪熱內着血分擾亂經絡以致血不歸經而妄行即紅汗是也宜仿熱入血室例治之

柴　胡　二錢　黄　芩　二錢　生　地　四錢　菊　葉　三錢

丹　皮　三錢　青　蒿　三錢　秦　艽　二錢　羚　羊　二錢

貫　衆　三錢

腰痛空墜牽引小腹竄痛按之則緩應以奇經衝任督三經主治進以辛潤溫養下焦絡脈之虛

黑當歸　鹿角霜　厚杜仲　精羊肉　關沙苑　生鹿角

鹽小茴　肉桂心　川杞子

陳　脈弦細數久咳增瀉肺陰已虛脾復受傷生生之機將何所恃清肅肺氣仍須

兼顧脾胃藥宜仿補土生金之法

釵石斛 三錢 炒薏米 三錢 鹽橘皮 一錢 雲茯苓 三錢

生百合 一錢 蓮子肉 三錢 白扁豆 三錢 淮山藥 三錢

糯稻根 四錢 生甘草 五分

劉

脉細澀目起翳膜夜間流淚視物不明肝腎陰虧所致

熟地 杞子 萸肉 五味 穀精子 生石磁

當歸 菊花 沙苑 茯神

遺精數年腰痛脊痠羸瘦神衰色悴便溏左脈細弱屢進滋填固澀補氣升提無靈

擬仿葉法煦陽涵陰升固八脉

黑附子 五錢 北鹿茸 三錢 蛇床子 二錢 眞肉桂 一錢

陽起石 二錢 大蓯蓉 二錢 破故紙 三錢 眞人參 一錢

雄羊腎 十枚 金櫻子膏丸每早鹽水送下三錢

兼顾脾胃，药宜仿补土生金之法。

钗石斛三钱　炒薏米三钱　盐橘皮一钱　云茯苓三钱　生百合一钱　莲子肉三钱　白扁豆三钱　淮山药三钱　糯稻根四钱　生甘草五分

刘　脉细涩，目起翳膜，夜间流泪，视物不明，肝肾阴亏所致。

熟地　杞子　萸肉　五味　谷精子　生石磁　当归　菊花　沙苑　茯神

遗精数年，腰痛脊痠，羸瘦神衰，色悴便溏，左脉细弱，屡进滋填固涩、补气升提无灵，拟仿叶法煦阳涵阴，升固八脉。

黑附子五钱　北鹿茸三钱　蛇床子二钱　真肉桂一钱　阳起石二钱　大苁蓉二钱　破故纸三钱　真人参一钱　雄羊肾十枚　金樱子膏丸，每早盐水送下三钱。

脉弦，肝木克胃，漾漾泛呕，腹鸣空窜，头眩便燥，泄木安胃，柔养熄风是议。

制半夏　冬桑叶　柏子仁　钗石斛　白茯苓　小胡麻　巨胜子　广橘皮　白蒺藜　绿萼梅

罗太尊　目属肝窍，羞涩多泪，由肝阴亏而内风自动也。玩乙癸同源之旨，自以壮水为主。

干地黄　葳蕤仁　巨胜子　甘杞子　壳精子　柏子仁　潼沙苑　杭菊花　小胡麻　马料豆

萧　目为肝窍，红疼流泪，水轮起星，左脉弦细，阴亏风动，上冲精明，害及空窍，养肝熄风为主。

大生地　木贼草　夏枯草　小胡麻　冬桑叶　望月砂　石决明　黄菊花　乌豆衣　羚羊角

孙宅小儿　耳前后少阳所属之地，肿而且痛，脉弦，乃风火客于胆经，当以辛凉解

脈弦肝木尅胃漾漾泛嘔腹鳴空竅頭眩便燥泄木安胃柔養熄風是議

製半夏　冬桑葉　柏子仁　釵石斛　白茯苓　小胡麻

巨勝子　廣橘皮　白蒺藜　綠萼梅

羅太尊　目屬肝竅羞澀多淚由肝陰虧而內風自動也玩乙癸同源之旨自以壯水爲主

乾地黃　葳蕤仁　巨勝子　甘杞子　穀精子　柏子仁

潼沙苑　杭菊花　小胡麻　馬料豆

蕭　目爲肝竅紅疼流淚水輪起星左脉弦細陰虧風動上衝精明害及空竅養肝熄風爲主

大生地　木賊草　夏枯草　小胡麻　冬桑葉　望月砂

石決明　黃菊花　烏豆衣　羚羊角

孫宅小兒　耳前後少陽所屬之地腫而且痛脈弦乃風火客於膽經當以辛凉解

之

連翹殼 二錢 牛蒡子 二錢 杭丹皮 錢半 薄荷梗 二錢

夏枯草 三錢 生香附 二錢 羚羊角 二錢 鈎藤鈎 二錢

飛青黛 一錢 鮮菊葉 三錢

經云燥萬物者莫熯乎火六脈躁疾唇口生疳陰虧而虛火游行耳遵經旨病在上當取下之旨

大熟地 枇杷葉 天門冬 寸麥冬 川石斛 津澤瀉

鹽黃柏 六生地 茵陳蒿 眞秋石

黃宅小兒 吸受暑濕發熱吐瀉香薷飲化裁宜之

香 薷 一錢 扁豆衣 三錢 六一散 錢半 厚 樸 一錢

金銀花 錢半 枯黃芩 錢半 黃 連 八分 藿香梗 一錢

鮮荷葉 一錢

之。

连翘壳二钱　牛蒡子二钱　杭丹皮钱半　薄荷梗二钱　夏枯草三钱　生香附二钱　羚羊角二钱　钩藤钩二钱　飞青黛一钱　鲜菊叶三钱

经云：燥万物者，莫叹乎火，六脉躁疾，唇口生疳，阴亏而虚火游行耳。遵经旨，病在上，当取下之旨。

大熟地　枇杷叶　天门冬　寸麦冬　川石斛　津泽泻　盐黄柏　六生地　茵陈蒿　真秋石

黄宅小儿　吸受暑湿发热，吐泻，香薷饮化裁宜之。

香薷一钱　扁豆衣三钱　六一散钱半　厚朴一钱　金银花钱半　枯黄芩钱半　黄连八分　藿香梗一钱　鲜荷叶一银

素禀湿热、阴虚体质，因感寒邪误治，迁延日久，寒邪已渐化热，湿痰内踞胸痞，昏谵苔厚，芒刺，口干烦渴，二便短闭，右寸独大，余具虚涩，火为邪朦，虚为气虚，涩为津伤，乃元气津液枯竭之象，邪实正虚，症象纷歧，极难下手。昔马元仪先生医案中，所治各病大半介在伤寒湿热之间，适在寒邪化热之际，却又因素有痰涎为寒邪所郁。郁则化热，激动其势，湿热浊痰混淆盘踞于内，扰乱正气也。其间治法独具手眼，今仿其意，进以肃肺宣津，导湿祛痰之剂，仍候高明酌裁

小川连二钱　生薏米五钱　陈枳壳二钱　石菖蒲二钱　全瓜蒌四钱　川厚朴二钱　川石斛四钱　苦杏仁三钱　鲜苇根八钱　甘蔗汁一杯

陈　脉弦且缓，寒热呕吐，脘痞多痰，苔厚白腻，烦渴面萎，湿甚热郁三焦，隧道闭塞不通之象。湿热乃无形之邪，由口鼻而入，弥漫募原，游行三焦，如烟雾缭绕，非攻下所能愈，宜乎前医不效也。应遵河间湿热三焦分治，用苦辛寒法以逐湿，

素禀濕熱陰虛體質因感寒邪誤治遷延日久寒邪已漸化熱濕痰內踞胸痞昏譫苔厚芒刺口乾煩渴二便短閉右寸獨大餘具虛澀火爲邪朦虛爲氣虛澀爲津傷乃元氣津液枯竭之象邪實正虛症象紛歧極難下手昔馬元儀先生醫案中所治各病大半介在傷寒濕熱之間適在寒邪化熱之際卻又因素有痰涎爲寒邪所鬱鬱則化熱激動其勢濕熱濁痰混淆盤踞於內擾亂正氣也其間治法獨具手眼今仿其意進以肅肺宣津導濕祛痰之劑仍候　高明酌裁

小川連　二錢　生薏米　五錢　陳枳實　二錢　石菖蒲　二錢

全瓜蔞　四錢　川厚樸　二錢　川石斛　四錢　苦杏仁　三錢

鮮葦根　八錢　甘蔗汁　一杯

陳　脈弦且緩寒熱嘔吐脘痞多痰苔厚白膩煩渴面萎濕甚熱鬱三焦隧道閉塞不通之象濕熱乃無形之邪由口鼻而入彌漫募原游行三焦如烟霧繚繞非攻下所能愈宜乎前醫不效也應遵河間濕熱三焦分治用苦辛寒法蓋苦以逐濕

辛香祛穢寒以清熱耳

川厚樸 錢半 飛滑石 四錢 製半夏 錢半 草菓仁 錢半

廣橘皮 一錢 茵陳蒿 三錢 雲茯苓 三錢 扁豆衣 三錢

苦杏仁 三錢 石菖蒲 一錢 白通草 一錢

勞倦傷脾清陽下陷脈虛夜熱倣東垣升舉意

大生芪 五錢 生白朮 三錢 周升麻 四分 炙甘草 一錢

大防黨 三錢 全當身 二錢 銀柴胡 一錢 廣橘皮 一錢

川青蒿 三錢

舌尖紅點破蝕痛疼入暮則甚晨起牙齦血宣心營之熱宜投鹹寒

鮮生地 四錢 連翹心 二錢 紫丹參 三錢 元參心 三錢

竹捲心 三錢 川銀花 二錢 寸麥冬 三錢 犀角屑 一錢

蓮子心 二錢 廣鬱金 一錢

辛香祛秽，寒以清热耳。

川厚朴钱半　飞滑石四钱　制半夏钱半　草果仁钱半　广橘皮一钱　茵陈蒿三钱　云茯苓三钱　扁豆衣三钱　苦杏仁三钱　石菖蒲一钱　白通草一钱

劳倦伤脾，清阳下陷，脉虚夜热，仿东垣升举意。

大生芪五钱　生白术三钱　周升麻四分　炙甘草一钱　大防党三钱　全当身二钱　银柴胡一钱　广橘皮一钱　川青蒿三钱

舌尖红点，破蚀痛疼，入暮则甚，晨起牙龈血宣，心营之热，宜投咸寒。

鲜生地四钱　连翘心二钱　紫丹参三钱　元参心三钱　竹捲心三钱　川银花二钱　寸麦冬三钱　犀角屑一钱　莲子心二钱　广郁金一钱

脉虚身热，烦渴怠倦，汗多喘促，暑邪伤气之征，应以徐氏代清暑益气汤意化裁之。

大洋参二钱　川石斛三钱　莲子心二钱　寸麦冬三钱　鲜苇根五钱　五味子五分　浮小麦四钱　益元散三钱　淡竹叶三钱　鲜荷杆一尺

伤暑发热，渴汗喘促，胪胀脉虚，清暑散宜之。

葛根二钱　竹叶三钱　连翘壳二钱　地骨皮二钱　青蒿二钱　香豉钱半　薄荷梗二钱　六一散三钱　川贝二钱　杏仁三钱　川石斛二钱

张兰轩　伤暑泄泻，寒热已退，口渴便赤，痛下黏秽，黄浊内蕴，湿热未廓，须防变为滞下，宜进清通疏利之法。

苦桔梗二钱　津泽泻二钱　扁豆衣四钱　苦杏仁三钱　鲜苇根八钱　大猪苓二钱　小川连二钱　云茯苓三钱

脈虛身熱煩渴怠倦汗多喘促暑邪傷氣之徵應以徐氏代淸暑益氣湯意化裁之

大洋參　二錢　川石斛　三錢　蓮子心　二錢　寸麥冬　三錢

鮮葦根　五錢　五味子　五分　浮小麥　四錢　益元散　三錢

淡竹葉　三錢　鮮荷桿　一尺

傷暑發熱渴汗喘促臚脹脈虛淸暑散宜之

葛　根　二錢　竹　葉　三錢　連翹殼　二錢　地骨皮　二錢

靑　蒿　二錢　香　豉　錢半　薄荷梗　二錢　六一散　三錢

川　貝　二錢　杏　仁　三錢　川石斛　二錢

張蘭軒　傷暑泄瀉寒熱已退口渴便赤痛下黏穢黃濁內蘊濕熱未廓須防變爲滯下宜進淸通疏利之法

苦桔梗　二錢　津澤瀉　二錢　扁豆衣　四錢　苦杏仁　三錢

鮮葦根　八錢　大猪苓　二錢　小川連　二錢　雲茯苓　三錢

大腹皮 三錢 廣木香 錢半 六一散 三錢

菊仙 面起瘡點破則出水癢疼時或咽痛目紅口渴心熱陽明血分鬱熱清營湯佐以解毒之屬

鮮生地 五錢 淡竹葉 三錢 生石膏 三錢 元參心 三錢
川黃連 二錢 紫丹參 三錢 寸麥冬 三錢 杭丹皮 二錢
金銀花 三錢 連翹殼 二錢

夢石夫人 左關弦澁左脇有形瘕聚如有拂鬱嗔怒則竄痛䐜脹據述病根因截瘧而起此乃瘧邪未淨深陷厥陰血絡之中與氣血膠混凝阻消導只走氣分宜乎弗效喻嘉言所謂截瘧太早易變蠱脹是也病延一年少陽生氣久鬱氣血暗自消耗應進緩法搜剔其邪俾血脈流通不至成癥瘕瘧母今採又可三甲散加減爲丸參入辛香始合絡病大旨借虫甲靈異之類飛走迅速追拔沉混之邪耳

酒炒䗪蟲 六錢 當歸鬚 一兩 柴胡梢 四錢 桃仁泥 五錢

大腹皮三钱　广木香钱半　六一散三钱

菊仙　面起疮，点破则出水，痒疼时或咽痛，目红口渴，心热，阳明血分郁热，清营汤佐以解毒之属。

鲜生地五钱　淡竹叶三钱　生石膏三钱　元参心三钱　川黄连二钱　紫丹参三钱　寸麦冬三钱　杭丹皮二钱　金银花三钱　连翘壳二钱

梦石夫人　左关弦涩，左胁有形瘕聚，如有拂郁嗔怒，则窜痛䐜胀，据述病根因截疟而起，此乃疟邪未净，深陷厥阴血络之中，与气血胶混凝阻，消导只走气分，宜乎弗效。喻嘉言所谓截疟太早，易变蛊胀是也。病延一年，少阳生气久郁，气血暗自消耗，应进缓法，搜剔其邪，俾血脉流通，不至成癥瘕疟母，今采又可三甲散加减为丸，参入辛香，始合络病大旨。借虫甲灵异之类，飞走迅速，追拔沉混之邪耳。

酒炒䗪虫六钱　当归须一两　柴胡梢四钱　桃仁泥五钱

醋炒鳖甲六钱　生僵蚕五钱　杭青皮三钱　柏子仁四钱　土炒山甲六钱　韭根汁为丸，梧子大，每早晚开水送下二十粒

女子善怀思虑郁结，入夜脘痛，喜按心脾，阴络受伤，宜进归脾养营之属。

高丽参钱半　炙甘草一钱　龙眼肉三钱　远志肉一钱　全当归三钱　炒白芍二钱　云茯神三钱　大黑枣三枚

两尺沉弱，遗泄三年，遇劳伤冷，其发愈剧。形神枯瘁，动则喘促，肢体重著，寒热倏忽不休。经云：阳维为病，苦寒热督，阳衰则纲维无以振也。参术顽钝，徒滞中宫，桂附刚烈，更劫阴液滋填，则滑泄固涩则坚痛，均于病无干涉耳。应仿真人升补督阳，固摄八脉一法，庶克有济。

人参一钱　鹿角霜三钱　破故纸二钱　枸杞子三钱　鹿茸一钱　潼沙苑三钱　巴戟天三钱　云茯神三钱　当归三钱

醋炒鼈甲　六錢　生殭蠶　五錢　杭青皮　三錢　柏子仁　四錢

土炒山甲　六錢　韭根汁爲丸梧子大每早晚開水送下二十粒

女子善懷思慮鬱結入夜脘痛喜按心脾陰絡受傷宜進歸脾養營之屬

高麗參　錢半　炙甘草　一錢　龍眼肉　三錢　遠志肉　一錢

全當歸　三錢　炒白芍　二錢　雲茯神　三錢　大黑棗　三枚

兩尺沉弱遺洩三年遇勞傷冷其發愈劇形神枯瘁動則喘促肢體重著寒熱倏忽不休經云陽維爲病苦寒熱督陽衰則綱維無以振也參朮頑鈍徒滯中宮桂附剛烈更刼陰液滋填則滑泄固澀則堅痛均於病無干涉耳應仿眞人升補督陽固攝八脈一法庶克有濟

人　參　一錢　鹿角霜　三錢　破故紙　二錢　枸杞子　三錢

鹿　茸　一錢　潼沙苑　三錢　巴戟天　三錢　雲茯神　三錢

當　歸　三錢

劉景周　兩關弦大眩暈肢厥嘔吐清涎衝逆脘痛如飢得食稍安胸中空虛若谷厥陽挾內風盤旋厥冒種種見症皆厥陰上犯陽明之徵胃陽久被刦尅肝木益肆猖獗議用仲景烏梅丸意以期肝胃兩和

製半夏　三錢　烏　梅　錢半　白芍藥　三錢　淡乾薑　三錢

川黃連　二錢　桂枝尖　二錢　川　椒　二錢　雲茯苓　三錢

淡吳萸　二錢　生牡蠣　四錢

劉景周令嫒　腦熱鼻淵耳鳴肝膽木火之氣上升巔頂清竅因而蒙蔽宜辛寒散熱佐以芳香輕浮之品所謂鳥巢高巔射而取之是也

羚羊角　二錢　青菊葉　三錢　乾荷葉　三錢　苦丁茶　三錢

黑山梔　三錢　夏枯草　三錢　蒼耳子　三錢　生石膏　三錢

香白芷　三錢

婦人情志不怡少陽木火上升陽明氣血因熱怫鬱頸項遂結瘰癧日久熱熾血枯

刘景周　两关弦大，眩晕肢厥，呕吐清涎，冲逆脘痛。如饥得食稍安，胸中空虚，若谷厥，阳挟内风盘旋厥冒，种种见症皆厥阴上犯阳明之徵，胃阳久被劫克，肝木益肆猖獗。议用仲景乌梅丸意，以期肝胃两和。

制半夏三钱　乌梅钱半　白芍药三钱　淡干姜三钱　川黄连二钱　桂枝尖二钱　川椒二钱　云茯苓三钱　淡吴萸二钱　生牡蛎四钱

刘景周令嫒　脑热鼻渊，耳鸣，肝胆木火之气上升巅顶，清窍因而蒙蔽。宜辛散热，佐以芳香轻浮之品，所谓鸟巢高巅，射而取之是也。

羚羊角二钱　青菊叶三钱　干荷叶三钱　苦丁茶三钱　黑山栀三钱　夏枯草三钱　苍耳子三钱　生石膏三钱　香白芷三钱

妇人情志不怡，少阳木火上升，阳明气血因热怫郁，颈项遂结瘰疬，日久热炽血枯。

潮热咳嗽可虞，姑进解郁养阴化痰之法，仍须情怀开朗，药饵方能奏绩。

生鳖甲三钱　生香附二钱　连翘壳二钱　飞青黛钱半　川贝母二钱　大元参三钱　枣蒺藜三钱　干海藻三钱　夏枯草三钱　生牡蛎三钱　钗石斛三钱

脉弦濡，暑湿上受，内阻气分，上则胸闷不饥，舌白微黄，下则溺短便溏，怠倦身热作于日晡，症状颇类阴虚。盖湿为阴邪，其性黏腻，本无形质可攻，挟热则薰蒸蔓延三焦均受其害。然三焦以手太阴为要领，因肺主一身之气，气化则湿热俱化。又肺脏受生于阳明，通调水道，下达膀胱，肺痹开，则膀胱亦开，是以肺为要领，而胃与膀胱已统括，治中则三焦俱备矣。宗《内经》湿淫于内，治以淡渗，佐以苦温法。

飞滑石四钱　苦杏仁二钱　生薏米四钱　淡竹叶三钱　白通草钱半　川厚朴一钱　茯苓皮三钱　白蔻仁八分　芦苇根三钱

潮熱咳嗽可慮姑進解鬱養陰化痰之法仍須情懷開朗藥餌方能奏績

生鼈甲　三錢　生香附　二錢　連翹殼　二錢　飛青黛　錢半

川貝母　二錢　大元參　三錢　刺蒺藜　三錢　乾海藻　三錢

夏枯草　三錢　生牡蠣　三錢　釵石斛　三錢

脈弦濡暑濕上受內阻氣分上則胸悶不飢舌白微黃下則溺短便溏怠倦身熱作於日晡症狀頗類陰虛蓋濕爲陰邪其性黏膩本無形質可攻挾熱則薰蒸蔓延三焦均受其害然三焦以手太陰爲要領因肺主一身之氣氣化則濕熱俱化又肺臟受生於陽明通調水道下達膀胱肺痹開則膀胱亦開是以肺爲要領而胃與膀胱已統括治中則三焦俱備矣宗內經濕淫於內治以淡滲佐以苦溫法

飛滑石　四錢　苦杏仁　二錢　生薏米　四錢　淡竹葉　三錢

白通草　錢半　川厚樸　一錢　茯苓皮　三錢　白蔻仁　八分

蘆葦根　三錢

脈弦滑內風痰火上逆議少陽陽明同治

羚羊 二錢 大麻 二錢 茯苓 三錢 竹瀝 一匙

鈎藤 二錢 半夏 二錢 橘皮 錢半

潘觀察夫人 吐血紫黯成餅心震不寐肝絡之傷法宜鎮補

炒黑棗仁 三錢 高麗參 二錢 炙甘草 一錢 白芍 三錢

青花龍骨 三錢 金箔 廿張

再診夜稍能寐惟形神交傷絡血焉能寧靜仍以甘以緩熱補以益虛佐以安神鎮怯以攝固之

高麗參 三錢 焦歸身 三錢 炙甘草 一錢 真金箔 廿張

甘杞子 三錢 桂圓肉 二錢 青龍骨 三錢 雲茯神 三錢

柏子霜 二錢

趙宅 產後因遭母喪悲哀過度傷及神志心驚肉瞤不寐身熱如烙乃陰不攝陽

脉弦滑，内风痰火上逆，议少阳、阳明同治。

羚羊二钱　大麻二钱　茯苓三钱　竹沥一匙　钩藤二钱　半夏二钱　橘皮钱半

潘观察夫人　吐血紫黯成饼，心震不寐，肝络之伤，法宜镇补。

炒黑枣仁三钱　高丽参二钱　炙甘草一钱　白芍三钱　青花龙骨三钱　金箔廿张

再诊，夜稍能寐，惟形神交伤络血，焉能宁静。仍以甘以缓热补，以益虚，佐以安神镇怯，以摄固之。

高丽参三钱　焦归身三钱　炙甘草一钱　真金箔廿张　甘杞子三钱　桂圆肉二钱　青龙骨三钱　云茯神三钱　柏子霜二钱

赵宅　产后因遭母丧，悲哀过度，伤及神志，心惊肉瞤，不寐，身热如烙，乃阴不摄阳，虚阳浮露之象。由阴摄阳，庶免脱离之虞，以救逆汤加减立局。

熟地炭五钱　山萸肉二钱　真龙骨三钱　炒白芍三钱　炒白薇二钱　西洋参二钱　生牡蛎四钱　桂枝尖一钱　云茯神三钱　生甘草八分

梦石　肝肾阴虚，厥阳之风动，火上僭，巅胀耳鸣，上病治下法应填镇。

旧熟地五钱　山萸肉三钱　甘杞子四钱　元武版八钱　川牛膝二钱　灵磁石六钱　五味子钱半　生玳瑁三钱　天门冬三钱　真青盐一钱

久泄阴伤及阳，虚胀喘促，咽干舌绛，脉细欲寐，真阴五液大伤，八脉不司固摄。因思叶案中有采用仲景少阴篇中填塞阳明一法，以肾为胃关。固胃关即是摄少阴耳，与此症吻合。

赤石脂八钱　禹余粮五钱　高丽参五钱　宣木瓜三钱

虛陽浮露之象由陰攝陽庶免脫離之虞以救逆湯加減立局

熟地炭　五錢　山萸肉　二錢　眞龍骨　三錢　炒白芍　三錢

炒白薇　二錢　西洋參　二錢　生牡蠣　四錢　桂枝尖　一錢

雲茯神　三錢　生甘草　八分

夢石　肝腎陰虛厥陽之風動火上僭巔脹耳鳴上病治下法應塡鎭

舊熟地　五錢　山萸肉　三錢　甘杞子　四錢　元武版　八錢

川牛膝　二錢　靈磁石　六錢　五味子　錢半　生玳瑁　三錢

天門冬　三錢　眞青鹽　一錢

久泄陰傷及陽虛脹喘促咽乾舌絳脈細欲寐眞陰五液大傷八脈不司固攝因思葉案中有採用仲景少陰篇中塡塞陽明一法以腎爲胃關固胃關卽是攝少陰耳與此症脗合

赤石脂　八錢　禹餘糧　五錢　高麗參　五錢　宣木瓜　三錢

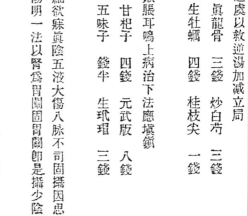

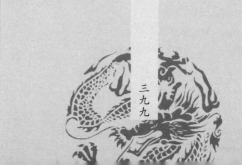

炙甘草　二錢　五味子　二錢

仲甫　狐疝偏墜時時上下隆冬四肢不暖陰傷已及乎陽內經云任脉爲病男子七疝女子帶下瘕聚治應通補奇經溫養肝腎所謂溫者乃溫通濡養之意非辛熱剛烈之謂也

鹿茸末　一兩　鹽大茴　五錢　黑歸身　八錢　關沙苑　八錢

肉桂心　五錢　巴戟天　八錢　乾蓯蓉　八錢　大生薑　八錢

精羊肉爲丸每早晚水下三錢

未老先衰身動喘促足跗浮腫漸及脛膝此腎眞根本已漓不能司收納之權姑擬濟生腎氣丸一法亦急則治標意也

王　惡寒無汗身不熱口不渴日夜喜睡脉細如絲此正少陰傷寒也治遵仲景

麻黃　錢半　細辛　一錢　附子　二錢　桂枝　一錢

趙十二歲　病卽微熱惡寒口渴無汗目中白睛帶青藍色脉浮緩此太陽陽明合

炙甘草二钱　五味子二钱

仲甫　狐疝偏坠，时时上下，隆冬四肢不暖，阴伤已及乎阳。《内经》云：任脉为病，男子七疝，女子带下、瘕聚，治应通补奇经，温养肝肾。所谓温者乃温通濡养之意，非辛热刚烈之谓也。

鹿茸末一两　盐大茴五钱　黑归身八钱　关沙苑八钱　肉桂心五钱　巴戟天八钱　干苁蓉八钱　大生姜八钱

精羊肉为丸，每早晚水下三钱。

未老先衰，身动喘促，足跗浮肿，渐及胫膝，此肾真根本已漓，不能司收纳之权。姑拟济生肾气丸一法，亦急则治标意也。

王　恶寒无汗，身不热，口不渴，日夜喜睡，脉细如丝，此正少阴伤寒也，治遵仲景。

麻黄钱半　细辛一钱　附子二钱　桂枝一钱

赵十二岁　病即微热，恶寒口渴，无汗，目中白睛带青蓝色，脉浮缓，此太阳、阳明合病，仿大青龙意。

川麻黄钱半　桂枝一钱　苦杏仁一钱　大枣三个　生石膏四钱　甘草一钱　大生姜二钱

年将八八，患腹痛，身微热，叫苦万状，诸医均以虚寒治之，延五六日已垂危，约余诊。见其卧床不能举动，声低气弱，脉仅得二至，颇类虚象，面红光亮，又似戴阳。询其病前饮食如何则云，病因赴宴饱餐而得。按其腹胀鞕如石，因悟为食郁，阳明脉道不行，故痛满而脉滞也。脉虽二至，并无弦紧之象，且《伤寒论》承气汤条下，本有脉迟应下之例，不得误以虚症诊视，故望、闻、问、切四诊，古人并重耳。

大黄八钱　朴硝三钱　枳实四钱　厚朴四钱

肝阳挟内风上扰，阳明最当其冲，津液被其销烁，所以每夜嘈杂如饥，阳升不寐时，或上肢厥冷，皆风阳之变化，非胎气之上逆，仍宜甘缓之属，镇阳熄风。

干地黄　天门冬　冬桑叶　钗石斛　三角胡　云茯神

病仿大青龍意

川麻黃 錢半　桂 枝 一錢　苦杏仁 一錢　大 棗 三個

生石膏 四錢　甘 草 一錢　大生薑 二錢

年將八八患腹痛身微熱叫苦萬狀諸醫均以虛寒治之延五六日已垂危約余診見其臥床不能舉動聲低氣弱脈僅得二至頗類虛象面紅光亮又似戴陽詢其病前飲食如何則云病因赴宴飽餐而得按其腹脹鞕如石因悟爲食鬱陽明脈道不行故痛滿而脈滯也脈雖二至並無弦緊之象且傷寒論承氣湯條下本有脈遲應下之例不得誤以虛症診視故望聞問切四診古人並重耳

大 黃 八錢　樸 硝 三錢　枳 實 四錢　厚 樸 四錢

肝陽挾內風上擾陽明最當其衝津液被其銷爍所以每夜嘈雜如飢陽升不寐時或四肢厥冷皆風陽之變化非胎氣之上逆仍宜甘緩之屬鎮陽熄風

乾地黃　天門冬　冬桑葉　釵石斛　三角胡　雲茯神

阿膠珠　生牡蠣　黑豆衣　炙甘草

脈弦數患咳兩脇痛氣上衝症合內經肝咳之狀進以黃連蒺藜青黛青皮南杏川貝白芍等數劑而愈

童稚之年情慾已萌思念不遂陰火內燔五液日奪孤陽升騰無制薰蒸於上咽喉口鼻耳目諸竅久受其迫夫臟眞陰火如閃電迅速非寒涼清解所能遏況草木無情豈能補精血之空因思仲景治少陰咽痛有猪膚湯一法取其補腎陰而戢浮陽也王氏孟英借以治婦人瀝漿生幷腎水枯竭之消渴陰虛陽越之喘嗽無不應手奏效今仿其法以行之庶克有濟

汪　半載遺精眞陰已損虛陽上浮咽痛筋惕乃陰不戀陽應以補虛之中佐以鎭攝收斂可期向愈

舊熟地　四錢　生牡蠣　四錢　眞秋石　一錢　山萸肉　三錢

遠志肉　一錢　生龍骨　三錢　雲茯神　三錢　湘蓮子　三錢

阿胶珠　生牡蛎　黑豆衣　炙甘草

脉弦数，患咳两胁痛，气上冲，症合《内经》肝咳之状，进以黄连、蒺藜、青黛、青皮、南杏、川贝、白芍等数剂而愈。

童稚之年，情欲已萌，思念不遂，阴火内燔，五液日夺，孤阳升腾无制，薰蒸于上，咽喉、口鼻、耳目诸窍久受其迫。夫脏真阴火如闪电迅速，非寒凉清解所能遏，况草木无情，岂能补精血之空。因思仲景治少阴咽痛有猪肤汤一法，取其补肾阴而戢浮阳也。王氏孟英借以治妇人沥浆生，并肾水枯竭之消渴，阴虚阳越之喘嗽，无不应手奏效。今仿其法，以行之庶克有济。

汪　半载遗精，真阴已损，虚阳上浮，咽痛筋惕，乃阴不恋阳，应以补虚之中佐以镇摄收敛，可期向愈。

旧熟地四钱　生牡蛎四钱　真秋石一钱　山萸肉三钱　远志肉一钱　生龙骨三钱　云茯神三钱　湘莲子三钱

五味子钱半　元武版四钱

王　环跳空痛酸麻，步履无力，痛处肌肉消瘦，外无红肿之状，遇劳则发剧，乃阳维不司护维气血，不濡筋骨，肝肾精血之虚。应遵《内经》痿症独取阳明，形不足者温之，以气之旨，似为合治。

精羊肉四两　枸杞子三钱　川牛膝二钱　虎胫骨五钱　酒全归五钱　巴戟天三钱　关沙苑四钱　钗石斛四钱　肉苁蓉三钱　鹿角胶二钱

左胁膜胀，窜痛，脉弦肌麻，呕吐涎沫，木郁肝厥，应进苦辛通降法，以通则不痛耳。

淡吴萸二钱　川楝肉三钱　生香附三钱　青橘叶三钱　杭青皮一钱　炒白芍三钱　川黄连一钱　制半夏三钱　生牡蛎三钱　旋覆花二钱

惊悸，心震不寐，眩晕脉虚大，甘温养营，佐以镇怯。

五味子　錢半　元武版　四錢

王　環跳空痛酸麻步履無力痛處肌肉消瘦外無紅腫之狀遇勞則發劇乃陽維不司護維氣血不濡筋骨肝腎精血之虛應遵內經痿症獨取陽明形不足者溫之以氣之旨似爲合治

精羊肉　四兩　枸杞子　三錢　川牛膝　二錢　虎脛骨　五錢

酒全歸　五錢　巴戟天　三錢　關沙苑　四錢　釵石斛　四錢

肉蓯蓉　三錢　鹿角膠　二錢

左脇膜脹窜痛脈弦肌麻嘔吐涎沫木鬱肝厥應進苦辛通降法以通則不痛耳

淡吳萸　二錢　川楝肉　三錢　生香附　三錢　青橘葉　三錢

杭青皮　一錢　炒白芍　三錢　川黃連　一錢　製半夏　三錢

生牡蠣　三錢　旋覆花　二錢

驚悸心震不寐眩暈脈虛大甘溫養營佐以鎮怯

大防黨 六錢 雲茯神 三錢 酸棗仁 三錢 大炙芪 五錢
全歸身 五錢 焦白芍 三錢 龍眼肉 三錢 淸桂枝 二錢
炙甘草 錢半 紫石英 五錢 靑龍骨 四錢

痔血誤於溫補十年不愈診脈弦數苔黃溺赤肅肺淸肝凉血採用孟英方法

乾葦根 斂石斛 川黃連 川黃柏 冬瓜子 枇杷葉
嫩桃仁 白頭翁 側柏葉 生薏米 川秦皮 鮮藕汁

脈緊痰咳胸脇不舒夜不能卧寒濕之遏治宜宣通胃陽爲主苓桂朮薑湯加細辛乾薑五味

劉女 脈弦帶數氣口鬱鬱不舒左項痰核聯珠胸次窒悶此由先天不足無形之火挾痰竄入少陽之絡肝爲乙木肺爲辛金木氣上升太過則辛金不能開降所謂亢則害也前人謂氣卽是火火卽是氣擬開展上焦氣化

香豆豉 錢半 廣鬱金 錢半 生香附 二錢 瓜蔞皮 三錢

大防党六钱 云茯神三钱 酸枣仁三钱 大炙芪五钱 全归身五钱 焦白芍三钱 龙眼肉三钱 清桂枝二钱 炙甘草钱半 紫石英五钱 青龙骨四钱

痔血误于温补，十年不愈，诊脉弦数，苔黄溺赤，肃肺清肝，凉血，采用孟英方法。

干苇根 钗石斛 川黄连 川黄柏 冬瓜子 枇杷叶 嫩桃仁 白头翁 侧柏叶 生薏米 川秦皮 鲜藕汁

脉紧，痰咳胸胁不舒，夜不能卧，寒湿之遏。治宜宣通胃阳为主，苓桂术姜汤加细辛、干姜、五味

刘女 脉弦带数，气口郁郁不舒，左项痰核联珠，胸次窒闷，此由先天不足，无形之火挟痰窜入少阳之络，肝为乙木，肺为辛金，木气上升太过，则辛金不能开降，所谓亢则害也。前人谓气即是火，火即是气，拟开展上焦气化。

香豆豉钱半 广郁金钱半 生香附二钱 瓜蒌皮三钱

川贝母二钱　苦杏仁三钱　粉丹皮钱半　鲜枇杷叶一两　冬桑叶二钱　酒海藻钱半

再诊，脉弦，右寸郁郁不舒，间数日辄觉发热，左项痰核结聚，阴虚木旺，挟痰入络，清泄肝木，参以和阴化痰。

霜桑叶二钱　女贞子三钱　广郁金钱半　黑豆衣三钱　粉丹皮二钱　炒白薇二钱　制香附钱半　浙贝母二钱　钗石斛三钱　香青蒿钱半　细生地三钱

薄寒袭卫，咳嗽辛通，轻宣肺气宜之。

冬前胡　半夏　薄荷梗　苦杏仁　广皮　茯苓　小苏梗　竹茹　炙杷叶　瓜蒌皮

川貝母　二錢　苦杏仁　三錢　粉丹皮　錢半　鮮枇杷葉　一兩

冬桑葉　二錢　酒海藻　錢半

再診脈弦右寸鬱鬱不舒間數日輒覺發熱左項痰核結聚陰虛木旺挾痰入絡清泄肝木參以和陰化痰

霜桑葉　二錢　女貞子　三錢　廣鬱金　錢半　黑豆衣　三錢

粉丹皮　二錢　炒白薇　二錢　製香附　錢半　浙貝母　二錢

釵石斛　三錢　香青蒿　錢半　細生地　三錢

薄寒襲衛咳嗽辛通輕宣肺氣宜之

冬前胡　半夏　薄荷梗　苦杏仁　廣皮　茯苓

小蘇梗　竹茹　炙杷葉　瓜蔞皮

类中秘旨

类中一病，猝倒无知，牙关紧闭，危在顷刻，或见痰，或不见痰。李东垣主气虚；刘河间主水、不制火；朱丹溪主湿盛生痰；薛立斋、赵养葵主真水竭，真火虚，肝郁脾伤，及诸虚所致。

刘河间曰：凡百风病，多因热甚而风燥者，为其兼化以热为主。俗云，风者言末而忘其本也。所以中风瘫痪者，非谓肝木之风实甚而卒中也，亦非外中于风也，良由将息失宜，而心火暴甚，肾水虚衰不能制之，则阴虚阳实，而热气拂郁，心神昏冒，筋骨不用而卒倒无知也。多因喜、怒、忧、思、悲、惊、恐，五志有所过极而卒中者，皆为热甚故也。若病微，则但僵仆，气血流通筋脉，不挛缓者，发过如故，或热气太郁结壅滞，气血不能宣通，阴气暴绝，则阳气孤竭而死矣。

【按】 东垣言，气虚而治法用和脏腑、通经络、攻邪药多于扶正，屡试少验，大约此症由于肝肾虚者，多单言气虚立论，已偏而补气之方，如王清任《医林改错》，用黄芪四两

類中秘旨

類中一病猝倒無知牙關緊閉危在頃刻或見痰或不見痰李東垣主氣虛劉河間主水不制火朱丹溪主濕盛生痰薛立齋趙養葵主眞水竭眞火虛肝鬱脾傷及諸虛所致

劉河間曰凡百風病多因熱甚而風燥者爲其兼化以熱爲主俗云風者言末而忘其本也所以中風癱瘓者非謂肝木之風實甚而卒中也亦非外中於風也良由將息失宜而心火暴甚腎水虛衰不能制之則陰虛陽實而熱氣拂鬱心神昏冒筋骨不用而卒倒無知也多因喜怒憂思悲驚恐五志有所過極而卒中者皆爲熱甚故也若病微則但僵仆氣血流通筋脈不攣緩者發過如故或熱氣太鬱結壅滯氣血不能宣通陰氣暴絕則陽氣孤竭而死矣

按東垣言氣虛而治法用和臟腑通經絡攻邪藥多於扶正屢試少驗大約此症由於肝腎虛者多單言氣虛立論已偏而補氣之方如王清任醫林改錯用黃芪四兩

爲劑加入通絡藥數品余始見其說似乎近理且與東垣氣虛之旨脗合遂於中風口眼歪斜癱瘓等症用之屢試不驗及後細思河間謂將息失宜心火暴甚腎水虛衰丹溪又贊之曰河間謂中風由將息失宜水不制火者極是而立齋養葵亦云眞水竭眞火虛肝鬱脾虛及諸虛所致又細叅厥逆一症內經調經論岐伯曰氣之所并爲血虛血之所并爲氣虛有者爲實無者爲虛今血與氣相失故爲虛焉血與氣并則爲實焉血氣并走於上則爲大厥厥則暴死氣復反則生不反則死按此即時人所謂卒倒暴仆之中風亦即痰火上壅之中風而不知由於下虛也然上實者假實也其有甚者亦宜稍爲清理下虛者眞虛也若無實邪可據則當培補其下又西醫以中風症爲血冲腦氣筋謂人身知覺運動專由於腦可以兎與鵠試驗余以二兎試之用錐一傷其前腦確然僵臥如死而能飲食十餘日不死一傷其後腦時時跑走遇物礙之則仆不知飲食數日即餓斃余因此而悟及內經血氣並走於上則爲大厥厥則必死卽俗言卒倒不知人事之謂氣復反則生不復反則死數語益信

为剂，加入通络药数品。余始见其说似乎近理，且与东垣气虚之旨吻合，遂于中风口眼歪斜，瘫痪等症，用之屡试不验，及后细思河间谓将息失宜，心火暴甚，肾水虚衰。丹溪又赞之曰：河间谓中风，由将息失宜，水不制火者极是。而立斋、养葵亦云：真水竭真，火虚肝郁脾虚，及诸虚所致，又细参厥逆一症。《内经·调经论》岐伯曰：气之所并，为血虚，血之所并为气虚，有者为实，无者为虚，今血与气相失，故为虚焉。血与气并，则为实焉，血气并走于上，则为大厥，厥则暴死气复，反则生，不反则死。按此即时人所谓，卒倒暴仆之中风，亦即痰火上壅之中风，而不知由于下虚也。然上实者假实也，其有甚者，亦宜稍为清理下虚者，真虚也。若无实邪可据，则当培补其下，又西医以中风症为血冲脑气筋，谓人身知觉运动，专由于脑可以兔与鹊试验。余以二兔试之，用锥一伤其前脑，确然僵卧如死，而能饮食十余日不死。一伤其后脑，时时跑走，遇物碍之，则仆不知饮食，数日即饿毙。余因此而悟及《内经》血气并走于上，则为大厥，厥则必死，即俗言卒倒不知人事之谓。气复反则和，不复反则死数语，益信

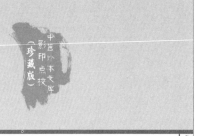

西医血冲脑气筋之论，与《内经》暗合。盖此症皆由水火内动，肝风上扬，血气并走于上，冲击后脑气筋，昏不知人。但木火上冲有虚，有实，其实者，如小儿之急惊，周身搐搦，用清肝、通大便药一二剂即愈。其虚者，则真水枯竭，水不能涵水，肝风内动而上扬，冲动脑筋，因而口眼歪斜，手足搐搦，口不能言。余习医十余年，于此症留心试验，除小儿惊风，外实症甚少，间或有之，亦用清火药数服即愈。切不可用风药再行升散，愈散则愈动。因此而气不返则死，真如《内经》所言。其余多由于将息失宜，水虚不能涵木制火，肝风内动，因而血并于上，冲击脑筋。应用潜阳镇摄肝肾法方宜。龟板、磁石、阿胶、甘菊、乌豆衣、女贞子、生熟地、蝉脱为剂，微见热，加石斛；小便多，加龙齿；大便不通，加麻仁。服一二剂后，其风自息，三日后，再加归身，应验如神。此方用之于初起之日，无论口眼歪斜，昏迷不醒，虚痰上壅，手足不能动均效。若用小续命汤及附子四逆汤法，则水源立绝，血之并于上者不能下降，不可救药。若遵东垣调气虚而用参、芪、术，则气壅血凝不下，热必症轻变重，迁延日久，上扬之血或并于一边凝。

西醫血冲腦氣筋之論與內經暗合蓋此症皆由水火內動肝風上揚血氣並走於上冲擊前後腦氣筋昏不知人但木火上冲有虛有實其實者如小兒之急驚周身搐搦用清肝通大便藥一二劑即愈其虛者則眞水枯竭水不能涵木肝風內動而上揚冲動腦筋因而口眼歪斜手足搐搦口不能言余習醫十餘年於此症留心試驗除小兒驚風外實症甚少間或有之亦用清火藥數服即愈切不可用風藥再行升散愈散則愈動因此而氣不返則死眞如內經所言其餘多由於將息失宜水虛不能涵木制火肝風內動因而血幷於上冲擊腦筋應用潛陽鎮攝肝腎法方宜龜板磁石阿膠甘菊烏豆衣女貞子生熟地蟬脫爲劑微見熱加石斛小便多加龍齒大便不通加麻仁服一二劑後其風自息三日後再加歸身應驗如神此方用之於初起之日無論口眼歪斜昏迷不醒虛痰上壅手足不能動均效若用小續命湯及附子四逆湯法則水源立絕血之幷於上者不能下降不可救藥若遵東垣調氣虛而用參芪朮則氣壅血凝不下勢必症輕變重遷延日久上揚之血或幷於一邊凝

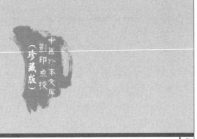

滯不行遂成癱瘓即幸遇名醫用此等藥息風潛陽亦不過補救於萬一苟延殘喘而偏枯廢疾終不可治也并附數案以為榜式

王蓮翁太夫人年六十九時見咳嗽多痰眼目暈眩屢服滋水潛陽藥而太夫人時恐滋膩不肯服其實畏怕服藥不料於今年十月初九日晚五點後見精神恍惚繞屋而行脚步浮動語言昏亂家人扶坐片刻忽然中風兩目上視口眼歪斜牙關緊閉僵臥不知人事由燈後至二更不醒以為大事去矣適余在吳門即刻電召來申余於初十晚更後到申遍閱所請各醫之方而其不知醫者不必言即素負盛名者非主小續命則主以四君子加減幸蓮翁不敢煎服余到後備述病情始知二更後略醒天光後漸漸知人而頭之暈眩凡所見物皆如輪轉語言蹇滯口舌有薄黄苔診得兩手脈寸關浮大而緊數尺脈沉細即知所謂腎水枯竭不能養肝有所勞動肝風上揚遂用此方初劑減去阿膠服三劑後即照原方加歸身連服十餘劑暈眩全然不見咳嗽亦減痰亦少舌之蹇滯口眼之歪斜亦愈遂停不服藥迨十一月二

滞不行遂成瘫痪，即幸遇名医，用此等药息风潜阳，亦不过补救于万一苟延残喘，而偏枯废疾终不可治也。并附数案以为榜式。

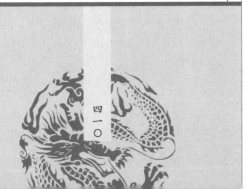

王莲翁太夫人，年六十九，时见咳嗽多痰，眼目晕眩，屡服滋水潜阳药，而太夫人时恐滋腻不肯服，其实畏怕服药。不料于今年十月初九日晚五点后，见精神恍惚，绕屋而行，脚步浮动，语言昏乱。家人扶坐片刻，忽然中风，两目上视，口眼歪斜，牙关紧闭，僵卧不知人事，由灯后至二更不醒，以为大事去矣。适余在吴门，即刻电召来申。余于初十晚更后到申，遍阅所请各医之方，而其不知医者不必言，即素负盛名者，非主小续命，则主以四君子加减，幸莲翁不敢煎服。余到后备述病情，始知二更后略醒，天光后渐渐知人，而头之晕眩，凡所见物皆如轮转，语言蹇滞，口舌有薄黄苔，诊得两手脉，寸关浮大而紧数，尺脉沉细，即知所谓肾水枯竭不能养肝，有所劳动，肝风上扬，遂用此方。初剂减去阿胶，服三剂后，即照原方加归身，连服十余剂，晕眩全然不见，咳嗽亦减，痰亦少，舌之蹇滞，口眼之歪斜亦愈。遂停不服药，迨十一月二

十晚，偶因惊恐，忽然如醉如痴，言语紊乱，逾一点钟之久，又似上月中风状，其右边手足不能动。余细思风阳之动来去无踪，前日之愈者，皆因镇摄得法，肝风不动，使上并之血下降不冲脑故愈。今日之风阳陡动，更甚者皆因肾水未复，再受惊恐，惊则肝风动，血上并，前日之风起于不觉，今日之风起于惊，故因而更甚也。余仍用潜阳方，减去阿胶，加入蝉脱十只。是晚服一剂，念一连服二剂，手足俱能动，口眼不歪。念二再服二剂后，加阿胶、归身，再服十余剂而愈。虽近日小有发动，但不过稍稍晕眩而已，俱无口眼歪斜，昏不知人等症，而服药则随手而愈，独不能拔去根株者，年高真阴难复，肾水不能养肝故耳。

李某氏，年七十，于五月见手足麻木，右手足尤甚，时作晕眩，本郡医生延请已遍，所服多是参、芪、归、术，或间用清热，服至四十余日，僵卧如死，舌不能言，昏不知人，粒饭不食，每日仅食粥饮数匙，诸医均以为三二日症决无生理，邀余诊治。见其脉右大而左小，其寸关大而尺小，与前治王太夫人脉同，但王脉近数，李脉仅一息二至，此

十晚偶因驚恐忽然如醉如癡言語紊亂逾一點鐘之久又似上月中風狀其右邊手足不能動余細思風陽之動來去無蹤前日之愈者皆因鎮攝得法肝風不動使上并之血下降不沖腦故愈今日之風陽陡動更甚者皆因腎水未復再受驚恐驚則肝風動血上并前日之風起於不覺今日之風起於驚故因而更甚也余仍用潛陽方減去阿膠加入蟬脫十只是晚服一劑念一連服二劑手足俱能動口眼不歪念二再服二劑後加阿膠歸身再服十餘劑而愈雖近日小有發動但不過稍稍暈眩而已俱無口眼歪斜昏不知人等症而服藥則隨手而愈獨不能拔去根株者年高真陰難復腎水不能養肝故耳

李某氏年七十於五月見手足麻木右手足尤甚時作暈眩本郡醫生延請已遍所服多是參芪歸朮或間用清熱服至四十餘日僵臥如死舌不能言昏不知人粒飯不食每日僅食粥飲數匙諸醫均以為三二日症決無生理邀余診治見其脈右大而左小其寸關大而尺小與前治王太夫人脈同但王脉近數李脈僅一息二至此

症危重人人俱知細思脉雖二至並無結代或有可救然脉緩是氣虛參芪亦似不
錯及後忽思右脈大左脈小且寸關大而尺部小其爲肝風鼓血上揚沖激右腦筋
無疑但爲日已久腦筋因凝血而朽壞縱有生命右邊手足亦恐廢而不能動用鎮
攝方龜板一兩生地五錢見其舌苔厚且中間微黃口乾加石斛八錢又加麥冬天
冬各二錢以潤風燥而生津液服頭一二劑似乎略能進飲一小杯脈得一息三至
再服數劑左邊手足能動余因事去囑其加當歸減石斛閱一月後居然已愈七八
能坐能食惟右手及足不能舉動想血凝已久滯住腦筋也按腦筋之說即內經所
謂經絡脈絡但西醫剖割驗病不知凡幾我中土無此殘忍且西醫又有顯微鏡窺
之分得清楚故知經絡俱由腦中出腦如樹根筋如枝葉根一動則枝葉未有不動
者此是西醫之長學者宜宗之耳
中風一症腎水虛而內風動者多若眞中風則甚少細思中風二字余分晰之曰內
中外中外中者風邪由外傷人由漸而入雖至虛者亦斷無毫無所覺偶爲風中卽

症危重人人俱知，细思脉虽二至，并无结代，或有可救。然脉缓是气虚，参芪亦似不错，及后忽思右脉大、左脉小，且寸关大而尺部小，其为肝风鼓血上扬，冲激右脑筋无疑。但为日已久，脑筋因凝血而朽坏，纵有生命，右边手足亦恐废而不能动。用镇摄方，龟板一两，生地五钱，见其舌苔厚，且中间微黄，口干，加石斛八钱，又加麦冬、天冬各二钱，以润风燥而生津液，服头一二剂，似乎略能进饮一小杯，脉得一息三至。再服数剂，左边手足能动。余因事去，嘱其加当归，减石斛，阅一月后，居然已愈七八，能坐能食。惟右手及足不能举动，想血凝已久，滞住脑筋也。按脑筋之说，即《内经》所谓经络、脉络，但西医剖割验病不知。凡几我中土无此残忍，且西医又有显微镜窥之，分得清楚，故知经络俱由脑中出脑，如树根筋，如枝、叶、根，一动则枝叶未有不动者，此是西医之长学者，宜宗之耳。

中风一症，肾水虚而内风动者多。若真中风则甚少，细思中风二字，余分晰之曰：内中外中，外中者风邪由外伤人，由渐而入，虽至虚者，亦断无毫无所觉，偶为风中，即入五脏，而成昏迷不醒之理。当必有寒热，或见手足麻木，或痛疼，观前李某氏一案，便知内中，则由木火内动，木动则风生，因而血气并于上冲激后脑。则昏然不知，冲激前脑，即周身不能动，冲激一边则口眼歪斜。此时而以古方治真中风药治之，未有不轻病变重，重病即毙者，除镇摄肝肾外，更无别法，始知刘河间属火之说甚是。但火亦有二，有肝木自旺之火，如小儿之急惊风是也；有肾水不能制火，如类中风是也。若东垣所云，中血脉则口眼歪斜；中腑则肢节废；中脏则命危之说。均是肾水不足，内风煽动之症。余统以镇肝、息风、养水药治之，若未误药于前，即如东垣所谓，中血脉、中腑、中脏症，均可十愈七八。若误药已久，则服此等药，亦可渐轻。

考《内经》所载，诸风皆指外邪而言，故后世方药多主散邪，而其论症并无神魂昏愦，直视僵仆，口眼歪斜，牙关紧闭，语言蹇涩，失音烦乱，摇头吐沫，痰涎壅盛，半身不遂，瘫痪软弱，筋脉拘挛，抽搐瘈疭，遗尿失音等说。可见此等症原非外感风邪，总由内伤气血，肾水焦枯而然。惟《内经·脉解篇》曰：内夺而厥，则为瘖俳，此肾虚也，少阴不至

入五臟而成昏迷不醒之理當必有寒熱或見手足麻木或痛疼觀前李某氏一案便知內中則由木火內動木動則風生因而血氣并於上冲激後腦則昏然不知冲激前腦卽週身不能動冲激一邊則口眼歪斜此時而以古方治眞中風藥治之未有不輕病變重重病卽斃者除鎭攝肝腎外更無別法始知劉河間屬火之說甚是但火亦有二有肝木自旺之火如小兒之急驚風是也有腎水不能制火如類中風是也若東垣所云中血脈則口眼歪斜中腑則肢節廢中臟則命危之說均是腎水不足內風煽動之症余統以鎭肝息風養水藥治之若未誤藥於前卽如東垣所謂中血脉中腑中臟症均可十愈七八若誤藥已久則服此等藥亦可漸輕

考內經所載諸風皆指外邪而言故後世方藥多主散邪而其論症並無神魂昏憒直視僵仆口眼歪斜牙關緊閉語言蹇澁失音煩亂搖頭吐沫痰涎壅盛半身不遂癱瘓軟弱筋脈拘攣抽搐瘈瘲遺尿失音等說可見此等症原非外感風邪總由內傷氣血腎水焦枯而然惟內經脈解篇曰內奪而厥則爲瘖俳此腎虛也少陰不至

者厥也。按夺为夺其精气也，瘖声不能出，即言语蹇涩也。俳肢体偏废，即半身不遂也。此刘河间所以用地黄饮子，《资寿解语》二方所由来也。又《调经论》曰：血之于气并走于上，则为大厥，厥则暴死，气复反则生，不反则死。以此观之，今人所谓中风即是《内经》之厥症。张景岳谓之非风。盖由阅历得来，真是千古卓识。

景岳非风论甚详，不妨摘阅。余撮其要言之，非风一证，即时人所谓中风，此症多见卒倒，不省人事，皆内伤积损，颓败而然，原非外感风寒所致，古今相传，咸目为中风，误甚云云。

【按】此论甚是，然所谓内伤损败，亦无所指，余于阅历得之，总不外河间主水不制火，及立斋、养葵主真水枯竭之论。故余概主一养水息风镇逆之法，治验者多矣。

景岳云：凡非风症，古人书中皆云气体虚弱，营卫失调，真气耗散，腠理不实，邪气乘虚而入，此言感邪之由岂不为善。然有邪无邪，不可不辨，有邪即伤寒疟痹之属，无邪即非风衰败之属。有邪者，或寒热走注，或肿痛偏枯而神志无恙，无邪者本无痛，苦寒，热而肢节忽废，精神言语倏忽变常，有邪者，病由乎经，即风、寒、湿三气之外侵也。无邪者，病由乎脏，而精虚则气去，所以为眩晕卒倒，气去则神去，所以为昏愦无知也。有邪者，邪乘虚入，故于扶正气中佐以通经逐邪之品，无邪者，救本不暇尚可，再为杂用以伤及正气乎。

【按】类中病有忽然卒倒，有醒后略见微热，二三日即安然无事者；有醒后口眼歪斜，或一手一足半边身软弱不能动，言语蹇滞，二三日后有以渐而愈者；有成偏枯废疾者。总由河间谓将息失宜，而心火暴炽，肾水虚衰，不能制火之说，为有验耳。但火有虚实之分耳，其偶然将息失宜，心火暴发，肝风内动，昏不知人，醒后稍热，饮以清热之剂一二服即愈。此火邪内闭，实火也。其轻者不必治而亦愈重者，饮辛凉药即愈，如面赤口渴、抽搐等症是也。其虚之甚者，如《内经》所谓大厥血气并走于上，阴阳相离，气不复返即毙，亦救之无可救者也。所可异者，气能复反已有生机，医者不知，误为真中风症，而用散药，或不知镇肝养肾息风之法，惑于用参芪、术、桂，使升者不

苦寒熱而肢節忽廢精神言語倏忽變常有邪者病由乎經即風寒濕三氣之外侵也無邪者病由乎臟而精虛則氣去所以爲眩暈卒倒氣去則神去所以爲昏憒無知也有邪者邪乘虛入故於扶正氣中佐以通經逐邪之品無邪者救本不暇尚可再爲雜用以傷及正氣乎

按類中病有忽然卒倒有醒後略見微熱二三日即安然無事者有醒後口眼歪斜或一手一足半邊身軟弱不能動言語蹇滯二三日後有以漸而愈者有成偏枯廢疾者總由河間謂將息失宜而心火暴熾腎水虛衰不能制火之說爲有驗耳但火有虛實之分耳其偶然將息失宜心火暴發肝風內動昏不知人醒後稍熱飲以清熱之劑一二服即愈此火邪內閉實火也其輕者不必治而亦愈重者飲辛涼藥即愈如面赤口渴抽搐等症是也其虛之甚者如內經所謂大厥血氣並走於上陰陽相離氣不復返即斃亦救之無可救者也所可異者氣能復反已有生機醫者不知誤爲眞中風症而用散藥或不知鎮肝養腎息風之法惑於用參芪朮桂使升者不

復降肝風得燥而愈揚以致輕症變重遷延日久而成廢疾其重者遂速其斃甚可傷也

按類中一症飲食行動如常忽然卒倒不省人事有閱一時而醒者有閱二三時而醒者有因此不醒越二三日而斃者有即時就斃者如曰外風必由表入由淺而深由漸而入如曰入臟則卒倒者應萬無一生何以有閱一二時即醒醒後亦不過身有微熱頭有微暈而已此爲臟腑裡自發之病無疑但臟腑發病可以忽發忽愈其爲腎水不能養肝肝風內動無疑於內經血氣並走於上則暴厥西醫血沖腦氣筋之說驗矣大約肝陽內動血乘風而上升沖其後腦氣筋故昏不知人沖其前腦氣筋在一邊則一邊不能動沖其兩邊則週身不能動沖其絡則口眼斜歪此時只可鎮攝其肝其肝不再動則上升之血自下并養其腎水則木得水一滋亦不再動即有口眼歪斜半身不動等症一二日間即愈若誤治遷延上升之血凝滯不行腦筋朽壞即成偏枯之症重則必斃不可救藥矣

复。降肝风得燥而愈；扬以致轻症变重；迁延日久而成废疾，其重者遂速其毙，其可伤也。

【按】类中一症，饮食行动如常，忽然卒倒不省人事，有阅一时而醒者；有阅二三时而醒者；有因此不醒，越二三日而毙者；有即时就毙者。如曰外风必由表入，由浅而深；由渐而入；如曰入脏则卒倒者，应万无一生，何以有阅一二时即醒，醒后亦不过身有微热，头有微晕而已，此为脏腑里自发之病无疑。但脏腑发病，可以忽发忽愈，其为肾水不能养肝，肝风内动，无疑于《内经》血气并走于上则暴厥，西医血冲脑气筋之说验矣。大约肝阳内动，血乘风而上升，冲其后脑气筋，故昏不知人；冲其前脑气筋，在一边则一边不能动；冲其两边，则周身不能动；冲其络，则口眼斜歪，此时只可镇摄其肝，其肝不再动，则上升之血自下，并养其肾水，则木得水一滋，亦不再动，即有口眼歪斜，半身不动等症，一二日间即愈。若误治，迁延上升之血凝滞不行，脑筋朽坏，即成偏枯之症，重则必毙，不可救药矣。

余谓中风二字，古人命名已分两症：一宜读去声，如《史记·周本纪》云：百发百中之中，谓风之中人，如矢石由渐而入，由浅而深，外邪传变必有恶寒、恶风等症；一宜读平声，如《周易》云：黄裳元吉美在中也之中。谓肝风内动，卒然昏倒，口眼歪斜，痰涎上壅，即有微热，并无恶寒恶风等症也，或即时而醒，或阅一二时而醒，或醒后无事者，此谓轻病不必治，或有不复醒者，即《内经》所谓气不复返则毙之。谓亦无庸治，所最见工夫者，醒后仍见口眼歪斜，或半身不遂，非用镇肝养水药服数十剂，断无愈期，此即刘河间所谓将息失宜，水不制火。薛、赵所云，真水枯竭，断不能用风药，其脉寸关大而两尺弱者，为肝肾虚，万不可误用参芪也。

【按】偏枯一症，昔人谓左属血虚，右属气虚。喻嘉言曰：左右者，阴阳之道路，夫左右既为阴阳之道路，何尝可偏执哉？况左半虽血为主，非气以统之，则不流右半，虽气为主，非血以丽之，则易散，从阴引阳，从阳引阴，从左引右，从右引左，譬之树木有偏枯者，将溉其枯者乎？抑溉其未枯者，使荣茂而因以条畅其枯者乎？其理甚明，可称卓

余謂中風二字古人命名已分兩症一宜讀去聲如史記周本紀云百發百中之中謂風之中人如矢石由漸而入由淺而深外邪傳變必有惡寒惡風等症一宜讀平聲如周易云黃裳元吉美在中也之中謂肝風內動卒然昏倒口眼歪斜痰涎上壅即有微熱並無惡寒惡風等症也或即時而醒或閱一二時而醒或醒後無事者此謂輕病不必治或有不復醒者即內經所謂氣不復返則斃之謂亦無庸治所最見工夫者醒後仍見口眼歪斜或半身不遂非用鎮肝養水藥服數十劑斷無愈期此即劉河間所謂將息失宜水不制火薛趙所云眞水枯竭斷不能用風藥其脈寸關大而兩尺弱者爲肝腎虛萬不可誤用參芪也

按偏枯一症昔人謂左屬血虛右屬氣虛喻嘉言曰左右者陰陽之道路夫左右既爲陰陽之道路何嘗可偏執哉況左半雖血爲主非氣以統之則不流右半雖氣爲主非血以麗之則易散從陰引陽從陽引陰從左引右從右引左譬之樹木有偏枯者將溉其枯者乎抑溉其未枯者使榮茂而因以條暢其枯者乎其理甚明可稱卓

識余思九宮八風篇內所云其有三虛而偏中於邪風則爲偏枯擊仆偏枯者卽今之半身不遂擊仆者如被人擊而仆卽今之猝倒者是又歲露論曰其有卒然暴死暴病者何也少師曰三虛者其死暴疾也得之實者邪不能傷也又曰遇賊風則其入深其病人卒暴此內經仍以虛言也又生氣通天論曰風者百病之始也淸淨則腠理閉拒雖有大風苛毒弗之能害又云風雨寒熱不得虛邪不能獨傷人又曰虛邪之風與其身形兩虛相得乃客其形益恍然於虛人而後中虛風也又通評虛實論曰凡病消癉仆擊偏枯痿厥氣滿發逆肥貴人則膏粱之疾也此已暗包痰飲濕熱陰虛陽虛等候并未嘗中於邪風矣蓋肥貴人自然愼避邪風而膏粱之變加以情慾之傷風從內生劉李朱三家立齋養葵景岳俱從此悟入所以治病貴求其本擊仆偏枯以虛爲本也至繆仲淳亦宗陰虛內熱立論煎熬津液成痰壅塞氣道不通熱極生風猝然僵仆所謂類中卽內虛暗風是也治法初用淸熱豁痰次用治本或益陰或補陽其藥以二地二冬菊花枸杞胡麻桑葉首烏柏仁蒺藜花粉參芪鹿

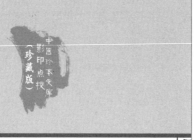

识。余思《九宫八风篇》内所云：其有三虚，而偏中于邪风，则为偏枯，击仆偏枯者，即今之半身不遂，击仆者如被人击而仆，即今之猝倒者是。又《岁露论》曰：其有卒然暴死，暴病者何也？少师曰：三虚者其死暴疾也，得之实者，邪不能伤也。又曰：遇贼风，则其入深，其病人卒暴。此《内经》仍以虚言也。又《生气通天论》曰：风者，百病之始也，清净则腠理闭拒，虽有大风苛毒弗之能害。又云：风雨寒热，不得虚邪不能独伤人。又曰：虚邪之风，与其身形两虚相得，乃客其形，益恍然于虚人，而后中虚风也。又《通评虚实论》曰：凡病消瘅仆击，偏枯痿厥，气满发逆肥贵人，则膏粱之疾也。此已暗包痰饮湿热，阴虚阳虚等候，并未尝中于邪风矣。盖肥贵人自然慎避邪风，而膏粱之变，加以情欲之伤，风从内生。刘、李、朱三家，立斋、养葵、景岳俱从此悟入。所以治病，贵求其本，击仆偏枯，以虚为本也。至缪仲淳，亦宗阴虚内热立论，煎熬津液成痰，壅塞气道不通，热极生风，猝然僵仆，所谓类中，即内虚暗风是也。治法初用清热豁痰；次用治本，或益阴，或补阳，其药以二地、二冬、菊花、枸杞、胡麻、桑叶、首乌、柏仁、蒺藜、花粉，参、芪、鹿

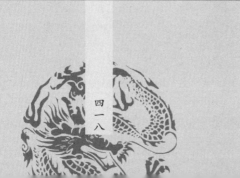

茸、虎骨、霞天膏、竹沥、桑沥、人乳、童便等入出互换，独且机杼。至叶案《指南》，中风一门大半宗此。又补刘、李、朱、张等家所未备。《名医类案》中，有虚风一门，《指南》有肝风一门，亦总不出内虚暗中四字，至《指南》所载泄木安胃，镇阳熄风，浊药轻投，辛甘化风，种种妙义，是直驾古人而上之，又洗缪氏之髓者也。

【按】 北方类中多阳虚症，南方类中多阴虚症，此从临症阅历得来。虚类中已详于前，至于阳虚类中，治法宜遵东垣补中益气及六君等为主，顺气开痰，佐之前人治法颇详兹，不复赘。昌邑黄坤载主以水寒，土湿木郁生风，左半偏枯者，主桂枝乌苓汤，右半偏枯者，主以黄芪姜苓汤。余曾治北方数人，初病即进此方，嗣以补中益气等法收功，大忌风药，然参必须用真人参，方能奏绩，丽参、党参无济此，不可不知也。

茸虎骨霞天膏竹瀝桑瀝人乳童便等入出互換獨具機杼至葉案指南中風一門大半宗此又補劉李朱張等家所未備名醫類案中有虛風一門指南有肝風一門亦總不出內虛暗中四字至指南所載泄木安胃鎮陽熄風濁藥輕投辛甘化風種種妙義是直駕古人而上之又洗繆氏之髓者也

按北方類中多陽虛症南方類中多陰虛症此從臨症閱歷得來陰虛類中已詳於前至於陽虛類中治法宜遵東垣補中益氣及六君等爲主順氣開痰佐之前人治法頗詳茲不復贅昌邑黃坤載主以水寒土濕木鬱生風左半偏枯者主桂枝烏苓湯右半偏枯者主以黃芪薑苓湯余曾治北方數人初病卽進此方嗣以補中益氣等法收功大忌風藥然參必須用眞人參方能奏績麗參黨參無濟此不可不知也

附

一、古今重量换算

（一）古称以黍、铢、两、斤计量而无分名

汉、晋：1 斤 =16 两，1 两 =4 分，1 分 =6 铢，1 铢 =10 黍。

宋代：1 斤 =16 两，1 两 =10 钱，1 钱 =10 分，1 分 =10 厘，1 厘 =10 毫。

元、明、清沿用宋制，很少变动。

古代药物质量与市制、法定计量单位换算表解

时代	古代用量	折合市制	法定计量
秦代	一两	0.5165 市两	16.14 克
西汉	一两	0.5165 市两	16.14 克
东汉	一两	0.4455 市两	13.92 克
魏晋	一两	0.4455 市两	13.92 克
北周	一两	0.5011 市两	15.66 克
隋唐	一两	0.0075 市两	31.48 克
宋代	一两	1.1936 市两	37.3 克
明代	一两	1.1936 市两	37.3 克
清代	一两	1.194 市两	37.31 克

注：以上换算数据系近似值。

（二）市制（十六进制）重量与法定计量的换算

1 斤（16 市两）=0.5 千克 =500 克

1 市两 =31.25 克

1 市钱 =3.125 克

1 市分 =0.3125 克

1 市厘 =0.03125 克

（注：换算时的尾数可以舍去）

（三）其他与重量有关的名词及非法定计量

古方中“等分”的意思是指各药量的数量多少全相等，大多用于丸、散剂中，在汤剂、酒剂中很少使用。其中，1 市担 = 100 市斤 = 50 千克，1 公担 = 2 担 = 100 千克。

二、古今容量换算

（一）古代容量与市制的换算

古代容量与市制、法定计量单位换算表解

时代	古代用量	折合市制	法定计量
秦代	一升	0.34 市升	0.34 升
西汉	一升	0.34 市升	0.34 升
东汉	一升	0.20 市升	0.20 升
魏晋	一升	0.21 市升	0.21 升
北周	一升	0.21 市升	0.21 升
隋唐	一升	0.58 市升	0.58 升
宋代	一升	0.66 市升	0.66 升
明代	一升	1.07 市升	1.07 升
清代	一升	1.0355 市升	1.0355 升

注：以上换算数据仅系近似值。

（二）市制容量单位与法定计量单位的换算

市制容量与法定计量单位的换算表解

市制	市撮	市勺	市合	市升	市斗	市石
换算		10 市撮	10 市勺	10 市合	10 市升	10 市斗
法定计量	1 毫升	1 厘升	1 公升	1 升	10 升	100 升

（三）其他与容量有关的非法定计量

如刀圭、钱匕、方寸匕、一字等。刀圭、钱匕、方寸匕、一字等名称主要用于散剂。方寸匕，作匕正方一寸，以抄散不落为度；钱匕是以汉五铢钱抄取药末，以不落为度；半钱匕则为抄取一半；一字即以四字铜钱作为工具，药末遮住铜钱上的一个字的量；刀圭即十分之一方寸匕。

1 方寸匕≈2 克（矿物药末）≈1 克（动植物药末）≈2.5 毫升（药液）

1 刀圭≈1/10 方寸匕

1 钱匕≈3/5 方寸匕